新编临床内科诊疗基础精要

冯晔　等主编

U0320209

吉林科学技术出版社

图书在版编目（ＣＩＰ）数据

新编临床内科诊疗基础精要 / 冯晔等主编. -- 长春：
吉林科学技术出版社，2022.9
　ISBN 978-7-5578-9446-7

　Ⅰ．①新… Ⅱ．①冯… Ⅲ．①内科－疾病－诊疗
Ⅳ．①R5

中国版本图书馆 CIP 数据核字 (2022) 第 113624 号

新编临床内科诊疗基础精要

主　　编	冯　晔等
出 版 人	宛　霞
责任编辑	张　凌
封面设计	史晟睿
制　　版	张灏一
幅面尺寸	185mm×260mm
开　　本	16
字　　数	300 千字
印　　张	14.75
印　　数	1-1500 册
版　　次	2022 年 9 月第 1 版
印　　次	2023 年 3 月第 1 次印刷
出　　版	吉林科学技术出版社
发　　行	吉林科学技术出版社
地　　址	长春市福祉大路 5788 号
邮　　编	130118

发行部电话/传真　0431—81629529　　81629530　　81629531
　　　　　　　　　　81629532　　81629533　　81629534

储运部电话　0431-86059116
编辑部电话　0431-81629510
印　　刷　三河市嵩川印刷有限公司
书　　号　ISBN 978-7-5578-9446-7
定　　价　44.00 元

编委会

（按姓氏笔画排序）

王雪莲　福山区东厅街道社区卫生服务中心
冯　晔　泗水县中医医院
刘志强　潍坊市潍城区望留中心卫生院
李俊梅　山东大学齐鲁医院德州医院
张大光　安新中医医院
张文泉　山东大学齐鲁医院德州医院（德州市人民医院）
张　丽　天津市第五中心医院
张艳杰　东平县第一人民医院
张　蕊　天津市第五中心医院
姜　静　烟台毓璜顶医院
袁　英　东平县第一人民医院
高　峰　河北省雄安新区安新县中医医院
高继相　邹城市大束镇卫生院
蒋丽丽　邹城市人民医院

作者简介

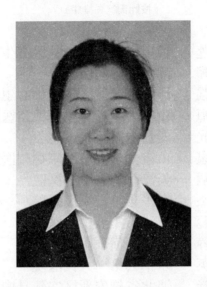

　　冯晔，女，毕业于济宁医学院临床专业，现为泗水县中医医院内科主治医师、济宁市医学委员会呼吸病分会委员，济宁市医学会中西医结合内分泌委员会委员，参编著作2部，发表论文若干，从事内科专业10余年。对内科常见病、多发病，尤其是呼慢性阻塞性肺疾病、肺心病、支气管哮喘等内科危重病的救治及肿瘤的规范化治疗，具有丰富的临床经验。

前　言

内科学是一门临床医学，也是临床医学的基础。当代医学科学的发展十分迅速，内科学在诊断、治疗技术方面的更新日新月异。自然科学的新进展、生物学和基础医学理论的飞跃发展和成就，为内科学领域各个专业不断增添更新治疗方法和手段。为了便于广大内科医生系统地学习内科疾病的新理论、新知识、新技术，不断提高内科医生的医治水平，更好地为患者服务，我们编写了这本书。在每一病症的诊断中详尽介绍了诊断及辅助检查，治疗部分详尽介绍了治疗原则及措施。内容丰富，实用性强。既有丰富的传统临床经验，又有近年各专科的发展动向，易于具体应用于临床工作。愿将本书推荐给内科和各专科医生参考。

希望本书的出版有助于提高我国内科疾病的诊治水平，以回报广大同仁的厚爱。尽管我们倾尽全力编写此书，但由于能力所限，书中难免有一些疏漏和缺点错误，期望读者见谅，并予以批评指正，也欢迎各位医生在使用本书的过程中提出意见和建议，为促进内科学的发展而共同努力。

编者

2021 年 6 月

目 录

第一章　内科学概述 ·· 1
　　第一节　临床医学和内科学 ··· 1
　　第二节　内科学的进展 ··· 3
第二章　心血管系统疾病 ··· 8
　　第一节　心律失常 ·· 8
　　第二节　心力衰竭 ·· 23
　　第三节　动脉粥样硬化 ··· 50
　　第四节　急性肺源性心脏病 ··· 59
　　第五节　慢性肺源性心脏病 ··· 61
　　第六节　心肺复苏 ·· 67
　　第七节　心源性休克 ··· 74
　　第八节　急性病毒性心肌炎 ··· 78
第三章　消化系统疾病 ··· 87
　　第一节　胃食管反流病 ··· 87
　　第二节　急性胃炎 ·· 98
　　第三节　克罗恩病 ·· 104
　　第四节　溃疡性结肠炎 ··· 111
　　第五节　小肠菌群紊乱 ··· 117
　　第六节　肠易激综合征 ··· 120
　　第七节　慢性胰腺炎 ·· 124
第四章　肾小管疾病 ·· 131
　　第一节　肾小管性酸中毒 ··· 131
　　第二节　肾性糖尿 ·· 135
　　第三节　肾性氨基酸尿 ··· 136
　　第四节　肾性尿崩症 ·· 139
　　第五节　范科尼综合征 ··· 142
第五章　痛　风 ·· 144
第六章　呼吸系统疾病 ··· 155
　　第一节　支气管哮喘 ·· 155
　　第二节　支气管扩张 ·· 162
　　第三节　慢性阻塞性肺疾病 ··· 166
　　第四节　肺炎 ··· 177
　　第五节　肺部真菌感染 ··· 185
　　第六节　肺结核 ·· 189

第七节　肺栓塞 ……………………………………………………………… 196

第八节　肺动脉高压 ………………………………………………………… 205

第九节　支气管肺癌 ………………………………………………………… 216

参考文献 …………………………………………………………………… 227

第一章 内科学概述

内科学是研究人体各系统、各脏器内科疾病的发生、发展、诊断、治疗和预防的一门学科，是临床医学专业中涉及面广、整体知识性强、实践性强的一门学科。它不仅是临床医学各学科的基础，而且与它们有着十分密切的联系，因此掌握内科学的临床思维方法和诊疗原则是学好其他临床学科的基础。

第一节 临床医学和内科学

临床医学、基础医学和预防医学是在医学发展过程中形成的三大医学分支，临床医学是研究人体各系统疾病的发病机制、诊断、治疗和预防的科学。

一、临床医学

(一)临床医学是研究疾病机制、诊断、治疗和预防的科学

医学的目的是探索人类疾病的发生和发展规律，研究其预防和治疗对策。随着科学技术的发展，医学也在迅速更新和完善自身的内容。从近150年医学发展史看，前100年中，科学家们发明了磺胺类、胰岛素、青霉素等药物，并用于疾病的治疗，将血压计、X线用于疾病的诊断；近50年中，各种先进技术在医学上得到了广泛的应用；30年前对于免疫学的理解已达到了分子水平；20世纪80年代起进入基因和分子生物学时代。疾病分子病因的探讨加深了人们对现代医学的理解，发现先天性遗传性疾病多是单基因突变引起的，而绝大部分慢性疾病与多基因、多因素的影响有关，基因与环境之间相互作用的分子基础已被认同，肿瘤诊断和发病机制的研究也取得了突破性进展；21世纪初，人类基因组DNA测序工作的完成有助于阐明常见慢性病的遗传背景；进入后基因时期，对蛋白质水平是否对疾病的病因和发病机制进行探讨，明确基因和基因产物及其功能和作用，将对人类疾病的诊断和治疗起决定性作用。临床医学是在基础医学的基础上发展起来的，但临床医学及预防医学的防病治病的对基础医学提出了更高的要求。

科学发展必将对医学领域产生巨大影响。对于应用敏感性和特异性较高的先进技术设备的当代医师，不仅要理解复杂病理过程的分子理论基础，而且要确定各种常见病的危险因素。在一些交叉学科领域革命性突破已经出现一些非常优秀的技术如生物芯片技术(基因芯片、蛋白质芯片、组织芯片和细胞芯片等)，可以在基因、基因转录和相关表达产物的三个水平上研究疾病，探讨不同病理发展阶段各种基因与基因表达的动态变化、疾病相关基因的相互作用、疾病的分子诊断、治疗靶点的定位、个体化给药、治疗过程的追踪和疾病的预测及预后。这些技术具有高通量、快速、高效和误差少的优点，一旦用于临床，将在临床早期诊断、药物优选、临床治疗等领域产生巨大影响，促进临床医学的发展。

虽然科学发展产生的高新技术解决了一些临床问题，但先进的治疗手段仍然是临床治疗的主要部分。但是，仅仅掌握扎实的医学基础知识、先进的复杂技术和最新的治疗手段还不

能算一个好医师。一个好医师不仅要掌握扎实的医学基础知识，还要能够根据患者的不同情况作出判断，将这些医学知识和技术用于临床实践、解决临床问题，这是一门艺术，一门理论与技巧结合的临床艺术。

(二)临床医学需要应用临床随机对照试验(RCT)研究结果指导治疗

随着临床医学近几十年来的迅速发展，人们越来越认识到动物实验不能取代人体试验，因为人体远较动物复杂，而且人体受思维、语言、社会和心理等因素的特殊影响，因此对长期以来单纯根据病理生理机制指导临床治疗的状况提出了疑问。许多学者认为，临床随机对照试验(RCT)在医学上的广泛开展可与显微镜的发明相媲美，根据科学的临床研究结果来处理患者的观点已经形成。大样本、多中心的 RCT 取代了以前分散、个别的观察性研究以及临床经验总结。RCT 的出现是临床医学研究新纪元的里程碑，它出现不久就成为药物干预的评价基准。临床医学研究方法的显著进步已导致临床实践的巨大变化。

(三)临床医学要求医师遵守新的医学模式和科学人道的职业准则

由于人类文明进步和科学技术发展，绝大部分经典的急性传染病已得到控制，虽然新的传染病在不断出现，但人类疾病谱已经转为以非传染性慢性疾病为主体。加上作为社会的人，其健康和所患的疾病均受社会、个人心理、经济状况等影响，因此医学模式已从以前的生物医学模式，即以生物学因素为出发点研究疾病的病因和防治策略，转变为"生物-心理-社会-环境-工程"新医学模式。新的医学模式强调卫生服务目标的整体感，即从局部到全身，从治病到治人，从个人到群体，从生物医学扩展到社会医学。因此，我们不能忽视心理、外部环境和社会因素(如酒精、毒品、暴力、自杀、吸烟、过度紧张等)的致病作用。医学不是一门纯粹的学科，而是一种职业，它包含着医学科学、人道主义和职业准则等专业特点。因此，临床医学不仅具有科学性和艺术性，还具有道德性。医师不但要了解疾病，还需要了解患者，了解患者与社会的关系。医师不仅是治病，更重要的是治人和助人，治病的目的除了降低疾病死亡率，还应努力提高患者的生活质量。在对生物学因素进行干预时，应同时分析患者的行为和心理状态，并尽力加以改善。总之，密切联系临床医学与预防医学中的社会医学是新医学模式的需要，对医学的发展具有指导作用。

二、内科学

(一)内科学是临床医学的综合学科和其他学科的基础

临床医学被传统地分为内科学、外科学、妇产科学、儿科学、眼科学、耳鼻咽喉科学、皮肤病学和口腔医学。当时内科学就是因为采用"非手术方法治疗疾病"而与外科学分开的。由于专业发展的需要，内科学按不同系统进一步分出各专科，如呼吸病学、心血管病学、消化病学、肾病学、血液病学、内分泌和代谢病学以及风湿病学等；另外又衍生出传染病学、精神病学和神经病学等。内科学是临床医学中的综合学科，它涉及面广、整体性强，研究人体各系统器官疾病的病因、诊断与防治，因此也是临床医学其他学科的基础，并与各临床学科之间存着密切的联系。

(二)内科学也是内科各专科的基础

近代内科学在研究疾病的发病机制和防治措施时，一方面与分子生物学、免疫学和细胞化学等融为一体；另一方面又产生了分子内科学和免疫内科学等新型专科。随着各临床学科的发展，从经典内科学中派生出的内科学专科越来越多。但人体是一个不可分割的整体，患者的疾病往往累计多个组织器官。从事任何专科的医师只有具备扎实的大内科知识和基本技能，才能胜任复杂的临床工作，减少临床失误。

第二节　内科学的进展

内科学随着现代科技进步及生命科学的发展而迅速发展。目前，尽管还有不少内科疾病不能被彻底治愈，但预后已得到明显改善。分子生物学的不断发展正孕育着内科学新一轮的变革。本节就内科学发展的几个重要方面简介如下。

一、临床基础进展

彻底阐明疾病的病因及发病机制才可能有效地防治疾病，因此病因学研究是内科学研究的重点。病因学研究有赖于多学科的结合，宏观的流行病学研究有助于发现线索，微观的分子生物学研究有助于揭示本质，基础理论的研究结果最终必须由临床研究去验证。

(一)病因和发病机制的研究进展促进了诊断、治疗和预防的变革

近年来对内科疾病的病因和发病机制的认识正在不断深入，在不少方面已有突破性发现，从而促进了疾病诊断、治疗和预防方法的不断完善，乃至对传统方法的根本性变革。例如，幽门螺杆菌的发现及其与上消化道疾病关系的研究，导致对消化性溃疡、胃癌病因学有了新认识，根除幽门螺杆菌的治疗使彻底治愈相当部分消化性溃疡成为可能，对幽门螺杆菌感染的防治将成为今后胃癌预防的重要环节。又如，经过大量的基础和临床研究，近年提出了急性冠状动脉综合征这一新概念，认为应将不稳定性心绞痛、急性心肌梗死和冠心病心源性猝死作为同一病理生理过程的不同阶段和不同临床表现形式来看待，从而为急性临床类型冠心病的积极有效治疗提供了重要病理生理学依据，使冠心病治疗对策取得了重大进展。

(二)分子生物学研究揭示了部分遗传性疾病的病因

近年来分子生物学研究在不断发展，遗传病基因、疾病易感基因、癌基因和抑癌基因、生理和病理过程信号传导调控基因等众多基因已被发现，不少疾病的发病本质正在向基因型和表型的结构与功能及其相互关系的深入探索中被逐步揭示。

二、诊断技术进展

高科技诊断技术的发明和发展大大提高了对疾病的诊断水平，从而使疾病得以早诊、早治。主要体现在如下几个方面。

(一)影像检查在提高灵敏度和特异性的同时融进定量检测的新功能

影像学检查如CT(电子计算机断层扫描)、MRI(核磁共振)的灵敏度和特异性在不断提高，新的影像学检查如正电子射线断层检查(PET)、高精度数字造影血管机的应用也在不断改进。传统的影像检查(X线、B超甚至CT、MRI)只能为临床提供检查部位的大致形态改变，有些核素显像技术(如甲状腺 ^{131}I 摄取率)可用于评判腺体的功能，但由于影响因素多或不良反应大而被淘汰。内分泌影像检查不再满足于单纯的形态学观察，而是在定量测量方面有了质的飞跃。例如，QCT可用于对骨的微结构分析；微CT可用于骨小梁的定量测定和立体观察；而激光共聚焦显微镜技术之所以有"细胞CT"或"光学切片"之称，是因为它能对微小组织，甚至一个细胞进行不同层面的静态与动态观察。这不仅可揭示激素信号的传递途径、神经递质和受体的代谢状况、细胞内Ca^{2+}信号的传递与分布以及其他信使物质与效应体的相互作用环节，而且可准确地反映细胞生物学行为(增殖、分化、凋亡的细微变化)。许多激素相关性肿瘤(如乳腺癌、前列腺癌、催乳素瘤、生长激素瘤等)和增生性病变(如甲状腺相关性眼病、特发性醛固酮增多症、家族性婴幼儿低血糖症等)，亦可用核素标记的激素受体配体如 [111]铟-奥曲肽来计量激素受体的数目和结合力。在药物种类选择和疗效评价中也起到了预知和可知的独到作用。正电子断层扫描(PET)、PET-CT和动态MRI或动态CT亦可用于肾上腺、甲状腺等的功能变化和代谢过程观察，具有定量和定时的突出优点。影像检查与形态学观察已不再是同义词，影像检查已形成了影像医学和功能影像学等独立的学科。

(二)内镜术使许多体腔疾病的直视诊断成为可能

内镜检查做到无腔不入，如消化内镜、胃镜、十二指肠镜、小肠镜、胶囊内镜、结肠镜、胆道镜、胰管镜、支气管镜、腹腔镜、胸腔镜等，不但能清晰观察空腔器官，且可在直视下取活检，以明确病因诊断。放大内镜结合色素内镜技术，更有助于提高胃肠道小癌灶、微小癌灶及异型增生的检出率。超声内镜可诊断纵隔瘤和腹腔内其他肿瘤(如淋巴瘤、肾上腺肿瘤，并有助于诊断直肠癌和肺癌的分期)。

(三)实验室检查进入高敏感和超微量化时代

各种先进检测仪器和相应试剂盒的应用，不但有助于快速和准确地完成各种常规实验室的检查，而且扩大了实验室检查的项目。近年，还有不少微量检测技术(如聚合酶链反应(PCR)、电化学发光免疫分析(ECLLA)等)应用于激素、药物和病毒方面的检查。

最早的激素活性测定方法是化学比色法和生物法，后者是注射某种激素于动物体内后，观察生物行为的变化。随着放射免疫测定法(RIA)的应用，20世纪50年代起逐渐用RIA淘汰了化学比色法和生物测定法；20世纪70年代末建立的免疫放射分析法比RIA的敏感度高10～100倍，特异性更强。不久又建立了放射受体法、酶免疫分析法、酶联免疫分析法、化学发光酶免疫分析法和时间分辨免疫荧光法、电化学发光免疫分析法、免疫聚合酶链反应法等。激素测定的灵敏度由原来生物法和化学比色法的10^{-2}～10^{-3}mol/L逐渐提高到10^{-9}～10^{-12}mol/L，甚至10^{-16}～10^{-21}mol/L，正是因为激素检测技术的不断进步，才使衡量激素微小变化的观测成为可能。反向聚合酶链反应法(IPCR)的检测灵敏度可达到10^{-21}mol/L，这在理论上可检测到单个抗原(或抗体)分子的存在，而且特异性更高。

三、治疗进展

新药的开发、研制以及各种治疗手段的发明和发展，为内科疾病的治疗提供了更多、更有效的选择，从而明显地提高了疗效。这方面的进展可概括为如下几方面。

(一)新药进一步提高疗效，降低不良反应

高效、高特异性的新药如质子泵抑制剂，高特异性作用于不同靶点的各种抗高血压药和抗心律失常药，各种吸入型平喘药和糖皮质激素，各种免疫抑制剂和生物制剂等广泛用于各系统的常见内科疾病，使疗效明显提高而不良反应大大减少。

选择性和特异性受体与受体后作用的药物迅速发展。近年来已开始用 DNA 芯片技术来观察不同药物对疾病的治疗反应和代谢调节影响，从而使人们能从基因表达水平来选择最合适的治疗方案，使药物的种类、剂量和使用方法有可能做到真正意义上的"个体化"以及基因水平上的"因人施治"。

(二)治疗技术不断完善，疗效明显提高

新治疗技术如心脏介入治疗技术和器械的不断完善和改进，使介入治疗成为目前冠心病的重要治疗手段之一，挽救了不少危重患者的生命，大大改善了冠心病的预后；血液透析、腹膜透析的广泛应用及技术改进，使肾脏替代治疗成为器官衰竭替代治疗中最为成功的例子；呼吸重症监护医学的不断发展，进一步改善了各种病因引起的呼吸衰竭的预后；造血干细胞移植逐渐成为多种血液病治疗的重要手段；消化内镜下进行的"治疗内镜"，使以往需要外科手术的多种消化系疾病可用创伤较少的内镜治疗来替代。

针对激素受体功能调节的药物又称为纳米药物，其发展速度最快。例如，定向突变或化学修饰的生长激素(GH)受体拮抗剂 B2036 容易透过血-脑脊液屏障，其分布容量变小而半衰期明显延长，可显著提高疗效。

(三)针对病因或发病环节的治疗，改变了疾病的自然史

随着对病因学认识的深入，一些传统的治疗观念已发生了革命性的变化。如根除幽门螺杆菌作为消化性溃疡的常规治疗，降低了溃疡复发率；乙型肝炎的抗病毒治疗可以阻止肝硬化的进展和减少肝癌的发生；急性冠状动脉综合征概念的提出使冠心病的治疗策略取得重要进展；以阻断过度激活细胞信号传递通道为目的的治疗对策的确立和发展，有可能真正降低心力衰竭的病死率。

(四)器官移植大大改善了晚期内科疾病的预后

器官移植作为终末期器官衰竭治疗的最后手段，大大改善了晚期内科疾病的预后。肾移植、肝移植技术已相当成熟并已广泛应用，心脏移植、心肺联合移植、胰腺移植等方面也取得了很大进展。

四、现代医学和现代临床研究方法

(一)任何诊疗技术或药物都必须得到临床实践的充分验证

无论是病因学的研究结果、诊断技术的应用和治疗方法的实施，都必须拿到临床实践中进行验证。现代临床研究遵循临床流行病学的原则，从设计、实施到结果分析都有要求，以保证结论的可靠性。在不同国家、地区、群体进行了多中心合作临床研究，保证了研究结果的可重复性，现代信息技术则促进了这些研究结果的迅速发展和广泛交流。通过对广泛而大量的临床研究结果进行荟萃分析或系统综述，可取得尽可能全面和系统的证据。对某一临床问题，根据其证据的级别，由专家组进行讨论和投票从而达成共识，并可由专业学会制定出实践指南。这些共识和指南又随着不断增加的临床研究证据而及时更新。近年来，许多内科疾病的诊断与治疗之所以能取得如此迅速的进展并很快在全世界广泛应用，很大程度上有赖于这种现代临床研究方法。目前，对各个系统许多常见疾病的处理都有国际性指南，有些是

根据我国实际情况而修订的指南，这些共识和指南对指导临床实践、正确处理疾病起到重大作用。

(二)医学干预需要考虑心理因素和社会因素，注重社会群体的预防与治疗

既往的医学模式是"生物医学模式"，其重点是从生物学角度研究疾病的发病、诊断与治疗。随着人类文明进步，人类的疾病谱已转为以非传染性、慢性疾病为主。心理因素和社会因素与人类健康的关系越来越受到重视。研究显示，心理因素、社会因素与许多疾病(如心血管病、恶性肿瘤等)的发生、发展和转归存在非常密切的关系，因此提出了"生物-心理-社会"医学模式。这种医学模式的转变具有两重含义：其一，是人不仅是生物体，同时又具有心理及社会性特点，因此在疾病的发病、诊断和防治等方面应同时考虑心理因素和社会因素；其二，是从医学为全人类健康服务的宏观立场上看，医学应由传统的临床医学向社会医学转变，即临床个体治疗转变为社会群体的预防与治疗。

(三)研究成果快速转向临床应用，患者直接受益于转化医学

转化医学要求从临床工作中发现和提出问题，由基础研究人员进行深入研究，然后再将基础科研成果快速转向临床应用，基础与临床科技工作者密切合作，以提高医疗总体水平。转化医学是近年来国际医学健康领域出现的新概念，其主要目的是为了打破基础医学与药物研发、临床医学之间固有的鸿沟和屏障，建立起彼此的直接关联，缩短从实验室到病床的过程，把基础研究中获得的研究成果快速转化为临床上的治疗新方法，从而更快速地推进临床医学的发展，最终使患者直接受益于科技。

转化医学还有更广泛的意义，这里指从有利于患者的角度出发开发和应用新的技术，强调的是患者的早期检查和疾病的早期评估。在现代医疗中我们看到，研究进程正在向着更加开放、以患者为中心的方向发展，以及对于从研究出发的医学临床实践的包容。

(四)分子生物学和系统生物学成为内科学研究的热点与发展方向

分子生物学是在分子水平研究生命现象本质的学科。分子生物学的兴起和发展标志着医学正进入一个新时代。在基础医学方面，对人体生理功能和疾病机制的研究，已由整体器官水平进入细胞和分子水平，对生命的了解已由现象进入本质的探讨；在临床医学中，基因诊断和基因治疗的发展体现了分子生物学在医学中的应用。人类基因组计划的顺利完成，使医学研究提前进入到后基因组和蛋白质组时期。可以预期，医学分子生物学的发展将有助于阐明疾病的发病机制，进而对疾病的临床诊断、治疗和预防产生深远的影响。

目前已用这些方法对许多致病基因以及危险因素的候选基因进行了广泛的研究；与此同时，还注意到了结构物质如间隙连接元件，包括对连接体、连接素、药物受体和离子通道蛋白等基因的研究，发现了许多新的内科疾病(如钙受体病、离子通道病等)。

近年来，蛋白质组学和代谢组学已使生物学和医学得到迅速发展，但是人们也认识到，任何单一学科或单项技术的发展难以解决生物学上的复杂问题，尤其是网络调节问题。因此，生物系统论和系统生物学应运而生，疾病系统生物学的研究使人们能从全局的视角了解疾病发生发展的规律和机制，特别是基因、环境和生活方式的相互作用与疾病的相关性。疾病系统生物学研究发现的生物标志物及其网络，不仅是疾病的传感器和驱动力，而且是将疾病系统生物学的技术和知识转化为预测、预防和个性化治疗的桥梁，并使 3P 医学走到前台。这

些新兴学科和新兴技术的发展，将为疾病的病因与发病机制的研究带来巨大进步。

(五)整合医学已成为现代肿瘤防治领域的一个新的发展方向

整合医学从分子-细胞-组织-器官-个体-群体；从微观到宏观，强调预防性治疗、个体化治疗和替代性治疗的统一。肿瘤已被认为是全身代谢障碍的局部表现，因此临床上对肿瘤的治疗，应针对机体的状况和肿瘤的生物学特性，肿瘤的预防应考虑机体遗传与环境因素的交互作用。环境致病因素只是致病的先决条件而不是必备条件，而致病的必备条件的基础是机体的遗传变异。因此，认识疾病的规律需要从基因组入手，全面揭示基因转录、翻译、调控和代谢与生物学行为的关系。肿瘤全基因组变异分析不仅是转录和蛋白质组学研究的基础，也是未来整合医学发展的基础。

第二章　心血管系统疾病

第一节　心律失常

一、窦性心动过速

指成人窦性心率≥100 次/分钟。

(一)病因及发病机制

窦性心动过速很常见，心源性原因有心力衰竭、心包、心肌或心内膜炎症等。提高交感神经张力或降低迷走神经张力、情绪激动、运动、甲状腺功能亢进症、低血压、缺氧、发热、贫血和感染等则是常见的非心源性窦性心动过速的原因。

(二)临床要点

1. 症状

可无症状或表现为逐渐开始的心悸感，心跳快而有力，而后逐渐减慢。

2. 体征

查体可发现心率及脉搏增快，第一心音(S_1)可增强。

3. 心电图表现

窦性 P 波频率 100～180 次/分钟，P 波后有正常 QRS 波。间期正常。迷走神经兴奋可引起 P 波频率减慢。

(三)诊断关键

1. 诊断依据

根据症状结合心电图表现。

2. 病情危重指标

本病不严重，多为暂时性，病因去除后即可恢复正常。

3. 鉴别诊断

注意与阵发性室上性心动过速鉴别。

二、窦性心动过缓

窦性心率低于 60 次/分钟。

(一)病因与发病机制

最常见为迷走神经张力增高，如正常人休息或睡眠时，运动员及体质强健者，还可见于胃肠道疾病、黄疸、黏液性水肿等。使用β受体阻滞剂、洋地黄或钙通道阻滞剂，如维拉帕米等可引起窦性心动过缓。老年人心率常较慢。如不适当的窦性心动过缓在运动或情绪激动后心率不能相应增快提示窦房结功能不全。

(二)临床要点

1. 症状与体征

可无症状，或休息时无症状，但运动耐量可能降低。严重的心动过缓可引起一系列症状，如无力、心悸、气急、呼吸困难，心率低于 20 次/分钟可引起晕厥、抽搐，甚至死亡。查体可见心率和脉搏减慢。

2. 心电图表现

窦性心动过缓，心率多在 40～60 次/分钟，心电图可见窦性 P 波，频率低于 60 次/分钟。P 波形态和时限同窦性 P 波。常伴有 PP 间期不等，即窦性心律不齐。

(三)诊断关键

1. 诊断依据

根据症状结合心电图表现。慢性窦性心动过缓应考虑病窦综合征的诊断。

2. 病情危重指标

本病不严重，多为暂时性，病因去除后即可恢复正常。心率＜30 次/分钟，症状较严重。

3. 鉴别诊断

注意与房室交界区心律、房性逸搏心律、2：1 房室传导阻滞鉴别。

三、期前收缩

又称过早搏动、早搏，指发生于下一个预期的窦性搏动以前的异位搏动。根据其起源部位分为房性期前收缩(APB)、结性期前收缩和室性期前收缩(VPB)。

(一)病因及发病机制

期前收缩常见于正常心脏，随年龄增大可有增多。动态心电图记录中大多数正常人可记录到期前收缩，特别是房性期前收缩。但期前收缩更常见于心脏病患者。

房性期前收缩常见于风湿性心脏病、冠心病、心肌病、高血压心脏病、肺心病等多种心脏病，也可见于使用拟交感胺类药物、咖啡因、吸烟和中枢神经系统疾病。

结性期前收缩可见于心肌缺血、洋地黄中毒等。

室性期前收缩最常见，可见于各种器质性心脏病，如高血压心脏病、冠心病、心肌炎、二尖瓣脱垂、洋地黄中毒等，急性心肌梗死者发生率很高，也常见于各种原因的心力衰竭。

期前收缩也可见于全身性疾病如甲状腺功能亢进症等。

期前收缩的发生机制涉及自律性增高、折返激动和触发活动，临床难以确定。

(二)临床要点

1. 症状与体征

可无任何症状，多数患者表现为心悸，主诉漏了一次心跳等；或伴有胸闷、乏力或神经官能症样症状。心脏听诊可发现心律不齐，突然出现的提前搏动，心音可增强，其后可有代偿间歇，较多的期前收缩可扪及脉搏短绌。

2. 心电图表现

是诊断期前收缩最重要的手段。

(1)房性期前收缩：提前出现的 P′QRS-T 波群；P′波形态与窦性 P 波不同；常有不完全代偿间歇；P′后可无 QRS 波而表现为未下传房性期前收缩；P′后 QRS 呈室上性，也可因室内差异传导而宽大畸形。当多发房性期前收缩 P′波形态不同时称多源房性期前收缩。

(2)结性期前收缩：提前出现的 QRS-T 波群，QRS 呈室上性，其前、后可见逆行性 P′波（P′R≤0.12s 或 RP′≤0.20s），也可能因 P′波隐藏于 QRS 中而不能见到。可有完全代偿间歇或不完全代偿间歇。QRS 波可因室内差异传导而宽大畸形。

(3)室性期前收缩：提前出现的宽大畸形的 QRS-T 波群，其前无相关 P 波，QRS 时间>0.11s，通常有完全性代偿间歇，ST-T 呈继发性改变。室性期前收缩可介于两次正常心搏之间，称插入性室性期前收缩；也可一次室性期前收缩与一次正常心搏交替出现，称为二联律；当一次室性期前收缩与两次正常心搏或两次室性期前收缩与一次正常心搏交替出现，称为三联律；连续的两次室性期前收缩称成对室性期前收缩。

(三)诊断关键

1．诊断依据

主要依据症状、体征和心电图改变。

2．病情危重指标

室性期前收缩的危险程度取决于是否有严重器质性心脏病，如急性心肌梗死、洋地黄中毒、电解质紊乱和猝死复苏成功者等合并的室性期前收缩危险性大，应积极治疗。

3．鉴别诊断

房性期前收缩、结性期前收缩伴室内差异性传导与室性期前收缩的鉴别：前者在 QRS 波前、后可见与 QRS 波相关的 P 波，后者无相关 P 波；后者可见室性融合波，前者不能见到。

四、窦房结折返性心动过速

(一)病因及发病机制

窦房结折返性心动过速（sinus nodal reentrant tachycardia，SNRT）占室上性心动过速的 5%～10%，可见于任何年龄，无性别差异。通常发生于器质性心脏病患者，多见于老年患者，约 50%同时存在窦房结病变。其机制为窦房结内纵向传导分离形成折返环路，激动在折返环内持续形成心动过速。心房可不参与折返环的形成。

(二)临床要点

1．症状与体征

同一般阵发性心动过速（以突然发作和突然中止为特点、阵发性快速而规则的心律）。

2．心电图表现

(1)心动过速起止突然，心律绝对规律，快速的窦性 P 波频率 80～200 次/分钟（平均 130～140 次/分钟），较其他阵发性心动过速略慢。

(2)心动过速时 P 波的形态与发作前后的窦性 P 波形态相同或极相似。

(3)P-R 间期≥0.12s。

(4)心电图记录中可见发作前后有期前收缩，特别是室上性期前收缩。

(5)心动过速常伴Ⅰ度或文氏型房室传导阻滞，而且房室传导阻滞的存在不影响心动过速的频率。

(6)心动过速中止后的间歇可恰等于窦性周期（即为等周期代偿），也可略长。

(7)绝大多数呈短阵发作(10～20 次心搏)，也可呈阵发性发作。

(8)迷走神经张力增高可影响 P 波频率及形态，减慢或中止心动过速。

(9)电生理检查。心动过速可被快速或程序心房期前刺激诱发，同时会被适时的更早的期前刺激所中止。

发作时 A_2 后的回响周期 A_2A_3 短，通常应 $A_1A_2+A_2A_3<A_1A_1$，A_3 为窦房结折返的回音波，但在 $A_1A_2+A_2A_3$ 略长于 A_1A_1 时，A_2 后随之出现心动过速，亦可认为属 SNRT，一般周期在 400～600ms。

(三)诊断关键

1. 诊断依据

症状缺乏特征性，诊断主要依据心电图和电生理检查。

2. 病情危重指标

本病多不严重，症状决定于发作时心率。

3. 误诊漏诊原因分析

多因误认为窦性心动过速而误诊。

4. 鉴别诊断

窦性心动过速常在发热、运动、情绪激动、心功能不全等生理或病理情况下发生。心率常逐渐加快，引起窦性心动过速的诱因去除后心率逐渐减慢，不呈突发突止的特点，压迫颈动脉窦或其他方法刺激迷走神经时仅有心率逐渐减慢，且不能被期前刺激或递增刺激所终止，与 SNRT 不同。

五、阵发性房性心动过速

(一)病因与发病机制

阵发性房性心动过速(atrial tachvcardia，AT)约 30%的病例无器质性心脏病，最常见于儿童和青年人，也可见于老年人。一些敏感者可因深吸气、过度换气、体力活动、体位改变、吞咽、情绪激动而诱发。

在心脏病中，严重肺部疾患及肺心病、风湿性心脏病、冠心病，尤其急性心肌梗死是引起 AT 常见的原因，先天性心脏病、心肌炎、心肌病、高血压心脏病、甲状腺功能亢进症、二尖瓣脱垂、急性心包炎等是少见的原因。在儿童，预激综合征是重要的原因，80%～85%的预激综合征可发生 AT。亦可见于胆道疾患或由某些药物引起，如洋地黄、奎尼丁、锑剂中毒、拟交感神经药物等。其他原因有过度饮酒、急性感染、低钾血症、低氧血症等。发病机制常见为折返激动，也可为自律性增加或触发活动。

(二)临床要点

1. 症状与体征

同一般阵发性心动过速(以突然发作和突然中止为特点、阵发性快速而规则的异位心律)。

2. 心电图表现

(1)连续发生 3 个或以上频速的 P'波(形态、电轴与窦性 P 波不同的房性 P 波)，频率 150～

200 次/分钟。其房性 P 波形态决定于异位起搏点的部位。异位起搏点起源于右心房上部时，其除极方向与窦性 P 波相同，二者不易区别；起源于右心房下部时，除极方向与房室交界性 P 波相似，从右下向左上，故类似房室交界性逆行 P′波，即Ⅱ、Ⅲ、aVF 导联 P 波倒置，aVR 导联 P 波直立，V₅、Ⅰ 导联 P 波直立；起源于左房上部时，其Ⅱ、Ⅲ、aVF 导联 P 波直立；起源于左心房下部时，Ⅱ、Ⅲ、aVF 导联 P 波倒置；起源于左心房时，V₆(V₅)导联的 P 波总是倒置的，再根据 V₁ 导联 P 波的方向，估计异位起搏点，P 波倒置则位于前壁，P 波直立则位于后壁。

一般情况下婴儿心率超过 230 次/分钟、儿童超过 180 次/分钟、成人超过 160 次/分钟，无论是否下传，只要有一系列快速的房性 P 波，常可诊断为房性心动过速；

(2)P′波形态不变，提示为单源性房性心动过速，如 P′波形态多变(达 3 种以上)，应考虑多源性房性心动过速；

(3)P′-P′间期均等，若为多源性则 P-P′间期不等；

(4)P′-P′间期一般超过 0.12s；

(5)QRS 波群时间≤0.11s，当室内差异性传导时，QRS 波可宽大畸形，呈 RBBB 型；

(6)突然发作及突然中止；

(7)发作时约半数产生文氏型房室传导阻滞，但不会因房室传导阻滞而中止发作。

(三)诊断关键

1.诊断依据

主要依据心电图和电生理检查。

2.病情危重指标

本病多不严重，症状决定于发作时心率。

3.误诊漏诊原因分析

易误诊为窦性心动过速等。

4.鉴别诊断

(1)窦性心动过速：成人窦性心动过速心房率 101～160 次/分钟，很少超过 160 次/分钟，其 P 波形态和方向与未发作的窦性 P 波相同，发作呈渐快、渐慢特点；而房性心动过速其 P 波与窦性心律的 P 波不同，心率＞160 次/分钟(160～250 次/分钟)，代偿间歇比窦性周期长。

(2)2∶1 心房扑动：AT 心房率多在 160～250 次/分钟，心房扑动多在 250～350 次/分钟，心室率在 125～175 次/分钟。前者可清晰显示 P′波，后者 P 波消失，代之以形态、间距一致的 F 波，无等电位线，在Ⅱ、Ⅲ、aVF 导联清楚。刺激迷走神经可使心房扑动率成倍减少或变为不规整，此时 F 波能清楚显现；

(3)交界性心动过速：交界性心动过速Ⅱ、Ⅲ、aVF 导联 P′波倒置，P′-R 间期＜0.12s 或逆行 P′波位于 QRS 波群之后，R-P′＜0.20s。有时可根据心动过速发作前或中止后的期前收缩类型鉴别。前者是房性期前收缩，后者为交界性期前收缩，必要时可应用右房内或食管电极记录心电图，记录出的高大清晰的 A 波有利于分析 P 波与 QRS 波群的关系。

六、阵发性房室结折返性心动过速

(一)病因与发病机制

阵发性房室结折返性心动过速占 PSVT 的 60%，慢快型常见(占 80%)，快慢型少见，多见于中青年，多无器质性心脏病证据，也可见于器质性心脏病患者。其发生是由于房室结组织功能上形成纵向分离，分为α径路(不应期短、传导速度慢)和β径路(不应期长、传导速度快)，激动在与β路径间折返形成房室结折返性心动过速。又可分为慢快型及快慢型 AVNRT。

(二)临床要点

1. 症状与体征

同一般阵发性心动过速(以突然发作和突然中止为特点、阵发性快速而规则的异位心律)。

2. 心电图表现

(1)慢快型 AVNRT(心动过速时慢通道为前传支，快通道为逆支)：心动过速时 P′波和 QRS 波群常同时发生，P′波埋藏于 QRS 波群内不易辨认，有人称之为 AinV。有时 P′波可能紧随于 QRS 波群之后，R-P′间期<70mS，所以心电图 V$_1$ 导联出现类似右束支阻滞图形，实际上 R′波是 P′波。快慢型 AVNRT(快径路为心动过速的前传支，慢径路为心动过速的逆传支)。P′波常在两个 R-R 间期之间，R-P′间期>1/2R-R 间期，P 波靠近下一个 QRS 波，即所谓 AbeforeV。

(2)QRS 波群多正常，但可伴有室内差异性传导而致 QRS 波群增宽。

(3)R-R 间期均齐，频率为 140~200 次/分钟。

(4)通常因房性或室性期前收缩诱发。

(5)心腔内心电图或食管导联心电图能清楚显示 A 波或 V 波。

(6)电生理特点。①程序期前刺激可诱发心动过速，诱发率几乎 100%，可为超速起搏中止。②程序刺激可观察到 AVN 内存在快径路与慢径路，诱发心动过速时常有房室结传导曲线不连续，即 S$_1$S$_2$ 缩短时 AH 间期跳跃式改变(>50ms)。③室上性心动过速发作或心室起搏时，逆向传导的心房激动顺序为右心房下部间隔侧、右心房上部及左心房。④束支传导阻滞不影响心动过速周长。

(三)诊断关键

1. 诊断依据

主要依据心电图和电生理检查。

2. 病情危重指标

本病多不严重，对血流动力学影响不大，症状决定于发作时心率。

3. 鉴别诊断

注意与其他室上性心动过速鉴别。

七、房室折返性心动过速

(一)病因与发病机制

由于在心房、心室之间存在附加通道，一条旁道与正常传导组织，或两条旁道之间及相关心房心室肌共同参与折返环的形成，激动在其中折返形成房室折返性心动过速。预激综合征伴 AVRT 多见于无器质性心脏病变者。心动过速的发生率随年龄增长而增加。先天性心脏病如 Ebstein 畸形在房化的右室部常存在多条旁道，AVRT 发生率较高。其他心脏病，如室间隔缺损、二尖瓣脱垂、风湿性心脏病、肥厚性心肌病也可合并预激综合征及 AVRT。根据折返环组成的顺序不同，预激综合征合并 AVRT 可分为以下两种：正向前传型 AVRT（折返环的组成及顺序为心房—房室结—心室—旁道—心房）；正向逆传型 AVRT（折返环路为心房—旁路—心室肌—房室结—心房），较少见。隐匿性房室旁道参与的房室折返性心动过速，房室附加传导束只能自心室逆传激动心房，心房激动不能由此下传激动心室，其心电图表现与正向前传型 AVRT 相同。

(二)临床要点

1. 症状与体征

同一般阵发性心动过速（以突然发作和突然中止为特点、阵发性快速而规则的异位心律）。

2. 心电图表现

(1)正向前传型 AVRT 占 AVRT 的 90%以上。①心动过速时 QRS 波群形态正常，常可见 QRS 波群呈电交替。②频率 150～240 次/分钟，有旁道侧束支内传导阻滞出现时，心动过速的心率可减慢。③多因房性期前收缩或室性期前收缩诱发。④逆 P′在 QRS 波群之后，P-P′>70ms(80～130ms)，R-P′<1/2R-R。⑤电生理检查：a.偏心性逆行心房波。旁道在左心室时，心房波最先见于冠状窦远端；旁路位于右心室壁时，心房波最先见于右心房下侧壁；b.除间隔旁路外，旁路同侧出现传导阻滞时 V-A 间期延长；c.心室起搏逆传入心房，可引起 A-A 间期缩短；d.希氏束电图可见 V 波前有 H 波，H-V 间期正常；e.可被程序刺激诱发或中止。

(2)正向逆传型 AVRT。①频率较快，可大于 200 次/分钟。②QRS 波群呈宽大预激波群，可见δ波，与未发作时预激图形相似。③逆传 P′波位于 QRS 波群之后较远处，P-R 较短，在预激 QRS 波群前面。④房室传导 1:1，否则心动过速立即中止。⑤电生理特点：a.房室传导时间缩短；b.H 波掩盖于 V 波内，可见 V 和 A 规则出现；c.房性期前收缩未下传或室性期前收缩未逆传均可中止心动过速；d.心房逆向传导为中心性，形成逆向心房波；e.心房程序刺激可诱发或中止心动过速。

(3)隐匿性房室旁道参与的房室折返性心动过速。①心率 150～240 次/分钟。②QRS 波群多正常，但可伴有室内差异性传导，且多呈 LBBB 图形。③逆行 P 波多在 QRS 波群之后，R-P′间期多大于 70ms，但 R-P′多大于 1/2R-R。④QRS 波群的振幅容易发生电压交替。⑤房室均为折返环的组成部分，不可能发生房室分离。如室房或房室传导受阻，而心动过速不中止者，可排除 AVRT 的诊断。⑥电生理检查：a.心动过速时心房去极顺序"偏心"，因隐匿房室旁道多位于左侧，冠状窦或食管导联 A 波常早于 HBE 导联之 A 波出现；b.易被快速或程序期前刺激诱发，诱发率几乎为 100%，少数患者的诱发试验需加用阿托品或异丙肾上腺素；c.当旁道逆传伴同侧束支阻滞时，心动过速频率减慢，V-A 或 P′-P 更长。

(三)诊断关键

1.诊断依据

主要依据心电图和电生理检查。

2.病情危重指标

本病多不严重，对血流动力学影响不大，症状决定于发作时心率。

3.鉴别诊断

注意与其他室上性心动过速鉴别。

八、非阵发性房性心动过速

(一)病因与发病机制

非阵发性房性心动过速常见于累及心房的器质性心脏病，如风湿性心脏病、肺心病、冠心病、低血钾和全身感染、洋地黄中毒等。如使用洋地黄患者出现非阵发性房性心动过速，应考虑洋地黄中毒。发生该心动过速说明心房肌有一定损害，发生机制主要认为与自律性增高有关。

(二)临床要点

1.症状与体征

一般不明显，心率快时可有心悸。无明显体征，常在发作时查心电图发现。

2.心电图表现

(1)连续 3 个或 3 个以上的房性 P′波，其形态和窦性 P 波形态不同，频率 70～130 次/分钟，多在 100 次/分钟左右，节律规整；

(2)P′–R 间期大于 0.12s；

(3)QRS 波群呈室上性；

(4)若异位起搏点为心房下部则呈逆行 P′波，偶呈左房性；

(5)不能被心房快速或期前刺激诱发或中止。

(三)诊断关键

1.诊断依据

主要依据心电图。

2.病情危重指标

本病通常对血流动力学无明显不良影响。

3.鉴别诊断

与游走心律鉴别，非阵发性房性心动过速虽有心率变化，但 P′波形态保持不变，而游走心律其心率与 P 波形态改变是逐渐的，且在窦性心动过缓、窦性心律不齐时多见。房性并行心律时，心房率通常为 35～55 次/分钟，房性 P′波与窦性节律无关，房性 P′波之联律间期多变，P′–P 间有数学倍数关系。

九、非阵发性交界性心动过速

(一)病因与发病机制

非阵发性交界性心动过速见于器质性心脏病患者，极少见于正常人。如冠心病，尤其是急性心肌梗死，各种心肌炎、心肌病等，慢性肺源性心脏病合并感染、心力衰竭时，高血压心脏病，感染性心内膜炎，心脏手术，糖尿病，低血钾；也常是洋地黄中毒的表现。若心房颤动患者在使用洋地黄过程中出现非阵发性交界性心动过速，提示洋地黄过量或中毒。其发生与交界区自律性增高有关。

(二)临床要点

1.症状与体征

一般不明显。

2.心电图表现

(1)连续出现 3 个或 3 个以上交界性 P′波，频率为 70～100 次/分钟，其节律与窦性节律无关。

(2)QRS 波群时间、形态正常，或与窦性 QRS 波群相同，QRS 波群前后可有逆行性 P′波，P-P 间期＜0.12s 或 R-P′间期＜0.20s。

(3)易出现窦交界区竞争现象，即窦性心律与交界性心率接近时，心室的激动时而受窦房结控制，时而又受交界性心律控制，无突发突止的特点。心房颤动者，心律变规则，心室率为 70～140 次/分钟。

(4)可见到各种形态的房性融合波。

(5)当有窦性心律与之形成干扰性房室脱节时，R-R 间期均等，P′-R 间期不固定，P′波在 QRS 波群之前、稍后或隐伏其中。此时，心房由窦房结控制，心室由交界区节律点控制，心房波与心室波无关。

(三)诊断关键

1.诊断依据

主要依据心电图。

2.病情危重指标

本病通常对血流动力学无明显不良影响。

3.鉴别诊断

非阵发性交界性心动过速与阵发性交界性心动过速的鉴别如下：

(1)非阵发性心动过速起病逐渐发生，逐渐停止，发作时第一个 QRS 波群后出现，其后无代偿间歇。而阵发性心动过速多突发骤止，发作时，第一个 QRS 波群提前出现，停止时有完全代偿间歇。

(2)前者心室率为 70～130 次/分钟，后者为 150～220 次/分钟。

(3)前者常与窦性心律竞争，而后者不常有。前者常有心室夺获，后者少见。

(4)前者心律不随迷走神经兴奋抑制而改变，但可使心率减慢，后者可用兴奋迷走神经的方法突然中止发作。

(5)前者常见于器质性心脏病，尤其是洋地黄中毒，后者常见于无器质性心脏病者。

十、药物治疗

（一）Ⅰ类药物

1. Ⅰ A 类药物

（1）奎尼丁。①临床应用：奎尼丁为广谱抗心律失常药物，可用于多种室上性与室性心律失常，包括心房颤动、心房扑动和室上性心动过速的转复，以及室性期前收缩和室性心动过速的治疗。奎尼丁可使心房率减慢，并由于其抗迷走神经作用，可加速房室传导，从而导致心室率增快。心房颤动患者在应用奎尼丁前应先用洋地黄、普萘洛尔或维拉帕米控制心室率。6 个安慰剂对照研究的荟萃分析表明，奎尼丁治疗的心房颤动患者死亡率略有增加。新近有小样本研究报道，奎尼丁可预防 Brugada 综合征患者室颤再发。由于奎尼丁的不良反应较大，故现已不再作为室上性和室性心律失常的首选药物。②临床药理学：奎尼丁的口服生物利用度约 70%，半衰期为 3～19h，50%～90%经肝脏代谢，10%～30%经肾脏排泄。体内可有多种具有活性的代谢产物。③剂量和用法：硫酸奎尼丁的常规有效剂量是 800～2400mg/d，推荐的单次最大剂量为 600mg。有效血药浓度为 0.7～5.5μg/mL，应根据血药浓度调整奎尼丁的剂量。老年患者由于分布容积减少和清除率降低，应减少药物用量。在肝肾疾病患者，奎尼丁的起始剂量无需调整，但在肝功能障碍患者，由于奎尼丁的蛋白结合率降低，在较低剂量时即可出现不良反应。静脉注射奎尼丁具有潜在的危险，现已很少应用。应用奎尼丁转复心房颤动或心房扑动时，首剂 0.1g，观察 2h 如无不良反应，可以两种方法进行复律：a.0.2g，每 8h 1 次，连续 3d，约 30%患者可转复窦律；b.首日 0.2g，每 2h 1 次，共 5 次；次日 0.3g，每 2h 1 次，共 5 次；第 3 日 0.4g，每 2h 1 次，共 5 次。每次给药前测血压和 Q-T 间期。复律成功后，以有效单次剂量作为维持量，每 6～8h 给药 1 次。对新近发生的心房颤动，奎尼丁转复窦律的成功率为 70%～80%。先天性长 Q-T 间期综合征、低钾血症及既往有尖端扭转型室速（Tdp）发作的患者均禁用奎尼丁，因其可增加 Tdp 复发危险。对于心力衰竭患者，奎尼丁有促心律失常作用，并可诱发洋地黄毒性反应，应从小剂量开始应用。与强心苷合用时，强心苷要减小剂量并进行浓度监测，同时血钾浓度应维持在 4mmol/L 以上。奎尼丁的直接负性肌力作用常为其扩血管作用所抵消，故心功能不全或心力衰竭患者常能耐受口服奎尼丁。然而，心力衰竭患者如同时伴心动过缓或低钾、低镁，奎尼丁具有诱发 Tdp 的潜在危险。④不良反应：显著的 Q-T 间期延长可出现在常规剂量甚或较低剂量时，此时发生 Tdp 的危险明显增加。Tdp 是奎尼丁晕厥的原因，可发生于 5%～10%的患者，并出现于奎尼丁治疗的第 1 日，Tdp 亦是诱发猝死的原因。发生 Tdp 时，心脏起搏或异丙肾上腺素治疗有效。静脉注射硫酸镁也被推荐为起始治疗，但缺乏对照研究资料。奎尼丁通过阻滞α受体产生扩血管作用，故可导致低血压，尤其在合用硝酸酯或其他扩血管药物的患者。其他不良反应包括腹泻、呕吐、耳鸣，个别患者血小板减少，既往有传导系统疾病患者可发生传导阻滞。心房扑动患者应用奎尼丁，如未先用洋地黄减慢房室传导，奎尼丁的抗迷走神经作用可导致房室传导突然加速使心室率增快。⑤药物相互作用：西咪替丁可抑制奎尼丁的代谢，而苯巴比妥、镇静催眠药和利福平可加速其代谢。联合应用地高辛与奎尼丁的患者中 20%～40%出现地高辛中毒。

(2)普鲁卡因胺。①临床应用：普鲁卡因胺与奎尼丁相似，对室上性和室性心律失常均有效。尽管两种药物电生理作用相似，但临床疗效却不同，一种药物无效时另一种药物可能有效。普鲁卡因胺可用于急诊控制预激综合征患者的房室折返性心动过速、心房颤动和心房扑动，静脉注射可用于转复血流动力学稳定的持续性室速。由于其负荷剂量需在20min内缓慢注入，当患者病情危急时其应用受到限制。②作用机制：普鲁卡因胺减慢传导，降低心房肌、心室肌和浦肯野纤维的自律性和兴奋性。由于对K^+通道的作用，它也延长动作电位时程和不应期。与奎尼丁相比，普鲁卡因胺较少引起Q-T间期延长。它的代谢产物N-乙酰卡尼(NAPA)有明显Ⅲ类抗心律失常药物活性，可延长心房肌、心室肌的动作电位时程和不应期，延长Q-T间期。③临床药理学：普鲁卡因胺口服吸收迅速，生物利用度为100%。约15%与血浆蛋白结合。在肾功能正常者，普鲁卡因胺的半衰期为2～4h，需每3～6h给药1次。普鲁卡因胺的有效血浓度为4～8μg/mL，NAPA的有效血浓度为7～15μg/mL。应进行血浆浓度监测以决定治疗顺应性和防止不良反应发生。④剂量和用法：静脉应用时，3min以上注入100mg，每隔5min 1次，以达总量1g；或将1g加入5%葡萄糖注射液100mL中持续静脉滴注1h。如能耐受负荷剂量而不出现低血压，且QRS波群增宽和Q-T间期延长均<25%，可维持静脉滴注20～60μg/(kg·min)(依肾功能变化而浓度不同)。当肾功能和心功能正常时，推荐的起始口服剂量是50μg/(kg·d)，每6～8h给药1次。由于普鲁卡因胺与NAPA的电生理特性不同，应用普鲁卡因胺的患者应监测普鲁卡因胺和NAPA的血浓度。肾功能受损患者NAPA可能很快即达很高的血浓度，应监测以维持NAPA浓度<20μg/mL。当肾功能不全或心功能减退时，常用剂量的普鲁卡因胺和NAPA有蓄积中毒的危险。⑤不良反应：40%患者在开始应用的6h内可能因不良反应(包括心律失常加重及发生Tdp等)而停药。普鲁卡因胺禁用于长Q-T间期综合征、有Tdp病史者或低血压的患者。长期服用的患者，15%～20%发生狼疮样综合征，停药后消退。普鲁卡因胺可致粒细胞缺乏症，用药开始3个月内应每2周检测血白细胞。长期口服普鲁卡因胺的方法现已很少应用。⑥药物相互作用：与奎尼丁不同，普鲁卡因胺不增加地高辛血浓度。西咪替丁和雷尼替丁抑制肾小管分泌，致普鲁卡因胺的清除率降低10%～15%。

(3)丙吡胺。①临床应用：丙吡胺是广谱抗室上性和室性心律失常药物，抗心律失常特性类似于奎尼丁和普鲁卡因胺。负性肌力作用和抗胆碱作用常限制了其使用。②剂量和用法：由于可出现心力衰竭和抗胆碱不良反应，不推荐使用负荷剂量。有效剂量通常是100～400mg，每日2～4次，每日最大剂量800mg。

2.ⅠB类药物

(1)利多卡因。①临床应用：利多卡因仍是控制室性心律失常的常用药物。尽管并未降低总死亡率，但利多卡因降低了非急性心肌梗死患者的原发性室颤。然而，急性心肌梗死合并室性心律失常患者，与交感神经阻滞剂(β受体阻滞剂或左侧星状神经阻滞)相比，利多卡因增加死亡率。利多卡因现已不再用作急性心肌梗死患者室性心律失常的预防用药。由于利多卡因复杂的药代动力学，必须对其疗效和不良反应进行监测。②作用机制：利多卡因降低0相最大上升速度，正常浦肯野纤维的动作电位时程缩短或无改变。利多卡因对正常传导系统作用很小，对异常的传导系统具有多种多样的作用。③临床药理学：与原药相比，利多卡因的代谢产物较少抗心律失常活性，但与其中枢神经系统不良反应有关。利多卡因的抗心律失常作用与药物血浓度相关。正常个体达到稳态血浓度需 8～10h，在心力衰竭与肝脏疾病患者需 20～24h。④剂量与用法：利多卡因用于快速控制室性心律失常。单剂静脉注射仅具短暂的治疗作用，因为药物很快分布于血浆和心肌之外。对于一个稳定的患者，总的负荷剂量是 3～4mg/kg，在 20～30min 内给予；起始剂量为 1mg/kg，2min 以上注入；8～10min 内可缓慢给予 3 次负荷注射剂量，每次 50mg，2min 以上注入，同时严密观察，以防不良反应出现。在给予负荷剂量的同时，开始持续静脉滴注，通常 20～60μg/(kg·min)，以达到所需的 3～5μg/mL 的血浆药物浓度。即使正常个体，血浆峰值浓度也有很大差异。在给予负荷量时，必须对患者的心电图、血药浓度和精神状态进行监测；一旦出现利多卡因过量表现（常是短暂的中枢神经系统反应），应立即停止负荷给药。当利多卡因已应用足够剂量，而患者心律失常仍持续存在，或出现明显不良反应，或血药浓度在 5～7μg/mL 以上，应使用其他抗心律失常药物。当利多卡因浓度＜5μg/mL 时，治疗作用很小；当浓度＞5μg/mL 时，出现不良反应的危险增加。病情稳定后逐渐停用利多卡因，血药浓度在 8～10h 后开始降低。在肾脏或肝脏疾病患者，利多卡因不需调整起始负荷剂量，然而维持剂量应降低。在肝脏疾病患者，分布容积改变很小，清除半衰期延长＞5h。机械通气情况下，心排血量和肝脏血流量降低，利多卡因剂量应减小。在心力衰竭患者，利多卡因清除率减半，血药浓度可为正常人的 2 倍，故负荷剂量和维持量应减少 50%。心肌梗死后的患者静脉应用利多卡因 24h 以上，清除半衰期增加 50%，此时应减量应用，并进行监测，以防不良反应出现。⑤不良反应：中枢神经系统症状最常见。随浓度的逐渐增加，可出现感觉异常、定向障碍、视力模糊、眩晕与嗜睡。快速注射可导致惊厥。利多卡因可抑制心功能，亦可引起窦房结功能障碍、房室传导阻滞与低血压。⑥药物相互作用：与其他抗心律失常药物合用，可出现对心肌功能与心脏传导的协同抑制作用。与普萘洛尔合用可致利多卡因血药浓度升高。西咪替丁降低肝脏和其他内脏的血流量，降低利多卡因的分布容积，抑制利多卡因经肝酶代谢。

（2）美西律。①临床应用：美西律用于治疗室性心律失常，成功率为 6%～60%，但常＜20%。美西律不延长 Q-T 间期，对于有 Tdp 史或长 Q-T 间期综合征的患者，当奎尼丁、索他洛尔、普鲁卡因胺和丙吡胺禁忌时，可应用美西律。②临床药理学：美西律代谢很少，主要在肝脏代谢，10%～15%以原形经肾排泄。半衰期为 8～20h（健康个体为 9～12h）。需 1～3d 达稳态血浓度。③剂量和用法：美西律的有效血浓度与毒性血浓度接近，因此剂量不应过大，应从小剂量开始，每隔 2～3d 增加剂量，直到有效或出现不良反应，如震颤或中枢神经系统症状。肾功能正常者推荐的起始剂量为 150mg，每 6～8h/次。人群中的清除率差异很大，约 7%的白人缺乏代谢美西律的 CYP2D6。肾衰竭患者应减量，尤其是肝脏缺乏 CYP2D6 的患者依赖肾脏排泄。在心功能不全和肝功能障碍的患者，半衰期和清除率降低，也应减量。④不良反应：美西律的不良反应常是剂量相关性的，包括震颤、视物模糊、眩晕、烦躁、恶心等，常出现血小板减少和抗核抗体阳性。高浓度时窦房结功能障碍患者可出现严重的心动过缓，也可加重心脏传导阻滞。常规口服剂量对心功能无抑制作用，不加重心力衰竭。⑤药物相互作用：苯巴比妥、苯妥英钠和利福平可增加肝脏对美西律的代谢，从而降低其疗效。美西律降低茶碱的清除率。奎尼丁抑制美西律代谢酶 CYP2D6。

3. Ⅰ C 类药物

(1)普罗帕酮。①临床应用：普罗帕酮对多种类型心律失常有效，包括室性和室上性心律失常，如控制室早的有效率为 60%～70%，对室速的有效率约 50%，心房颤动转复率为 40%～60%，并可有效控制房性期前收缩及室上性心动过速，包括预激综合征患者的房室折返性心动过速等。②临床药理学：普罗帕酮具有强的 Na$^+$通道阻滞作用，同时由于结构上与普萘洛尔相似，可产生具有临床意义的β肾上腺素能阻滞。口服吸收＞90%，1～2h 起效，3～4h 后血浆浓度达高峰，生物利用度低，个体差异大。剂量增加，生物利用度也增加，因而呈非线性的剂量依赖的药代动力学。有效血浓度为 0.5～2.0μg/mL。主要在肝脏代谢，主要的代谢产物 5-羟基普罗帕酮具有抗心律失常效应。缺乏 CYP2D6 的患者清除率降低。在肝脏疾病患者，剂量应减少 70%～80%。③剂量和用法：每日口服剂量为 300～900mg，分 2～4 次给予。静脉用药为 70mg，于 5～10min 内注射，20min 后可重复 1 次，显效后可以 0.5～1.0mg/min 静脉滴注。④不良反应：主要不良反应为加重心力衰竭、低血压、心动过缓和传导阻滞。其他有头晕、恶心、呕吐、视物模糊、哮喘等。禁用于病态窦房结综合征、高度房室传导阻滞、严重心力衰竭、心源性休克及哮喘患者。普罗帕酮有促心律失常作用，如可发生多形性室性心动过速、心室颤动等。⑤药物相互作用：奎尼丁、西咪替丁致普罗帕酮浓度增高。苯妥英钠、苯巴比妥、利福平均加强其代谢。普罗帕酮降低华法林的排泄。与β受体阻滞剂合用时应谨慎。

(2)氟卡尼。①临床应用：氟卡尼对多种室上性和室性心律失常有效。由于氟卡尼增加缺血性心脏病患者的死亡率，故限用于无器质性心脏病患者的室上性心律失常。负性肌力作用限制了其在心功能减退患者中的应用。②临床药理学：主要被肝脏 CYP2D6 代谢为无药理活性的产物。由于有相当一部分氟卡尼被肾脏清除，因此肝酶缺乏对其药代动力学影响较小，除非患者有肾功能不全。③剂量和用法：室上速患者，起始剂量 50mg，每 12h/次；4d 后根据临床反应，可调整剂量为 100～150mg，每 12h/次。由于白种人中约 7%缺乏 CYP2D6，因此所有肾功能不全患者均应从小剂量开始，小心增加剂量。④不良反应：即使在推荐剂量内，氟卡尼也能产生促心律失常作用，尤其是在严重心脏病患者中。氟卡尼可致多数患者的左心室功能降低；在窦房结病变患者，氟卡尼可加重窦房结功能障碍；氟卡尼也延长 QRS 间期和 P-R 间期。氟卡尼使起搏阈值增加 200%，在依赖起搏器的患者需慎用；也增加 ICD 患者的除颤阈值。⑤药物相互作用：西咪替丁降低氟卡尼的清除半衰期。地高辛、普萘洛尔和胺碘酮使其血药浓度升高。

(二)Ⅱ类药物(β受体阻滞剂)

(1)作用特点：β受体阻滞剂通过拮抗β受体阻滞肾上腺素。很少有对比研究以评价不同β受体阻滞剂抗心律失常的相对剂量。通常认为它们对过度交感刺激(如嗜铬细胞瘤)所致的心律失常，或对运动或急性心肌梗死相关的心律失常有效。β受体阻滞剂通过 2 种作用发挥抗心律失常效应：阻滞突触后心脏受体和膜稳定作用。在离体实验中直接的膜稳定作用使动作电位缩短，但这需远高于临床所能达到的浓度。

(2)临床应用：β受体阻滞剂如普萘洛尔、阿替洛尔和美托洛尔通常对室上性心律失常有效，例如房室结折返性心动过速、心房颤动和心房扑动。艾司洛尔为超短效β受体阻滞剂，半衰期仅 9min，对暂时减慢心房颤动或心房扑动心室率有效(如手术后)。

在大多数先天性长 Q-T 间期综合征患者，β受体阻滞剂可有效预防危及生命的心律失常，尤其是那些症状与肾上腺素能刺激有关的患者。

在持续性室速患者，尽管通常认为β受体阻滞剂是无效或禁忌的，然而临床上常证实其可有效地防止室速再发，尤其是与其他药物合用时。对于控制室早，尽管它们并不总是有效，但常能减轻心腔症状。更为重要的是，β受体阻滞剂可降低心肌梗死患者的猝死危险。

(3)剂量和用法：β受体阻滞剂治疗心律失常的剂量通常与治疗高血压、心绞痛的剂量相仿。口服起始剂量为：美托洛尔 25mg，每日 2 次；普萘洛尔 10mg，每日 3 次；阿替洛尔 12.5~20mg，每日 2~3 次。根据治疗反应和心率增减剂量。在某些患者，需要大剂量以抑制室性心律失常(相当于普萘洛尔＞320mg/d)，但此种剂量常导致疲乏和严重抑郁。艾司洛尔为静脉注射剂，主要用于心房颤动或心房扑动时紧急控制心室率，负荷量为 0.5mg/kg，1min 内静脉注射，继以 0.05mg/(kg·min)静脉滴注 4min，如 5min 内未获有效反应，重复负荷剂量后继以 0.1mg/(kg·min)静脉滴注 4min。每重复 1 次，维持量增加 0.05mg，但不应＞0.2mg/(kg·min)，连续静脉滴注不超过 48h。

(4)不良反应：主要为负性肌力作用，可诱发和加重心力衰竭，以及引起与剂量相关的心动过缓、传导阻滞和低血压，诱发支气管痉挛或哮喘，增加外部血管阻力。其他不良反应有疲劳、抑郁、失眠、多梦和幻觉。禁用于高度房室传导阻滞、哮喘和阻塞性肺疾病以及有低血糖反应的患者。不宜与维拉帕米合用。

(三)Ⅲ类药物

(1)胺碘酮。①临床应用：美国 FDA 仅批准胺碘酮用于其他治疗无效的危及生命的室性心律失常。然而，不少研究表明，对于心房颤动时的复律和(或)减慢心室率、房室结折返性心动过速和预激综合征并发的心动过速等，胺碘酮是有效的。对胺碘酮应用加以限制的主要原因在于，胺碘酮可能导致致死性并发症，难以确定其起效时间，而且胺碘酮与多种药物存在危险的相互作用。陈旧性心肌梗死或心力衰竭患者口服胺碘酮的大规模临床研究结果或为阴性，或猝死率降低，但总死亡率无降低。与ⅠC类药物不同，胺碘酮不增加这些患者的死亡率。静脉注射胺碘酮可用于危及生命的室速或室颤，低血压是主要的不良反应。对于院外心搏骤停患者，胺碘酮增加住院期间存活率而出院存活率无增加。②临床药代动力学：胺碘酮通过胃肠道缓慢吸收，生物利用度可相差 4 倍。胺碘酮主要代谢物为去乙基胺碘酮(DEA)，很少以原形从尿液排泄。DEA 的抗心律失常作用与胺碘酮相当或更强，血药浓度为胺碘酮的 0.4~2 倍。静脉注射后血浆半衰期为 4.8~68.2h。由于药物自脂肪和肌肉组织缓慢释放，致血浆清除率缓慢及个体差异性很大，半衰期为 13~103d。③剂量：如不用负荷剂量，胺碘酮需数周至数月才能达到抗心律失常作用。静脉注射或口服负荷剂量能加速达到治疗作用。静脉负荷剂量为 150mg(3~5mg/kg)，10min 注入，10~15min 后可重复，随后 1~1.5mg/min 静脉滴注 6h，以后根据病情逐渐减量至 0.5mg/min 维持。24h 总量不超过 1.2g。要注意注射速度及监测血压，并建议进行血浆药物浓度监测。对于在药物浓度下降时室速或室颤再发者，可再次给予 150mg 静脉注射 10min。对于无脉性室速或室颤，可将 300mg 加入 20~30mL 生理盐水或葡萄糖注射液中静脉滴注，必要时可追加 150mg。常规口服负荷剂量为 0.2g，每日 3 次，共 5～7d；再用 0.2g，每日 2 次，共 5～7d；然后 0.2g(0.1～0.3g)，每日 1 次维持。口服治疗时胺碘酮的有效血药浓度通常为 1～2.5μg/mL。如血药浓度长时间在 3～4μg/mL 以上，与不良反应发生率增高有关。④不良反应：胺碘酮静脉注射量>5mg/kg 时将会降低心肌收缩力和末梢血管阻力，对严重心力衰竭和心脏明显扩大患者，尤其要注意缓慢注射、监测血压。服药期间 Q-T 间期均有不同程度延长，一般不是停药指征。对老年人或窦房结功能低下者，胺碘酮可进一步抑制窦房结，窦性心律<50 次/分钟者宜减量或暂停用药。胺碘酮的安全性是有争议的。早期报道和长期研究发现其耐受性良好，但美国的经验表明不能耐受者的发生率高，有时是致死性反应。最严重的不良反应是致死性间质性肺炎，既往有肺部疾病的患者更为常见，但如果能早期发现，则是可逆的。因此必须注意监测，如每 3 个月拍摄一次胸片可能有用，一系列肺功能测试价值很小。此外，甲状腺功能亢进症或甲状腺功能减退症见于 4% 的患者。长期治疗时几乎均可发生角膜色素沉积，可进展至影响视力。一些白种人患者可在皮肤暴露部位出现青灰色或蓝色；30% 或更多患者可出现肝脏转氨酶异常升高，少数可进展至黄疸或肝硬化。⑤药物相互作用：胺碘酮可干扰多种药物的清除，如地高辛、华法林、奎尼丁、普鲁卡因胺、丙吡胺、美西律和普罗帕酮，应摸索这些药物的最小有效剂量。

(2)索他洛尔。①临床应用和药理学：索他洛尔阻滞β受体，并通过阻滞 IKr 而延长 Q-T 间期和不应期，此两种特性的结合使得索他洛尔可有效控制多种室上性和室性心律失常；然而，索他洛尔增加心肌梗死后室性心律失常患者的电不稳定性。单次给药后峰值浓度出现于 2.5～4h。半衰期约 12h，以原形从肾脏排泄。②剂量和用法：推荐剂量为 40～80mg，每 12h 1 次。在肾功能正常者，2～3d 后可达稳态。如患者无反应而 Q-T 间期<500ms，可将剂量增加为 80～160mg，每日 2 次。索他洛尔以原形经肾脏排泄，如肌酐清除率(Ccr)为 30～60mL/min，给药间期应延长至 24h；如 Ccr 为 10～30mL/min，给药间期应延长至 36～48h。由于存在 Tdp 和心力衰竭加重的可能，心功能减退的患者应减量并严密监测。③不良反应：索他洛尔治疗的主要问题是 Tdp，总发生率接近 2%。在女性，心力衰竭和有过持续性室速的患者更为多见(7%)。仔细识别与处理 Tdp 诱发因素(如心动过缓、基础 Q-T 间期延长、心肌缺血、严重心肌病变和低血钾等)可降低 Tdp 发生率。从 80mg/d 开始，逐步小心地增加剂量，监测 Q-T 间期，使其延长不超过 550ms。此外，本药出现心力衰竭或原有心力衰竭恶化的发生率约为 3%。其他还有一些与β受体阻滞剂相关不良反应。④药物相互作用：索他洛尔与延长 Q-T 间期的药物合用有增加 Tdp 的危险。

(3)伊布利特。①临床应用：可用于快速转复近期发作的心房颤动或心房扑动。尚缺乏在其他心律失常或长期(>90d)心房颤动或心房扑动的应用研究。不应用于低钾、低镁或 Q-Tc>440ms 的患者。在应用研究中，伊布利特首剂 1mg，而后再追加 0.5mg 或 1mg，在 5～88min 内终止 44% 的心律失常。约 20% 患者对首剂有反应，近 25% 患者对首剂无反应，而对第 2 次注射有反应。②临床药理学：10min 以上静脉注射，半衰期为 2～12h(平均 6h)。在肝脏经氧化代谢排泄，自循环中快速清除。③剂量和用法：体重>60kg 患者的推荐剂量是 1mg；对于体重<60kg 的患者，推荐剂量为 0.01mg/kg。10min 后如心律失常未转复，可追加一次相同剂量。④不良反应：最严重的不良反应是 Tdp，发生率为 1.7%。在女性以及心

功能减退或电解质紊乱患者，发生 Tdp 的危险性增加。

(4)多非立特。①临床应用：口服多非立特对于转复心房颤动作用有限，而可有效转复心房扑动。对于复律后维持窦性心律的作用似乎更大。②临床药理学：口服完全吸收，生物利用度为 75%～100%。在肝脏和肾脏等量清除。口服后半衰期为 8～10h。在女性清除率下降 12%～18%。多非立特主要通过肝脏 CYP3A4 代谢。静脉注射后对 Q-T 间期的最大作用滞后于血药浓度峰值 9min。③剂量和用法：复律时应根据 Ccr 口服给药，当 Ccr＞60mL/min、40～60mL/min、20～40mL/min 时，可分别给予 0.5mg 每日 2 次、0.25mg 每日 2 次、0.120mg每日 2 次。Ccr＜20mL/min 时禁用。维持窦性心律则为 0.1～0.5mg，每日 2 次。用药同时需监测 Q-T 间期，当 Q-Tc＞500ms 或较基础值延长＞15% 时，应减量或停用。④不良反应：Tdp 发生率约 3%。⑤药物相互作用：不宜与酮康唑、维拉帕米、西咪替丁或氢氯噻嗪等联合应用，尤其当患者肾功能减退时，将使多非立特的血药浓度升高。

(5)阿奇利特。①临床应用：阿奇利特显著降低心房颤动和室上速的发生率，显著延长心房颤动和心房扑动的复发时间，并减轻心房颤动再发时的症状，这些作用均呈剂量依赖性。在急性心肌梗死猝死高危患者(左心室射血分数 15%～35%，心率变异指数≤20)，阿奇利特对总死亡率的影响是中性的，但显著降低 1 年后心房颤动的发生率。②临床药理学：为第 3代Ⅲ类抗心律失常药物，同时阻滞 IKr 和 IKs 而延长心肌动作电位时程和有效不应期，促心律失常作用低于其他抗心律失常药物。口服吸收完全，峰浓度出现于服药后约 7h，与蛋白结合率约 94%，半衰期为 4d。大部分通过肝脏代谢，约 10% 经肾脏清除。③剂量和用法：常用给药方法是 100～125mg/d，1 次顿服。④不良反应：偶见室性期前收缩和室性心动过速，个别患者发生 Tdp。心外不良反应最常见的是头痛，其次是疲乏、呼吸困难。⑤药物相互作用：使地高辛的吸收率和清除率轻度升高，但无临床意义，无需调整剂量。与华法林合用时，也未见明显药代动力学改变。

第二节　心力衰竭

心力衰竭是一个临床综合征，是由于心脏受到损伤后其结构或功能发生异常，泵血受限。心力衰竭有急性与慢性之分。急性心力衰竭是由于心脏急性病变引起的收缩、舒张功能不全，在数小时或数日内出现明显的心排血量下降，引起周围组织与器官的灌注不足与淤血，临床上可出现肺水肿甚至休克。慢性心力衰竭是由于心脏受到损伤后，长期缺血或长期血流动力学负荷绝对或相对过重，引起心脏结构和功能进一步改变，以至心排血量在充盈压正常的条件下不能随机体对代谢、循环的需要而相应增加，临床上出现气急、乏力、运动耐量减退、液体潴留等表现。而且，由于代偿机制的负面作用，慢性心力衰竭可以形成恶性循环，自身不断发展，不断恶化。

一、流行状况

心力衰竭发病率高，预后差，5 年存活率与恶性肿瘤相仿。全球心力衰竭患者数达 2250万，每年新增病例数 200 万。我国 2003 年一项心力衰竭流行病学调查资料显示，在 35～74

岁人群中，心力衰竭患病率为 0.9%。按此推算，我国 35～74 岁人群中约有心力衰竭患者 400 万人。美国大约有 500 万人罹患心力衰竭，每年新增病例 55 万。心力衰竭的病死率与临床严重程度有关；就中、重度心力衰竭而言，5 年病死率可达 30%～50%。医疗花费相当巨大。

二、病因

心脏的损伤可以来自不同原因，如心脏的压力、容量负荷过度、心肌病变、心率或心律异常、心肌缺血或梗死。

1. 收缩功能损伤

常见于心肌缺血、扩张型心肌病、长期压力负荷增加(高血压、狭窄性瓣膜病)、长期容量负荷过度(反流性瓣膜病，心内或心外分流)。

2. 舒张功能损伤

常见于心脏充盈受限的疾病(如肥厚型心肌病、继发性心肌肥厚、限制型心肌病、心内膜病变)。

3. 心率与心律异常引起的损伤

可见于长期心动过缓(病窦、房室传导阻滞)或多种快速性心律失常。

4. 肺部疾病引起的损伤

常见于广泛肺部疾病或肺血管病变。

5. 高排血量状态引起的损伤

可见于贫血、甲状腺功能亢进症(简称甲亢)、动静脉瘘等情况。

已有心脏病的患者，常因心脏负荷进一步增加而出现心力衰竭，常见诱因为：①感染。②血容量增加，如摄钠过多、补液过多过快、服用潴钠的药物。③心律失常，如心房颤动(简称房颤)、各种心动过速、心动过缓等。④不适当的体力劳累、情绪激动、妊娠后期及分娩过程等。⑤治疗不当：如不恰当停用治疗心力衰竭的药物、降压药或加用某些非甾体抗炎药。⑥原有心脏病加重或并发其他疾病如心肌梗死、肺栓塞、高血压加重、风湿活动等。

三、病理生理

1. 心脏受损后的代偿机制

心脏受到损伤后，泵血功能减退，机体为使心排血量能随代谢和循环的需要而增加，运用多种代偿机制，也产生了很多正面和负面的影响。

2. 心室功能曲线所显示的代偿作用和心肌肥厚

按照 Frank-Starling 心室功能曲线的规律，增加心室前负荷，亦即增加左心室舒张末期容量(LVEDV)能使心排血量增加。但在有病变的心脏，心肌收缩力减退后的心室功能曲线较正常曲线下移而平坦，依靠与正常心室等容积的前负荷已不再能使它排出与正常心功能时相当的血液，必须依靠更大的 LVEDV 才能完成，久之则导致心室渐渐扩大，扩大的心室又必然跟随 Laplace 定律出现室壁张力增加，促使心肌代偿性肥厚。虽然肥厚的心室壁增加心肌收缩成分，能减轻个别心肌细胞负担，使室壁张力降低，但同时也使心室顺应性和舒张功能减退，心肌氧需增加而呈相对缺血。

3. 神经内分泌系统的代偿性激活和细胞因子的激活

心排血量减少后，机体循环和(或)组织中去甲肾上腺素、醛固酮、血管紧张素 II、精氨酸加压素(AVP)、内皮素及 TNF-α，IL-6、IL-1、生长因子等物质的水平均有升高。醛固酮促使水钠潴留和心室前负荷增加，从而增加心排血量。血管紧张素 II 促使周围血管收缩和心室后负荷增加，从而支持心、脑重要器官和周围组织的灌溉。交感神经兴奋和肾上腺素类物质分泌增加使心肌收缩和血管阻力加强，但也同时增加心肌 Ca^{2+} 负荷、氧耗和心律失常的机会，并能直接损伤心脏。在急性心力衰竭时心肌收缩力和前、后负荷的增加能增加心排血量，改善器官灌溉，满足机体代谢需要，是一种积极和必要的代偿机制。但在慢性心力衰竭，这些代偿机制的长期持续进行会进一步伤害心脏，促使心室重构。

4. 心室重构

激活的神经、内分泌和炎性细胞因子会促使心肌细胞肥大、增生、缺血、凋亡、坏死和纤维化，促使心肌内 NO 增加而损害心肌。基质金属蛋白酶(MMP)亦被激活，使心脏的胶原纤维和细胞外基质降价与增生，改变原有的心脏支架结构，进一步影响心脏收缩和舒张。二尖瓣、三尖瓣的瓣环扩大，使心室内血液反流到心房。内皮功能减退和内皮素增加影响心脏舒缩和外部血管的扩张。虽然心脏扩大也促使心房和心室分泌更多的心钠素(ANP)和脑钠素(BNP)，从而增加尿量和排钠量，降低血管阻力，减少肾素与醛固酮释放，但在许多慢性心力衰竭的情况下，其效应常不足以抗衡上述心室重构的恶性循环。还在临床尚未出现心力衰竭症状之前，患者的心功能和射血分数(EF)已经不断下降。

5. 慢性心力衰竭期的进入

当神经内分泌的活动影响到肾对水、钠的排泄时，机体开始水肿。当血管壁内钠含量增高时，血管舒张就更受影响。心脏缺血使内源性 ANP 作用减弱。当血管阻力增加超过心脏可负担的能力时，即出现肺和内脏淤血，此时临床已进入慢性心力衰竭期。如果心脏再丧失相当数量的心肌细胞，要维持心排血量与周围组织的灌注就更不容易，将在更大程度上依靠交感神经、肾素-醛固酮和 AVP 的激活来支持。如肾脏灌注进一步减少，肾小球滤过率进一步受到损害，使心力衰竭更陷于难治的境地。

6. 舒张功能损伤

舒张功能损伤，可以和收缩功能损伤同时或先后存在，也可以单独存在。心脏的舒张期可分为三个阶段：即主动舒张期、灌注期与心房收缩期。如果舒张延迟或心脏僵硬，顺应性减退，则被动充盈受到影响，心搏出量减少。为使被动充盈得到完成，必须升高左心房压。左心房压持续增高可使肺静脉压力增高，引起肺淤血。临床上，患者表现为运动耐力下降，劳动后气急增加。由于心脏舒张依赖能量，心脏缺血缺氧时舒张功能就会受损。反复的心脏缺血、肥厚型心肌病、限制型心肌病、老龄、糖尿病、高血压等变化都会引起舒张功能减退。此外，二尖瓣或三尖瓣狭窄，心包缩窄或填塞，心动过速，虽然不是心肌的问题，也影响心脏的充盈，使心脏的舒张功能减退。

7. 心肌能量代谢异常

ATP 是心肌组织内唯一能够直接利用的能源，来自糖酵解和氧化磷酸化两条途径，正常情况下以后者为主。供能物质是脂肪酸、葡萄糖和乳酸，其中 60%～70% 来自脂肪酸的有氧氧化。心力衰竭时心肌能量的产生、运转、储存和利用均受到影响。心肌缺血后氧供减少或中断，使氧化磷酸化作用减弱或停止，心肌能量来源只能依靠糖酵解和糖原的分解，这就引起细胞内代谢产物的积蓄与酸中毒。除因 ATP 不足外，还由于脂肪酸、甘油三酯酶的激活与脂酰辅酶 A 合酶的活性受到抑制，脂肪分解加强，游离脂肪酸(FFA)产生增多而 FFA 的活化却被抑制，FFA 和长链脂酰辅酶 A 在心肌细胞内积蓄，损伤生物膜，使线粒体的氧化磷酸化被进一步阻滞。线粒体的结构亦遭受破坏。能量代谢酶的基因表达也向胚胎型转化。

心肌内代谢产物积蓄，酸中毒和 ATP 不足严重影响心肌的收缩与舒张。心肌舒缩除需要 ATP 提供能量外，还需要高浓度 ATP 造成的离子移位空间效应。后者对启动 Ca^{2+} 泵、Na^+-K^+ 交换及离子通道的开放均起润滑作用。ATP 不足时，Ca^{2+} 泵的启动和运转被影响，使心肌的肌球-肌蛋白复合体的分离被阻，心肌的舒张功能就受到损害。

8. 与心功能减退有关的分子生物学变化

心力衰竭是心肌细胞一系列基因异常表达结果。

(1)在心肌压力超负荷等病理刺激下，心肌细胞核内多种原癌基因(如 c-myc、c-fos、c-jun)和 HSP70 等早期反应基因发生快速和短暂的表达。若刺激持续，数日后 s-肌动蛋白、α-肌动蛋白、β肌球蛋白重链、β原肌球蛋白以及 ANF、血管紧张素Ⅱ(AngⅡ)等后期反应基因激活开放，相应的基因转录、蛋白质合成加速，造成心肌肥厚。肥大心肌收缩蛋白基因的异常变化类似于胎儿表型，收缩无力，易于衰竭，细胞寿命缩短。

(2)交感神经系统的长期兴奋使心肌$β_1$受体蛋白基因转录减少，受体过磷酸化及内移，使衰竭心肌$β_1$受体数目减少，亲和力降低。与此同时，$β_2$和$α_1$受体表达相对增高，正常情况下$β_1$的正性肌力调节途径转向通过$β_2$、$α_1$调控；相应细胞膜信号转导系统发生一系列改变，使心肌细胞内 cAMP 产生不足，对肾上腺素能的反应性降低。

(3)心力衰竭时心室肌细胞内肌质网 Ca^{2+} 泵基因表达和转录降低，细胞膜 Na^+-K^+-ATP 酶 mRNA 减少，造成肌质网释 Ca^{2+}、摄 Ca^{2+} 能力减弱，细胞膜 Na^+-Ca^{2+} 交换异常。

(4)心脏压力负荷增大激活心脏组织局部 ANF、AngⅡ 等物质的基因表达。它们与生长因子激活介导的心肌间质细胞增生以及细胞凋亡等共同参与心力衰竭时的心肌重构过程。

9. 与心功能减退有关的其他因素

(1)心率与心脏传导：由于心力衰竭时每搏量(SV)较难增加，心率就对心排血量的增加起到十分重要的作用。良好的心室充盈和收缩需要适当的心率、正常的房室传导时间和协调的心室收缩舒张程序，这对顺应性不良的心室尤其重要。但心率增快能增加氧耗，缩短心室舒张时间，影响心室充盈，减少心肌灌注，心率增快也上调细胞内 Ca^{2+} 浓度，增加正性肌力状态。因此长期的心动过速会损害心肌功能，发展成心肌病。心力衰竭时常有室内传导阻滞，造成收缩的不协调，也会使心功能减退。

(2)心肌血流与氧需：在正常的心脏，心肌血流与心肌氧需紧密匹配，在心脏缺血时匹配失调，心脏功能减退，甚至心肌坏死。如果动脉舒张压降低到 60mmHg 以下，可能影响到冠状循环自主调节的储备能力，也可能引起心肌缺血。如果心脏体积增加、工作增加，则氧需亦随之增加。心动过速引起的后负荷增加，以及心室的肥厚和扩大，代谢和运动等因素引起的氧需增加，到一定程度都会影响到血流和氧需的匹配，使心肌相对缺血，即使没有冠状动脉阻塞，也会使心功能减退。

（3）心肌顿抑与心肌冬眠：心肌顿抑是指在短暂心肌缺血后，虽然血流恢复正常或接近正常，亦无心肌不可逆损伤发生，但其心肌机械功能依然低下，并常持续到再灌注后数小时，数日乃至数周后方才恢复。

心肌顿抑的功能障碍是可逆的，它没有心肌细胞的坏死，但有心肌高能磷酸盐储备的降低。心肌的功能障碍与缺血程度、时间有关。顿抑时给予正性肌力药物可以使心肌出现暂时的收缩功能。现认为氧自由基损伤和细胞内 Ca^{2+} 超载是顿抑发生过程中的重要机制。

临床上有许多情况可发生心肌顿抑，如急性心肌梗死早期溶栓成功、血栓自溶、冠状动脉成形术后、不稳定型心绞痛发作后等。

心肌冬眠是指在长期亚急性或慢性心肌缺血的状态下，心肌收缩力、代谢和心室功能均降低，以适应血液供应的减少，从而预防心肌坏死。在血液供应恢复时，心肌功能可能恢复至正常或接近正常。虽然冬眠时局部心肌血流降低，但尚足以维持组织的存活，并具有一定的功能储备。因此，当使用小剂量正性肌力药物时，可使心肌功能出现暂时的提高。冬眠的收缩功能障碍可达数月或数年之久，冠状动脉血运重建可以解除冬眠状态，使功能恢复。心肌冬眠的确切机制尚不清楚，可能是缺血诱发的 ATP 依赖性 K^+ 通道激活增加 K^+ 外流，减少 Ca^{2+} 内流至心肌细胞。细胞内 Ca^{2+} 浓度减少能降低收缩功能，持续的心肌低灌注可引起心肌细胞内 pH 降低，NAD/NADH 比例下降，促使心肌收缩降低，从而保留心肌线粒体功能和能量储备，维持心肌存活。心肌顿抑反复发作，可引起心肌功能的持续减退；如果心肌顿抑后心肌血供未彻底恢复，则可引起心肌冬眠。

心力衰竭引起的气急有多种形式。早期呈劳累时气急，呼吸浅快。随着肺泡和肺间质淤血增加，激活附近毛细血管的 J 受体，休息时也气急。后期因平卧时内脏与下肢血液集中到中央循环，使肺毛细血管压力更高，平卧时亦气急，需要高枕或坐起，呈端坐呼吸。有时在半夜中气急、咳嗽。如间质肺水肿引起气道阻力增加，能使患者在睡后 1～3h 突然惊醒，除严重气急、咳嗽外，还伴有支气管痉挛所致的哮鸣音，称为阵发性夜间气急(PND)，须与肺源性或原发性支气管哮喘区别。如患者出现右心力衰竭与三尖瓣反流，则气急可减轻。PND和端坐呼吸不同，后者可因患者坐起或将下肢下垂而缓解，前者则不能。心脏性端坐呼吸还应与腹部肥胖、腹水以及肺部疾病需要采取坐位者区别。晚期心力衰竭心排血量降低影响脑血流量，可引起陈-施呼吸。此外，呼吸肌和(或)膈肌疲劳及贫血都可以参与心力衰竭的气急机制。

四、临床表现

心力衰竭的临床表现众多，有反映心排血量不足和骨骼肌功能紊乱的劳累后气急与乏力；反映肺淤血的呼吸急促、阵发性夜间气急、咳嗽、端坐呼吸和肺啰音；反映体静脉淤血的颈静脉怒张、肝大、肝颈反流征阳性和下肢水肿；反映心脏结构或功能异常的心率增快、心界扩大、奔马律、病理性杂音等。还可存在与心脏原有基础病变如高血压、心瓣膜病等有关的病史和体征。

五、辅助检查

1. 二维、三维超声心动图及多普勒超声检查

超声可以诊断心包、心肌、心脏瓣膜病和有些血管(颈动脉、股动脉、肾动脉等)的病变；可测定房室内径、心脏几何形状、室壁厚度、室壁运动及瓣膜狭窄程度；可测量左心室舒张末期容量，算出 LVEF；可区别舒张功能不全和收缩功能不全。

2. 心电图检查

提供心肌梗死、左/右心室肥厚、广泛心肌损害、心包炎及心律失常等信息。

3. 胸片

提供心脏增大、肺淤血、胸膜积液、肺水肿及原有肺部疾病的信息。

4. 生物标记物

心力衰竭时心室容量、压力负荷和室壁张力的增加使心肌受到牵张而分泌 BNP。BNP 与 NT-proBNP 已被用作生物标记物以评估心力衰竭。有报道，血浆 BNP>500pg/mL 可诊断心力衰竭，BNP<100pg/mL 可否定心力衰竭；也有报道，如血浆 BNP>100pg/mL，则 83.4% 的可能性为心力衰竭，<50pg/mL 则 96% 的可能性为非心力衰竭。心力衰竭程度越重，血浆 BNP 水平越高。随着心力衰竭好转，BNP 水平亦下降。在失代偿性心力衰竭患者，BNP 能反映肺毛细血管楔嵌压(PCWP)的变化。

BNP 的水平能很好地区别来自心或肺的呼吸困难，帮助诊断无症状性心力衰竭、舒张性心力衰竭和右心力衰竭。血浆 BNP 水平越高，预后越差。在 LVEF 降低的患者，对预测猝死有一定帮助。但应注意，主动脉瓣狭窄、肺动脉栓塞、严重肺动脉高压和急性冠状动脉综合征患者都可有血 BNP 水平升高，老年和肾衰竭易使血 BNP 水平偏高，肥胖易使其偏低。

5. 放射性核素心室造影及心肌灌注显像

放射性核素心室造影可准确测定左心室容积、LVEF 及室壁运动。放射性核素心肌灌注显像可诊断心肌缺血和心肌梗死，对鉴别扩张型心肌病和缺血性心肌病有一定帮助。

6. 心导管测定

可以测定 PCWP、右心房压、心排血量、心排血指数(CI)、体循环阻力(SVR)、肺循环阻力(PVR)，以及通过左心室造影观察节段室壁活动和测定 LVEF、dp/dt 曲线等重要指标。在出现急性肺水肿或心源性休克时可做血流动力学监测。

六、诊断和鉴别诊断

心力衰竭的诊断应综合上述病史与检查作出最后决定。Framingham 标准也可作为参考。该标准以阵发性夜间气急、颈静脉扩张、肺啰音、心脏扩大、急性肺水肿、第三心音(S₃)奔马律、中心静脉压增高(>16cmH₂O)、循环时间≥25s、肝颈反流征阳性、治疗 5d 后体重减少≥4.5kg 作为主要标准，双踝水肿、夜间咳嗽、一般劳累后气急、肝大、胸腔积液、肺活量较过去最大值减少 1/3、心动过速(≥120 次/分钟)为次要标准。如患者具有 2 个主要或 1 个主要加 2 个次要标准以上者，心力衰竭诊断成立。次要标准必须在不能用其他疾病解释的条件下才被采纳。鉴别诊断包括肾衰竭和呼吸系统引起的气急以及肥胖、静脉曲张引起的下肢水肿等。

七、类型和分级

(一)类型

由于各种心力衰竭的心脏损伤和病理生理不同，心力衰竭可有多种类型。心脏的整体功能衰竭称为泵衰竭。此外，尚有收缩功能衰竭和舒张功能衰竭等，各有不同性质，治疗方法各不相同。

1. 泵衰竭和心肌收缩功能衰竭

心肌收缩功能衰竭是泵衰竭的原因之一，但两者并非等同。心肌收缩功能衰竭是指在正常后负荷的条件下，每单位心室肌纤维无力以正常速度作正常间距的缩短或使心室在等容收缩期以正常速度产生正常压力。泵衰竭可以伴或不伴有心肌收缩功能衰竭，例如在严重而突然发生的主动脉瓣关闭不全或严重的急性高血压，由于后负荷过度增加，即使心肌收缩力正常，也可出现左心室泵衰竭。有时因心脏充盈受损，如心肌舒张功能减退、心包填塞或缩窄、心室机械性梗阻(如二尖瓣或三尖瓣狭窄、三腔心房、心房内血栓或肿瘤、纤维性纵隔炎等)或心率失常影响心室舒张时间和心房收缩，虽然心肌收缩功能正常，心泵功能亦可衰竭。目前临床上对心泵功能的评估用心排血指数和心房压来表示。正常心排血指数参考值为 $2.6\sim4.2L/(min\cdot m^2)$，正常右心房压参考值为 $0\sim8mmHg$，正常左心房压参考位为 $1\sim10mmHg$，后者可用 PCWP 表示。对左心室收缩功能的评估可用 EF，正常 $>50\%$。

2. 收缩性心力衰竭和舒张性心力衰竭

收缩性心力衰竭表现为：①左心室增大，收缩末期容量增加，LVEF $<40\%$。②有基础心脏病变的表现。③有或无呼吸困难、乏力、体液潴留等症状。舒张性心力衰竭具有心力衰竭的症状和体征，但心形不大、收缩功能正常、LVEF $>50\%$、心室舒张速度减慢、顺应性减退。收缩性心力衰竭易出现 S_3 奔马律，舒张性心力衰竭易出现 S_4 奔马律，两种心力衰竭可以同时或先后存在。单纯收缩性心力衰竭可见于急性大块心肌梗死或肺栓塞，单纯性舒张性心力衰竭可见于肥厚型或限制型心肌病。两者同时存在则常见于慢性缺血性心脏病，在这种情况下过去的梗死和长期或暂时出现的缺血使心肌的收缩力减退，瘢痕和缺血使心肌顺应性减退。此外，心包填塞或缩窄、心室内机械性梗阻、心动过速都能影响心脏的充盈。

3. 左心力衰竭、右心力衰竭和全心力衰竭

左心力衰竭表现为肺循环淤血和心排血量不足。右心力衰竭表现为体循环淤血与心排血量不足。因为心肌细胞是联体细胞，左、右心室又紧邻于同一心包内，故左、右心力衰竭常同时存在。单纯右心力衰竭见于右心室梗死或急性肺动脉栓塞。

4. 急性心力衰竭和慢性心力衰竭

前已述及。

5. 前向性心力衰竭和后向性心力衰竭

前向性心力衰竭的理论认为心力衰竭后心排血量减少，器官组织血供减少，引起心力衰竭的各种临床症状，由于肾血流量减少而引起水钠潴留。后向性心力衰竭的理论认为心力衰竭后心排血量减少，引起心室后方心房和静脉系统的压力增加，从而出现器官组织淤血、水

肿等表现。

6. 高心排血量心力衰竭和低心排血量心力衰竭

大部分心力衰竭患者为低心排血量，在休息时心排血量较正常人低。有些轻度心力衰竭患者休息时心排血量可能正常，但在运动后或受到某些应激后会降低。高心排血量心力衰竭则不同，虽然在心力衰竭时其心排血量较本人未出现心力衰竭时为低，但在休息时心排血量却较常人为高。这种情况见于严重贫血、甲状腺功能亢进、动静脉瘘等疾病。临床上低心排血量心力衰竭患者周围血管收缩、四肢厥冷、皮肤苍白或发绀、脉压变小。高心排血量心力衰竭患者四肢温暖、脉压正常或变宽。低心排血量心力衰竭患者动脉血与混合静脉血间的氧含量差别大，休息状态下可＞50mL/L；高心排血量心力衰竭患者该氧差在正常范围内或变小。这是因为高心排血量心力衰竭常有动脉血分流，未经组织代谢即混入静脉系统，遂使混合静脉血氧含量提高。

7. 无症状性心力衰竭和有症状性心力衰竭

无症状性心力衰竭在心力衰竭症状尚未出现前 EF 已经降低，心功能属 NYHA Ⅰ级。随着病情的发展，大多数将变为有症状性心力衰竭。

8. 孤立性心房衰竭

有许多心瓣膜狭窄或心房内肿瘤引起二尖瓣口或三尖瓣口狭窄，使心房排血受阻，引起心房扩大，心房内压力及与之相连的肺、体循环压力升高，引起与心室衰竭相似的肺、体循环充血表现。此时心室功能正常，因此被称为孤立性心房衰竭。例如二尖瓣狭窄、左心房粘液瘤及 Ebstein 畸形引起的右心房衰竭。治疗应针对病因进行手术；药物治疗应减轻心脏前负荷，而不应使用正性肌力药物。

（二）对心力衰竭严重程度的评估

1. 美国纽约心脏病学会分级（NYHA 分级）

根据患者自觉活动能力将心力衰竭分为 4 级。

Ⅰ级，有心脏病，但平时一般活动不引起疲乏、心悸、呼吸困难等症状。

Ⅱ级，体力活动受到轻度限制，休息时无自觉症状，但一般活动时可出现疲乏、心悸、呼吸困难等症状。

Ⅲ级，体力活动明显受限制，轻度活动即可引起上述症状。

Ⅳ级，不能从事任何体力活动，休息时也出现心力衰竭症状，体力活动后加重。

该分级的优点是简便易行，缺点是分级的依据全凭患者主诉。

2. 美国 ACC/AHA 分期

为结合患者的症状和客观检查，将心力衰竭分为 4 个阶段，有利于防治参考。

A 期，无心脏病变的客观依据，但有发展成心力衰竭的危险，如高血压、糖尿病、代谢综合征、心肌病家族史、用过心脏毒性的药物治疗、酗酒等。

B 期，有结构性心脏疾病，后者容易发展成心力衰竭，但从未有心力衰竭的症状出现，如左心室肥厚或扩大、心瓣膜疾病、陈旧性心肌梗死等。

C 期，有结构性心脏疾病，且曾出现或目前有心力衰竭症状。

D 期，患者已处于休息状态，且有充分的药物治疗，但仍有心力衰竭的症状。

B 期相当于 NYHA Ⅰ 级，C 期相当于 Ⅱ、Ⅲ 级，D 期相当于 Ⅳ 级。

3.急性心肌梗死常并发心力衰竭

为便于指导治疗，Killip 与 Forrester 对之进行分级分型。

(1)Killip 分级法：以临床症状及体征来判定。

Ⅰ级，无心力衰竭征象。

Ⅱ级，轻度到中度心力衰竭，心尖部舒张期奔马律，肺叶 50% 以下有湿啰音。

Ⅲ级，严重心力衰竭，肺叶 50% 以上有湿啰音或出现肺水肿。

Ⅳ级，心源性休克。

此分级不包括急性右心室梗死并发右心力衰竭，并应注意鉴别老年人慢性支气管炎、肺部感染等所引起的肺啰音。

(2)改良 Forrester 分型：根据血流动力学检查结果，有利于指导重症心力衰竭的治疗。

Ⅰ型，PCWP≤18mmHg，心排血指数≥2.2L/(min·m²)，临床无肺充血，无周围组织灌注不足。

Ⅱ型，PCWP＞18mmHg，心排血指数≥2.2L/(min·m²)，临床有肺充血，无周围组织灌注不足。

Ⅲ型，PCWP≤18mmHg，心排血指数＜2.2L/(min·m²)，临床有低血压及周围组织灌注不足，无肺充血。此型根据右心室舒张末压(右心房压)是否升高可分为 A、B 两个亚型。Ⅲ A 型，右心室舒张末压＜5mmHg，为绝对或相对血容量不足。Ⅲ B 型，右心室舒张末压＞10mmHg，为右心室梗死。

Ⅳ型，PCWP＞18mmHg，心排血指数＜2.2L/(min·m²)，临床有肺充血和周围组织灌注不足。

4.对患者运动耐力的评估

6min 步行试验(6-MWT)是根据 6min 步行的距离来评定患者的运动耐力，也可预测患者的预后。Bittner 等提出的方法是在平坦地面上划一 30.5m 直线，两端各置一坐椅作为标志，让患者沿直线按自己体能往返走动，直到 6min 结束时测量其步行距离。步行距离＜300m 为Ⅰ级，300～374.9m 为Ⅱ级，375～449.9m 为Ⅲ级，大于 450m 为Ⅳ级。Ⅳ级者心功能接近正常。若在步行中发生胸痛、气急、面色苍白、出汗、体力透支，即终止试验。SOLVD 试验亚组分析显示，在 8 个月随访期内，Ⅰ级者死亡率为 10.23%，Ⅳ级者为 2.99%(P=0.01)；心力衰竭的住院率，Ⅰ级者为 22.16%，Ⅳ级者为 1.99%(P＜0.001)。

6-MWT 的绝对禁忌证是 1 个月内曾有不稳定型心绞痛或心肌梗死。相对禁忌证为：①静息心率＞120 次/分钟。②收缩压＞180mmHg，舒张压＞100mmHg。③未控制的高血压。

八、预防

(1)必须预防能够损伤心脏的各种高危因素，如高血压、高血脂、糖尿病、风湿活动等。

(2)若心脏受损已经出现，应尽量阻止心肌的继续损害。例如，对心肌梗死或心绞痛患者考虑血运重建和抗血小板治疗；对心瓣膜疾病及先天性心脏病患者考虑手术纠正；对高血压、高血脂、糖尿病患者应严格控制等。

（3）如认为神经内分泌机制已被激活，引起心肌重塑，可考虑使用 ACEI 和（或）β受体阻滞剂。

九、治疗

（一）一般治疗

如患者已经出现心力衰竭症状，则患者的病期已在 ACC/AHA 的 C 级或 NYHA Ⅱ级，应及时治疗。治疗目标不仅是改善症状、提高生活质量，还要增加心排血量，提高 EF，防止肺淤血。必须控制心肌重构，减少患者以后出现住院和死亡的机会。

1. 去除或缓解基本病因

所有心力衰竭患者都应对导致心力衰竭的基本病因进行评价。对原有瓣膜疾病、心功能在 NYHA Ⅱ级以上的患者和主动脉瓣疾患伴晕厥、心绞痛患者各均应给予手术修补或置换瓣膜的机会。对缺血性心脏病伴心绞痛、左心室功能低下，但证实有存活心肌的患者，给予施行冠状动脉血运重建手术的机会。其他如甲状腺功能亢进的治疗、室壁瘤的手术矫正等均有利于改善心功能。

2. 去除诱发因素

应控制感染、治疗心率失常（特别是心房颤动合并快速心室率）、纠正贫血或电解质紊乱、注意是否并发心肌梗死等。

3. 改变不利于心力衰竭的生活方式

戒烟、戒酒，肥胖患者减轻体重，控制高血压、高血脂、糖尿病，注意预防感染等。饮食宜低脂，限制盐的摄入，患者应每日测体重以早期发现液体潴留。

限制盐的摄入事实上是限制钠的摄入，因此食盐（氯化钠）、苏打（碳酸氢钠）和味精（谷氨酸钠）均在限制的范围内。正常成年人每日摄入食盐量一般在 10g（相当于钠 4g）左右。轻度心力衰竭患者应限制在 5g 左右，中度患者应限制在 2.5g 左右，重度患者应限制在 1g。患者可用中号牙膏盖估计，装平一盖约为 1g。以上所指的量包括食物中原来含有的食盐在内。因此，心力衰竭患者的饮食应给予豆浆、米粥、米饭、无碱面、鲜肉、鸡蛋、牛奶等含盐量低的食品。一切含钠和潴留钠的药物都应该限制。在严格限制钠摄入时，一般水分不必严格控制，每日以 1.5～2.0L 为宜，夏季可适当增至 2.0～3.0L。

4. 保持一定程度的活动

我国"慢性收缩性心力衰竭治疗建议"中推荐除重度心力衰竭患者外，心力衰竭患者应每日进行多次步行运动，每次持续 3～5min。心力衰竭患者运动耐量下降的重要原因之一是骨骼肌功能紊乱、有氧代谢减少、无氧代谢增加，导致细胞内酸中毒、细胞凋亡和纤维蛋白类型改变。运动训练可以提高患者骨骼肌的有氧代谢，改善其功能和组织学状况，降低血浆 TNF-α 和血清 TNF 受体水平，降低血清去甲肾上腺素和 IL-6 水平，增加 LVEF。

5. 停用某些药物

（1）抗心律失常药：大多具有心脏抑制作用和致心律失常作用。只有胺碘酮、多非利特不影响心力衰竭患者的存活率。

（2）钙通道阻滞剂：除氨氯地平外，均能使心力衰竭患者出现血压降低、心功能降低和心力衰竭加重。

(3)非甾体抗炎药：能使心力衰竭患者心、肾功能减退，利尿剂和 ACEI 的疗效降低，特别在肾灌注不良患者，因该类药物能阻滞前列腺素的合成，而后者是一种内源性血管扩张剂。当肾灌注不良时，前列腺素能支持肾小球滤过率，对利尿剂的利钠和 ACEI 的扩血管都能起到一定作用。阿司匹林由于对前列腺素合成的干扰，影响 ACEI 对心力衰竭患者血流动力学和生存率的改善，因此有主张心力衰竭患者需要血小板抑制药时改用氯吡格雷。

(4)细胞因子拮抗剂：如英夫利昔单抗、依那西普等药物具有拮抗 TNF 的作用，临床用于类风湿关节炎、克罗恩病等慢性炎症，对慢性心力衰竭患者会使心力衰竭加重。

(5)内皮素拮抗剂：如波生坦，具有干扰内皮素与其受体的作用，用于肺动脉高压征有效，但长期应用使心力衰竭加重。

(6)正性肌力药物：如多巴酚丁胺、米力农等，短期使用对血流动力学能明显改善；长期使用好处不明显，且有增加心律失常与死亡率的危险，故不宜长用。

6.调节心脏的代谢

调节心脏的代谢有可能减缓心力衰竭的进展、改善心脏功能。如曲美他嗪，其作用机制是经过选择性抑制长链 3-KAT 以抑制脂肪酸氧化，使代谢转向更为高效的葡萄糖氧化，生成更多的 ATP。其剂量为 20μg，每日 3 次。又如 L-卡尼汀，其作用是使缺氧时堆积在心肌细胞内的长链脂酰辅酶 A 进入线粒体内，减少其对腺嘌呤核苷酸转位酶的抑制，使心脏从以无氧酵解为主回到以脂肪酸氧化为主，改善心肌细胞的能量代谢。其剂量为 1~3g，静脉滴注或缓慢静脉注射，每日 2 次。

(二)慢性收缩性心力衰竭的治疗

慢性收缩性心力衰竭的治疗除进行心力衰竭的常规治疗外，很多患者尚需加用药物或其他辅助心室的器械治疗。

1.利尿剂

凡是心力衰竭患者，如有或曾有体液潴留，可考虑长期给予利尿剂。它能增加尿钠排泄，减轻液体潴留，给药数小时到数日后即可降低肺静脉压和减轻肺淤血、腹水、外部水肿、体重，继续使用能改善心功能和运动耐量。利尿剂应从小剂量开始渐渐增加，一旦病情控制、肺啰音消失、水肿消退、体重稳定，即以最小有效长期维持，并按液体潴留情况随时调整，使患者的钠平衡得到维持，保持干重，防止体液容量负荷过重。如剂量不足，体内即有液体潴留，会降低机体对其他治疗心力衰竭药物的效果，并有增加β受体阻滞剂负性肌力作用的危险。如用量过度会导致倦怠、无力、血容量不足、低血压、低血钾、低血镁，并增加其他能引起肾功能不全药物的危险。因此，必须经常检查血电解质、血压与肾功能，如有低血压、氮质血症而无液体潴留，可能为血容量不足；如低血压、氮质血症伴液体潴留，可能为心力衰竭加重，须行相应的治疗措施。利尿剂的作用是在肾小管特定部位抑制对钠、氯的重吸收。目前临床上用的利尿剂有噻嗪类(如氢氯噻嗪)、美托拉宗(甲苯喹唑酮)、袢利尿剂类(如呋塞米)和保钾利尿剂类(如螺内酯、阿米洛利)等。噻嗪类利尿剂和美托拉宗作用点以远曲小管为主，袢利尿剂的作用点以髓袢为主，保钾利尿剂的作用点以肾皮质的集合管为主。噻嗪类利尿剂在肾小球滤过率低于 30～40mL/min 时一般无效，故对重度心力衰竭患者无效。美托拉宗在 20～30mL/min 时尚有效。袢利尿剂可使滤过钠的排泄增加 20%～25%，且增加对水的清除，在肾功能损害较重时亦有作用。噻嗪类利尿剂只能使滤过钠排泄增加 5%～10%，因此只适用于肾功能正常的心力衰竭患者，而袢利尿剂可用于肾功能不佳、需要显著利尿的重症心力衰竭者。静脉注射袢利尿剂的作用较口服强，如再加用其他类利尿剂作用可再增强效果。保钾利尿剂阿米洛利和氨苯蝶啶作用于肾远曲小管和集合管，在该处阻滞 Na^+-K^+、Na^+-H^+ 交换，促使肾脏利钠保钾。螺内酯竞争性地抑制醛固酮，因此同样地抑制 Na^+-K^+、Na^+-H^+ 在远曲小管和集合管的交换，促使肾脏利钠保钾。单独使用保钾利尿剂的利尿作用不强，如与袢利尿剂和(或)噻嗪类同用，则由于作用不在同一部位，效果可以相互增强，而且可以减少出现高血钾或低血钾的机会。保钾利尿剂不应使用于血清 $[K^+] > 5mmol/L$、肾衰竭或有低血钠的患者。

利尿剂的不良作用主要为：①电解质失衡。低钾、低镁可引起严重的心律紊乱，在同时服用洋地黄类药物时更危险。此外，低钠、低氯、碱中毒时亦可出现低钾。②利尿剂对心力衰竭患者能进一步激活神经内分泌系统，促使心室重构更进展。③低血压、氮质血症和血容量不足。④对尿酸排泄与糖耐量不利。⑤个别患者可以出现皮疹、血小板减少、粒细胞减少。呋塞米可以引起耳聋。⑥保钾利尿剂可以引起高血钾和高血镁。螺内酯还可引起男性患者阳痿和乳房发育。

2. ACEI

因为利尿剂不能阻止心室重构的进行，而促使心室重构的 RAAS 在心力衰竭发展过程中很早就被激活，因此当利尿剂使患者的液体潴留得到解除后就应及时使用 ACEI 与β受体阻滞剂。通过大规模临床试验发现，ACEI 不但能改善患者的临床症状、增加心排血量、降低 PCWP，还能减少住院与死亡危险的 20%～30%。疗效出现于用药数周或数月后。因此，心力衰竭患者即使无症状，都应长期使用 ACEI，除非有禁忌证或无法耐受。

ACEI 对心力衰竭的作用主要通过下列途径：①抑制 RAAS：ACEI 能抑制使 Ang I 转化为 Ang II 的转化酶活性，限制血管紧张素 II 引起的血管收缩，改善对重要器官的灌注，减少心脏后负荷，增加心排血量。②干扰 RAAS，减少醛固酮分泌，减少钠的潴留和钾的排出。③作用于激肽酶 II，抑制缓激肽的降价，增加缓激肽活性及其所介导的前列腺素和氧化氮的生成，使血管扩张。但由于缓激肽活性的增加，也可以引起咳嗽。④抑制交感神经的兴奋性和毒性以及抑制 RAAS 都能改善心室与血管的重构。

ACEI 的使用必须从极小剂量开始，如能耐受，3～7d 后可将剂量翻倍。如能渐渐增加到大规模临床试验时所用量，则效果更能保证。但在实际临床诊治中，药量应个体化，并须定期监测肾功能与血清钾。

ACEI 重要的副作用有血压降低、肾功能恶化与钾潴留。如患者出现血压降低或肾功能减退，可调整利尿剂、降压药或其他扩血管药的剂量，或改变服药时间，以避开几种降压药的峰作用时间。应尽量维持使用 ACEI，待心力衰竭稳定后再加用β受体阻滞剂。血压降低易发生在血压已有降低、血容量不足、肾前氮质血症(特别是由利尿所致)和低钠血症的患者，也常见于递增剂量的最初数日。因此，在增加剂量后的数日或至少在 2 周内要查询患者有无血压降低、肾功能减退及血钾情况。

对 ACEI 曾有致命性不良反应的患者，如血管神经性水肿、无尿性肾衰竭或妊娠妇女，绝对禁用 ACEI。以下情况需慎用：①双侧肾动脉狭窄。②血肌酐水平升高，>225.2μmol/L（3mg/dL）。③高血钾，>5.5mmol/L。④低血压，收缩压<80mmHg。⑤咳嗽无法耐受。⑥有胶原血管病。⑦同时在用螺内酯。ACEI 突然停止会使临床情况恶化，故除致命性并发症(如血管神经性水肿)外，应避免突然停药。

3. 血管紧张素 II 受体（AT_1）拮抗剂（ARB）

ARB 是一种作用于 AT_1 的药物，比 ACEI 能更完全地阻断 Ang II 的作用。ARB 对心力衰竭患者血流动力学的效应，以及改善运动耐力、心功能和心力衰竭症状等方面与 ACEI 相仿。因根据现有临床研究,ARB 长期治疗后降低心力衰竭死亡率和病残率的作用尚不比 ACEI 优越，而且缺乏通过缓激肽所引起的作用，故一般对心力衰竭患者先用 ACEI，如有咳嗽、血管神经性水肿等不良反应或效果不满意时则可改用 ARB。

4. 醛固酮拮抗剂

过去认为醛固酮仅引起钠潴留和钾、镁的丢失。现在发现它还促使儿茶酚胺释放、血管内皮功能失调，增加纤溶酶原激活剂抑制物对纤溶的抑制，促使心肌和周围血管纤维化。醛固酮拮抗剂螺内酯不仅能帮助心力衰竭患者保钾、保镁、利尿，还可以减少心肌纤维化和心室重构，有助于控制高血压、改善血管顺应性。大规模临床试验证实它能降低心力衰竭患者的住院率和死亡率。因此，对 NYHA III ～ IV 级，特别是心肌梗死后左心室收缩功能减退（LVEF≤40%)的患者，在使用 ACEI/ARB 与 β 受体阻滞剂外，除非有高血钾或肾功能减退，应尽早使用螺内酯。螺内酯用于抑制心血管重构的剂量为 12.5～25mg，每日 1～2 次；用于利尿的剂量为 12.5～25mg，每日 3 次。为避免出现血钾过高，在用药前应先检查肾小球滤过率，并经常测定血钾。在已用固定量 ACEI 与 β 受体阻滞剂的情况下，如血清肌酐≤221μmol/L(2.5mg/dL，男性)或≤176.8μmol/L(2.0mg/dL，女性)，血清[K^+]≤5mmol/L，而肾小球滤过率≥60mL/min，可用螺内酯 25mg/d。并在用药后 1 周、1 个月及以后 3～6 个月监测血清钾。如肾小球滤过率为 30～60mmol/min，应在更短期限内监测血钾。如肾小球滤过率<30mmol/min 或基础血钾>5mmol/L，则不宜用醛固酮拮抗剂。如患者需要排钾，可用噻嗪类或袢利尿剂。高血钾易见于老年、慢性肾病、肾小球滤过率低、糖尿病，以及同时使用 ACEI、非甾体抗炎药、β 受体阻滞剂、环孢素、他克莫司、保钾利尿剂和补充钾盐的患者。螺内酯的另一个不良反应是无选择性地影响其他类固酮受体，引起男性乳房发育、阳痿，或女性月经周期紊乱、乳房胀痛等。依普利酮是另一种醛固酮拮抗剂，它选择性地作用于醛固酮受体，因此不会引起上述不良反应，其剂量为 25～50mg/d。

5. β 受体阻滞剂

心力衰竭时心排血量的减少使肾上腺素能 $α_1$、$β_1$、$β_2$ 受体，特别是继受体长期过度激活，致心脏受到进一步损害。持续使用 β 受体阻滞剂能减轻心力衰竭症状，提高运动耐量，缩小已扩大的心脏，增加 EF，减少心律失常的发生。据统计，ACEI 能减少心力衰竭患者住院率和死亡率的 20%～30%，加用 β 受体阻滞剂后能再减少主要临床事件 30%～40%。因此，虽然 β 受体阻滞剂有负性肌力作用，却有益于心力衰竭的恢复。β 受体阻滞剂有许多种类，各具特性，在大规模临床试验中证实最能改善患者生存率者为美托洛尔缓释片、比索洛尔与卡维地洛三种。

由于交感神经的激活在心脏受到初始损伤后很早就开始，因此当心脏受损患者的 EF 有减损时，虽无心力衰竭现象，也可使用β受体阻滞剂。但由于该药的负性肌力作用，对于已有液体潴留的心力衰竭患者应在潴留消除、病情稳定，并在利尿剂、ACEI 已经使用且剂量已调整到最适宜的情况下再起用。从小剂量开始，密切观察体重、心率、血压与心力衰竭症状。如无不良反应，每 2 周可以加量。如用药后体重增加、液体潴留、气急增加，可追加利尿剂剂量，或减少β受体阻滞剂剂量。如有血压降低，可减少其他可使血压降低的药物，或减少β受体阻滞剂剂量，有时可将两种药的服用时间分开，以免作用的高峰时间相遇。务求β受体阻滞剂能缓慢不断地向最大耐受量递增，并长期使用。其疗效将在用药后数周到数月才显示。如必须中途停药，最好先减半量后再渐渐递减，不宜突然停药。在使用过程中如患者感到乏力、头晕，轻者不必治疗，重者减少利尿剂或改用其他有效的β受体阻滞剂。如出现心动过缓，心室率＜60 次/分钟或出现Ⅱ度及以上房室传导阻滞时应停药，必要时也可植入起搏器以维持β受体阻滞剂继续使用。如心功能进一步代偿失调，在增加利尿剂剂量外，缓撤β受体阻滞剂，并可加用米力农或多巴酚丁胺。

β受体阻滞剂的禁忌证为：①支气管痉挛性疾病。②心动过缓，心率＜60 次/分钟，Ⅱ度及以上房室传导阻滞。③急性心力衰竭。④NYHAⅣ级患者大多不宜用β受体阻滞剂。

6.洋地黄类药物

被用于治疗心力衰竭已 200 余年，几十年来认为其疗效来自药物的正性肌力作用，由洋地黄抑制心肌细胞上的 Na^+-K^+-ATP 酶，使细胞内 Na^+增高，促使 Ca^{2+}-Na^+交换，于是心肌细胞内 Ca^{2+}增加，心肌收缩力增强。近来发现它还抑制迷走神经传入神经的 Na^+-K^+-ATP 酶，提高颈动脉窦和心脏压力感受器的敏感性，转而使中枢神经系统下达的交感兴奋性和循环中的正肾上腺素浓度减少。此外，它通过抑制肾脏的 Na^+-K^+-ATP 酶，减少肾小管对钠的重吸收，增加钠向肾远曲小管的释放，并使肾素分泌减少，因此它也起到减轻神经内分泌系统激活的作用。治疗量的洋地黄降低窦房结和心房的自律性，提高交界区和浦肯野纤维的自律性，减慢房室交界区的传导速度，缩短心房和浦肯野纤维的有效不应期。中毒量洋地黄能抑制传导系统，也能使心脏不同组织的自主起搏增多，后者在血钾过低时更易出现。对心肌细胞传导性的抑制常间接通过迷走神经所致，自主起搏增多系晚期后除极所引起的触发活动，主要为细胞内 Ca^{2+}过多所致。

洋地黄有很多制剂，目前最常用的是地高辛。对轻到中度心力衰竭患者，用药 1～3 个月后可以减轻症状、提高生活质量和运动耐受性、改善 EF。对于长期应用是否能减少死亡率目前尚无定论，因此常认为地高辛只对减轻症状有效，仅用于慢性心力衰竭有 EF 减低，经过利尿剂和 ACEI 治疗仍有症状的患者，以减轻症状。其实地高辛对症状严重和收缩功能较差的患者常较有效，可以对这类患者在应用β受体阻滞剂前先用地高辛，待改善病情后再加β受体阻滞剂，更容易奏效。对伴有快速心率的心房颤动或阵发性室上速的心力衰竭患者，地高辛应作为首选药物。对于无症状的左心室功能减退患者，目前并不主张用地高辛。

地高辛的剂量一般为 0.125～0.25mg/d，在消瘦、老年(＞70 岁)或肾功能不良[血清肌酐＞132.6μmol/L（1.5mg/dL）〕的患者剂量应减少。如欲控制心房颤动的心室率，剂量可能需要大些。用放射免疫法可测定血清地高辛浓度，但地高辛的疗效与血药浓度不成正比，地高辛浓度也不需常规测定。对于肾功能不佳或联用其他有相互作用的药物时，应在开始后的7～10d测定，一般浓度在0.5～1ng/mL较为适宜。＜0.5ng/mL表示地高辛的治疗量不足。地高辛的不良反应主要表现为心律失常、消化道症状和神经系统症状。这些症状出现时血清地高辛浓度常＞2ng/mL，但症状也可发生在浓度较低，尤其是伴有低钾血症、低镁血症、高钙血症，以及有缺氧、老龄、体重轻、肾功能差等情况时。大环内酯类抗生素、胺碘酮、伊曲康唑、环孢素、维拉帕米、奎尼丁、螺内酯、普罗帕酮、氟卡尼等药物都可增加血清地高辛浓度，增加其中毒机会，联合应用时应将地高辛的剂量减半，质子泵抑制剂和一些抗生素能增加消化道对地高辛的吸收，临床应用时应予以注意。

洋地黄中毒的表现与处理：

（1）心血管方面：如患者在使用洋地黄过程中出现窦性静止、窦房传导阻滞和房室传导阻滞，心率突然转慢或转快，心律突然变为不规则或规则，出现加速性交界性节律、房速或室速，伴有频发交界性逸搏或室性期前收缩的心房颤动，伴有房室传导阻滞的异位心律，多源性室性期前收缩呈二联律及双向性或双重性室速，均提示有出现洋地黄中毒的可能。

如出现心律失常同时又有低血钾，应立即补钾，并停用排钾利尿剂。如钾盐无效，血钾正常，可用苯妥英钠或利多卡因静脉注射。超速起搏亦有效。但禁用电复律，以防室性心律失常恶化。对Ⅱ度及以上窦房或房室传导阻滞，可用阿托品静脉注射。如心室率过慢，则可用临时心室起搏。异丙肾上腺素在洋地黄中毒时易诱发室性心律失常，不宜应用。洋地黄特异性抗体地高辛Fab抗体片段能迅速逆转洋地黄所起的作用，38mg（1vial）洋地黄特异性抗体能中和0.5mg地高辛。其指征为有生命危险的心律失常如反复出现室性心动过速（简称室速）、心室颤动（简称室颤）等，效果良好。由于该抗体的半衰期较地高辛为短，因此在用药24～48h后血地高辛浓度可以再度增加，毒性症状又反复出现，须及时将抗体补足。

（2）消化道症状如食欲不振、恶心、呕吐，神经系统和视觉症状如眩晕、定向障碍、意识错乱、视觉障碍、黄视等，亦提示洋地黄中毒可能。在停药后均能自动缓解，不需特殊用药。

7. 扩血管药物

能扩张小静脉的药物主要有硝酸酯类、BNP、ACEI、ARB；能扩张小动脉的药物有双肼屈嗪、钙通道阻滞剂、硝酸酯类、BNP、α_1受体阻滞剂、ACEI、ARB。使用扩血管药物的目的为降低周围血管阻力，减少心脏前（后）负荷，减少室壁张力与氧需。从实际使用效果看，硝酸酯类对高血压伴功能性二尖瓣关闭不全、肺动脉高压和阵发性夜间气喘的患者均能减轻症状，且能增加运动耐量，但远期效果并不理想。剂量为硝酸异山梨酯10～20mg，每日3～4次，或长效单硝酸异山梨酯（异乐定）50mg，每日1次。联合应用硝酸酯类与双肼屈嗪25～100mg，每日3次，可降低死亡率，但效果仍较ACEI为差，且两者单独使用均不能改善心力衰竭患者的死亡率，因此目前并不常规使用于慢性心力衰竭，主要用于不能耐受ACEI类药物的患者。对急性心力衰竭，则硝酸酯类能起重要作用，但对于那些依赖左心室充盈压升高以维持心排血量的阻塞性心瓣膜病或左心室流出道梗阻的患者不宜应用。α_1受体阻滞剂治疗心力衰竭的效果不定，钙通道阻滞剂治疗心力衰竭的效果不佳。ACEI 效果最好，可能还与许多其他作用有关。

8. 正性肌力药物

（1）cAMP 依赖性正性肌力药：主要是肾上腺能受体兴奋剂多巴胺、多巴酚丁胺，以及磷酸二酯酶抑制剂氨力农、米力农。这些药物不能改变心力衰竭的死亡率，而是使心肌内 cAMP 浓度增加，细胞内 Ca^{2+} 浓度亦增加。它可增加心肌收缩力，扩张周围血管，但也可能加重心肌缺氧，降低冠状动脉灌注压，加速心率，容易触发室性心律失常。其应用指征为：①各种原因引起的急性心力衰竭，如心脏手术后心肌抑制所致的急性心力衰竭等。②慢性心力衰竭患者病情变化，对利尿剂、地高辛和血管扩张剂联合治疗无效时可短期应用，有助于病情的稳定和争取下一步治疗的机会。③对心力衰竭患者不主张长期使用 cAMP 依赖性正性肌力药物，这会增加死亡率。只有在心力衰竭非常严重并危及生命时才应用。

（2）对钙增敏的正性肌力药：左西孟旦是一种钙增敏剂，能增加肌原纤维对 Ca^{2+} 的敏感性，从而发挥其正性肌力作用。它能开放 ATP 敏感的 K^+ 通道，使血管扩张。因为它的正性肌力作用并不牵涉到β受体，因此它的血流动力学作用不会被β受体阻滞剂所减弱。它对严重低心排血量心力衰竭患者较多巴酚丁胺更能改善血流动力学，用药后 6 个月的死亡率较多巴酚丁胺为低。与安慰剂比，静脉滴注左西孟旦 $0.05\sim0.6\mu g/(kg\cdot min)$ 能使每搏量增加 28%，心排血指数增加 39%，降低 PCWP、右心房压与肺动脉压。其改善程度为剂量依赖性。

9. 心脏再同步治疗（CRT）

心脏失同步化是指心脏在收缩时丧失了房室间、左右心室间甚至左心室局部之间的协调运动，从而减弱了心室收缩功能，造成二尖瓣反流，减少左心室充盈，增加前负荷，降低心排血量。

CRT 是在传统右心房、右心室双心腔起搏基础上增加左心室起搏，以恢复房室、室间和室内运动的同步性。设定适当的房室间期可实现房室的同步运动，减少二尖瓣反流，延长左心室充盈时间，恢复心房收缩对左心室充盈的帮助。设定适当的室间间期，纠正左、右心室收缩的时差，从而避免室间隔矛盾运动，增加心排血量。此外，CRT 通过刺激左心室较晚激动部位的心肌，可使左心室心肌同步收缩，协调地向心运动以提高心脏的排血效率，同时改善左心室舒张。长期应用还可改善神经激素环境、逆转心室重构。

目前结合我国情况，我国 CRT 治疗的 I 类适应证为同时满足以下条件者：①缺血性或非缺血性心肌病。②充分抗心力衰竭药物治疗后，心功能仍能在 III 级或不必卧床的 IV 级。③窦性心律。④LVEF≤35%。⑤LVEDD≥55mm。⑥QRS 时限≥120ms 伴有心脏运动不同步。II a 类适应证为：①充分药物治疗后心功能好转至 II 级，并符合 I 类适应证其他条件。②慢性心房颤动，又符合 I 类适应证其他条件者可行 CRT 治疗，部分患者可结合房室结射频消融以保证有效夺获双心室。

10. 抗凝剂

对有心房颤动或有过栓塞史的患者应抗凝，对急性心肌梗死后有心室血栓形成的患者应抗凝。心力衰竭患者因有肝充血、吸收不良，用药又多，抗凝难控制，但有心室血栓者，偏向抗凝治疗药物选用华法林，并监测 INR。

11.慢性收缩性心力衰竭的治疗原则

治疗慢性心力衰竭的众多药物和方法必须针对不同患者的不同病期和病理生理状态作个别处理。一般可根据 NYHA 分类或 ACC/AHA 分期来设计治疗方案。如药物或 CRT 无效，而病情严重者，可考虑心脏移植与心室辅助装置。

(三)难治性心力衰竭的治疗

慢性心力衰竭经过利尿、ACEI、β受体阻滞剂、扩血管药物、正性肌力药物的应用后一部分患者改善了症状，延长了寿命。还有一部分患者随着年龄增长和心脏疾患的反复，心功能渐渐减退，有的更难治疗，大致有以下几种形式。

1.顽固性水肿

顽固性水肿患者口服利尿剂失效，水肿无法控制，体重明显上升，此时应深入找寻诱因，尽量治疗基础病变，不宜再用 ACEI 或β受体阻滞剂，并可考虑下列问题：①是否饮食不按医嘱？②有无同时服用非甾体抗炎药？如是，应立即停止。③是否合并其他疾病，如肾衰竭、肺炎、心律失常？④是否右心力衰竭加重、肠系膜充血而影响利尿剂吸收？是否左心力衰竭加重、肾血流量减少而影响利尿剂在肾脏作用部位的释放？需要增加利尿剂剂量？如口服利尿剂难吸收，静脉注射呋塞米可使其高浓度进入循环，可能起效。⑤试再加作用于肾小管其他部位的药物，如美托拉宗可能有效。如因此引起大量利尿，要注意低血钾和低血镁。⑥是否因为某些扩血管药物(如 ACEI 等)降低肾脏灌注，从而降低利尿剂的效果？如是，应停止。⑦如再无效，可加用能够增加肾血流量的药物如多巴胺或再加多巴酚丁胺可能有效。⑧静脉注射 BNP 可能有效。目前供治疗用的 BMP 为重组人类 BNP(奈西立肽)。⑨用血液透析、腹膜透析方法可能有效。⑩如液体潴留得改善，在出院以前一定要做到干重。

2.低钠血症

低钠血症是指血清钠浓度<135mmol/L，可因机体缺钠引起，也可因血清钠浓度被细胞外液体稀释所致。在严重的晚期慢性心力衰竭患者，常以后者为多见。

(1)稀释性低钠血症：其原因多与慢性心力衰竭的肾血流动力学改变、神经体液因素改变、多用利尿剂或严格限制钠盐而未限制摄水有关。有许多慢性心力衰竭患者的 AVP 与 BNP 分泌增多。AVP 有抗利尿作用，它通过拮抗肾脏 V_2 受体，抑制水分排泄，并改变尿素与钠在肾脏的再吸收，使大量水分潴留在体内，稀释血液。BNP 又有排钠作用。两者一起更促进血钠浓度降低。长期使用利尿剂，特别是保钾利尿剂和袢利尿剂，使血压降低、血钠降低、肾血流量降低、血浆渗透压降低，而血尿素则常升高。以上这些都是心力衰竭患者出现低血钠的重要原因。据统计，慢性心力衰竭伴有低钠血症者，3 年死亡率较慢性心力衰竭血钠正常者高 1 倍以上。临床上这类患者血容量增多、静脉充盈、全身水肿甚至脑水肿、血液稀释、血细胞比容降低。

对稀释性低钠血症患者的治疗首先要限制进水，在必须使用利尿剂的时候更要限水。对袢利尿剂和保钾利尿剂的使用要非常慎重。ACEI 能减低肾小球滤过率，有可能引起血尿素升高，使用时剂量要小。如出现脑水肿、抽搐，可用 20%甘露醇静脉滴注再加静脉注射呋塞米脱水。有建议在短期内使用地塞米松或乙酰唑胺，数日后再应用袢利尿剂，但疗效不肯定。

目前试用的托伐普坦是一种口服的非肽类 V_2 受体拮抗剂。托伐普坦和 V_2 受体结合后能减少肾血管阻力，使肾血流量增加、肾小球滤过率增加，排出大量稀释尿。Gheorghiade 等对有体液容量过多的心力衰竭患者，将托伐普坦 30～90mg/d 加入原来的标准心力衰竭治疗方案(包括利尿剂在内)或单独使用后，发现其能增加排水、减轻体重、提高血钠水平，60d 后对血压、心率、电解质(包括血钾)平衡或肾功能均无不良影响。对失代偿的心力衰竭患者和明显水肿、低血钠患者更有益。目前对托伐普坦效果的最后评估尚有待大规模临床试验证实。

(2)缺钠性低钠血症：即低钠血症完全由机体缺钠引起。患者有限钠和反复利尿的病史，表现为脱水、体重减轻、血容量减少、静脉塌陷、血压降低、尿比重高、血液浓缩、血细胞比容增加。

对于轻症缺钠性低钠血症患者应暂停利尿，在饮食中适量加盐。对病情严重者，静脉给予生理盐水，少量多次补充，但须缓慢滴入，以免加重心力衰竭。

3.心排血量减少伴全身组织灌注不足

难治性心力衰竭患者可以不出现肺或全身淤血和水肿，但有明显乏力、气短、运动受限、四肢厥冷、尿少、氮质血症，甚至低血压、神志模糊。此时血流动力学已不稳定，由于灌注不足，极易引起终末器官功能衰竭、休克或死亡。治疗目标应针对心脏功能和器官灌注的改善以及全身血流动力学的维持。

(1)使用正性肌力药物改善心肌收缩，需要时再用加压药支持全身系统的血压。正性肌力药物能刺激心脏收缩，增加心排血量，也同时扩张周围血管，使 PCWP 降低，增加对周围器官的灌注。这些药物包括增加心肌内合成 cAMP 的多巴酚丁胺等，减少心肌内 cAMP 降解的米力农等，以及增加肌原纤维对 Ca^{2+} 敏感性的左西孟旦。米力农和多巴酚丁胺相比，米力农的扩血管作用较强，持续时间较长，如有不良作用则持续时间亦较长，出现耐药性较少，但引起低血压的机会较多。因为两药作用的部位不一样，联用两药对某些非缺血性心肌病可能特别有用，但要注意两药均能使心率增快、心肌缺血增加，出现心律失常的机会也增加。同样，由于作用部位不一样，慢性心力衰竭长期服用β受体阻滞剂的患者如因代偿失调需用正性肌力药，亦以米力农类为佳。多巴酚丁胺的用法是连续静脉滴注，开始为 2～3μg/(kg·min)，以后可渐渐增加到 2.5～10μg/(kg·min)，最大可达 20μg/(kg·min)。米力农开始时一次 25μg/(kg·min)，10～20min 内静脉注射；继以静脉滴注 0.375～0.75μg/(kg·min)，最大剂量可达 1.13mg/(kg·min)。短期单用或合用两药对难治性心力衰竭有效，长期应用能增加心脏事件(包括死亡)，应予以避免。如 cAMP 依赖性正性肌力药无效，亦可用左西孟旦。

(2)对液体的处理：应将患者维持于干重而不影响周围组织灌注。应同样重视血流动力学测定(PCWP、心排血指数、中心静脉压)和临床观察的结果，相互参考。

(3)CRT。

(4)用升压药支持血压：常用的是多巴胺和去甲肾上腺素。①多巴胺作用于心脏和周围循环中的多巴胺受体亚型 DA_1、DA_2 受体以及 $β_1α_1$ 受体，其综合的血流动力学作用与剂量有关。低剂量[<2μg/(kg·min)]刺激 DA_1、DA_2 受体，扩张肾和内脏血管；中剂量[2～10g/(kg·min)]作用于 $β_1$ 受体，增加心排血量；大剂量[5～20μg/(kg·min)]刺激 $α_1$ 受体，使 PCWP、SVR、血压和心率均增加，但使肾血流量下降。多巴胺有助于同时出现肺淤血和周

围组织灌注不足的患者。对于血压正常而有肺淤血者用小剂量多巴胺可增加肾血流量，单用或与多巴酚丁胺联用可增加呋塞米的利尿效果。大剂量多巴胺对血压降低、周围器官灌注减少患者的血压有支持作用。②去甲肾上腺素在治疗量时能刺激α_1和β_2受体。由于没有DA_1受体的效应，其增加全身血管阻力和血压的程度较多巴胺为强。由于其对全身血管收缩的程度较强，即使在心排血量因β受体刺激而增加时，它仍能使肾血流量减少。因此它只用于休克且对多巴胺无效的患者。剂量一般为$0.02\sim0.04\mu g/(kg\cdot min)$静脉滴注，调节滴速到满意血压水平。维持量为$2\sim44\mu g/min$，极量为$254\mu g/min$。

两种药物均可产生严重的不良作用。刺激α受体过多会引起周围血管收缩，影响到器官的灌注；如局部有药液溢出，则引起组织坏死。刺激β受体过多会引起严重的房性、室性心律紊乱与心肌缺血。刺激DA_1受体过多会引起恶心、呕吐。

（5）机械手术方法和心脏移植：如药物无效，可用主动脉内球囊反搏（IABP）、心室辅助等方法稳定难治性心力衰竭的病情，直至行心脏移植。IABP对急性心肌梗死、急性心肌缺血引起的心源性休克，特别是同时存在室间隔缺损、乳头肌断裂等并发症时，能有效地稳定病情。心室辅助的短期应用对于临床和血流动力学的稳定有较好效果，因此在等待心脏移植的过程中，该治疗方法的死亡机会较对照组减少48%；长期应用则易引起感染、血栓栓塞、出血。如做心脏移植，则1年存活率为80%～90%，5年可达到60%～70%，生活质量亦明显提高。

（四）舒张性心力衰竭和高心排血量心力衰竭的治疗

1. 舒张性心力衰竭（亦称射血分数正常的心力衰竭）

舒张性心力衰竭的治疗需要纠正过度的容量负荷，但此时心脏搏出常很依赖于前负荷，过分的利尿和静脉扩张会使心室充盈不足，引起血压降低。因此，理想的治疗目标是在防止气急与肝大的同时能保持足够的心排血量。血流动力学经治疗得到稳定，充血症状消失后，治疗应针对发病原因如高血压、心动过速、心肌缺血等。β受体阻滞剂、钙通道阻滞剂、ACEI、ARB、醛固酮拮抗剂对舒张功能不全可能有帮助。曾有报道磷酸二酯酶抑制剂依诺昔酮在舒张功能急性减退时能使其改善，但尚有待于进一步证实。

为防止心力衰竭的反复出现，需要特别注意控制血压和心率，维持窦性心律，保持房室顺序传导，保证舒张期充分的容量，限制钠盐，监测体重，调整利尿剂，建立适宜的体力活动方案。

2. 高心排血量心力衰竭

高动力性循环（或称高动力性心脏状态）是指静息状态下心排血指数$>4L/(min\cdot m^2)$。如果患者心脏原来就有病变，极易引起心力衰竭，表现为高心排血量心力衰竭，但心排血量比其未出现心力衰竭时已减低，不再能满足机体代谢的需要。虽然患者心排血量在心力衰竭时仍高于正常人，但因机体常存在动脉向静脉的分流，周围组织对氧供的需求只能依靠增加心排血量才能得到维持。这一类患者虽然有淤血、水肿等心力衰竭症状，但循环常呈血流加快、静脉回流与心脏前负荷过多、脉搏宽大、四肢温暖、血液循环时间不延长等特点。临床上可以引起高心排血量心力衰竭的疾病有贫血、先天性或获得性动静脉瘘、甲状腺功能亢进、维生素B_1缺乏病（脚气病）、妊娠、肝硬化、肺源性心脏病、肾小球肾炎、真性红细胞增多征、极度肥胖、类癌综合征与肢端肥大征等，也偶见于 Paget 病、纤维异常综合征和多发性骨髓瘤等。

治疗方面，以严重贫血所引起的高心排血量心力衰竭为例，其处理应非常及时。治疗成功的关键在于纠正贫血以减轻对高心排血量需要的同时，要防止血容量迅速增加所引起的心力衰竭加重。患者应卧床休息、给氧，然后缓慢静脉滴注红细胞悬液 200～400mL/24h，同时积极利尿，可给呋塞米 40mg 静脉注射，每 8～12h/次。严密观察患者是否有气急与肺啰音加重。如有肺水肿出现，应停止或减慢红细胞输入。因为此类心力衰竭本身已处于血管充分扩张状态，扩血管药物的效果常不明显。对引起贫血的原因应尽快作出诊断，及时纠正。又如脚气病性心脏病为维生素 B_1 缺乏引起，患者呈高动力性循环状态，有水肿、脉压增宽、小动脉与表皮血管扩张、心率增快、心脏有杂音与奔马律、心脏扩大，左、右心室可同时衰竭。严重者心力衰竭呈暴发性出现，可在 48h 内死亡。有时表现为低血压、乳酸性酸中毒、心动过速，在数小时内出现心源性休克与肺水肿。单用洋地黄和利尿剂治疗的效果不佳，应立即给予维生素 B_1 50～100mg，加入 5%葡萄糖注射液 20mL 中静脉注射，以后根据情况每 4h 给予 20～50mg 静脉注射 1 次，至心力衰竭现象消失为止；或每日肌内注射 100mg，连续 7～10d，以后改为口服。洋地黄和利尿剂可以帮助心力衰竭恢复。这类患者有营养不良史与长期饮酒史，常有舌炎、神经炎、血硫胺素浓度降低，血清丙酮酸浓度增加而红细胞转酮酶活性降低，对维生素 B_1 治疗的良好反应有诊断价值。

(五)心肌顿抑和心肌冬眠的治疗

1.心肌顿抑

为引起心功能不全的原因之一。如果发生在冠状动脉病变严重、原有心功能较差的基础上，可导致心力衰竭，增加死亡机会。在缺血区面积较大的不稳定型心绞痛或急性心肌梗死，虽然将缺血已经解除，因为有可能存在顿抑，仍须严密监护，注意对循环的支持和心排血量的恢复。如急性心肌梗死早期溶栓成功后心室仍存在大片无运动区，应尽快判断其原因属心肌顿抑或心肌坏死。重建血运对前者有益，而对后者则无效。急性心肌梗死溶栓后或心脏手术后仍处于心源性休克的患者，如果泵衰竭的原因是以心肌顿抑为主，则其预后较以心肌坏死为主者为佳。

当心肌顿抑已经存在并导致心室功能不全时，应使用药物进行治疗。多巴胺、肾上腺素、异丙肾上腺素等正性肌力药物或增加前负荷、降低后负荷措施均可改善顿抑心肌收缩功能。

心肌顿抑的预防更为重要。在溶栓、血管成形术、心脏手术或心脏移植等情况下，首先是设法减轻心肌缺血的严重程度和持续时间。有效的药物主要是钙通道阻滞剂和自由基清除剂。

2.心肌冬眠

与心肌顿抑的共同点是以可逆性收缩功能障碍为特征，且两者均为缺血所引起。其不同点是：①冬眠心肌在静息时心肌收缩功能的减弱及代谢水平下降是对缺血的一种保护性反应。心肌顿抑是缺血-再灌注损伤的延续。②引起心肌顿抑的缺血时间短(数分钟)，但缺血程度重。冬眠心肌缺血的持续时间较长(数周、数月或数年)。③心肌顿抑功能障碍持续时间较短，在再灌注后数日或数周恢复。冬眠心肌在恢复血供后常需数月后才能从冬眠状态中恢复过来。

临床心肌冬眠现象并不少见。一般认为，慢性无症状性心肌缺血、严重心肌缺血或负荷稍重症状即明显加重者容易发生心肌冬眠。心肌梗死时室壁运动异常区的冠状动脉狭窄≥90%或冠状动脉完全闭塞而远端由侧支循环供血者，存在心肌冬眠的可能性更大。有些不明原因的左心室功能不全或以心力衰竭为突出表现的冠心病患者在CABG、PTCA术后心功能有显著改善，很可能与严重大面积的心肌冬眠或合并心肌顿抑有关。所以，准确评价心肌存活情况对指导治疗和评价预后有重要意义。目前所用的检查方法有：①PET，被视为"金标准"。②磁共振波谱技术（MRS）。③心肌灌注显像。④低剂量多巴酚丁胺超声心动描记术，其阳性预测值平均为87%，阴性预测值平均为84%。

心肌冬眠是心肌氧供和心功能达到相对平衡的一种状态，但这是一种暂时现象。当心肌氧供进一步减少或心肌氧耗进一步增加时，这种平衡可能被打破，冬眠心肌可演变为坏死心肌。因此，应积极改善冠状动脉供血，治疗冬眠心肌，以改善预后。治疗的主要方法有：PCI、CABG及采用基因治疗促进血管再生等各种方法。后一种方法是目前研究的热点。

（六）急性心力衰竭的治疗

急性心力衰竭多见于急性冠状动脉缺血、急性心肌梗死及其并发症（乳头肌、室间隔或心室游离壁破裂）、高血压危象、急性瓣膜病变、心肌炎、心肌病，以及持续性心律失常、急性肺栓塞等。临床上大多呈急性肺水肿、心源性休克或慢性心力衰竭急性失代偿等类型。急性右心力衰竭则多见于大块肺栓塞或右心室梗死。急性肺水肿患者静脉压升高、肺淤血明显，同时交感神经极度兴奋，周围血管强烈收缩，后者又迫使更多血液集中到肺循环内，使肺静脉压更高。当肺毛细血管压升高超过血浆胶体渗透压时，液体即从毛细血管渗漏到肺间质、肺泡甚至气道内，引起肺水肿。患者极度气急、咳嗽、咳粉红色泡沫痰、皮肤湿冷、大汗淋漓、神志烦躁、面色灰白、青紫、肺啰音、心率增快、奔马律；血压可明显升高，亦可降低，甚至休克。胸片呈蝴蝶形大片阴影，由肺门向周围扩展；上肺静脉充盈，肺门血管模糊不清。EF减低，也可能有不减低者，可能为舒张功能衰竭所致。肺水肿亦可由心脏以外原因引起。心源性与非心源性肺水肿的区别在于心源性者有心脏病的征候，如心脏奔马律、心脏扩大、病理性杂音、PCWP升高、血BNP升高等，而非心源性者没有这些特点。心源性休克的患者同时出现肺充血和周围血管收缩，由于心排血量减少，各器官组织的灌注明显不足。患者血压降低，既有肺啰音，又有四肢厥冷，即使患者的缺氧、酸中毒和血容量不足得到纠正，休克仍存在。血BNP水平明显升高。重要的是冠状动脉灌注不足使心排血量进一步降低，形成休克的恶性循环。慢性心力衰竭急性失代偿患者的起因常为治疗心力衰竭药物的停用或使用不利于心力衰竭的药物，以及输液、摄盐、饮酒过多、疲劳、妊娠、心律失常、高原反应、感染、贫血、原来心脏病病情加重等。这些患者多已长期存在神经内分泌与细胞因子的激活，临床上除有肺水肿外，常有心脏扩大、水肿与长期心力衰竭病史，而纯属急性心力衰竭者常无心脏扩大和水肿。

急性心力衰竭患者的众多症状曾被传统地分为湿、干、冷、温四类。水肿、肺啰音、颈静脉扩张等液体潴留症候被称为"湿"，反之则称为"干"。心排血量不足，血管阻力增加，组织灌注差，四肢冷，被称为"冷"，反之则称为"温"。温湿者大多有肺水肿、左心室充盈压增高，宜用利尿剂与扩血管药使左心室充盈压降低。湿冷者宜使用扩血管药与正性肌力药以增加心排血量。干冷者宜用导管判断其原因系属血容量不足或右心室功能减退。干温者应探讨是否确系心力衰竭。

如用漂浮导管测量血流动力学，则干温者近似 Farrester I 型，温湿者近似 II 型，干冷者近似 III 型，湿冷者可能出现 IV 型。但临床观察与导管测值亦常有分离现象，故对两方面结果应综合考虑。

1. 急性肺水肿的治疗

患者取坐位或半卧位，双腿下垂，以减少下肢静脉回流。

(1) 保持足够的 PaO_2。①高流量氧气吸入，监测血氧，PaO_2 应＞60mmHg，SaO_2 应＞95%，如无效时可用面罩给氧。②如气管内有大量分泌物无法控制，造成严重缺氧、呼吸性酸中毒与极度气急，可考虑气管插管吸痰，必要时再加呼气末正压通气(PEEP)或持续气道正压通气(CPAP)。但是，呼吸道正压在增加胸腔内压力的同时减少血液流向肺循环，能导致心排血量减少，应予以注意。

(2) 减低肺静脉压，利尿，缓解肺水肿，由于周围血管收缩对肺水肿形成的重要性，应使用下列药物扩张周围血管，降低肺静脉压力。①吗啡：能有效对抗交感神经收缩周围血管的作用，且使血液移入内脏循环，很快降低肺循环内压力，并减少由化学感受器传递的通气反射，减少气急、呼吸作功和氧需。剂量为 3～5mg 静脉注射。②袢利尿剂：因其能使肾脏释放前列腺素，扩张周围动、静脉，而其他利尿剂无此作用，故它比其他利尿剂更能增加肺水肿患者的排尿量，甚至在利尿前即能使病情好转。剂量为呋塞米 40mg 静脉注射。③直接扩血管药：硝酸甘油与硝普钠通过对血管平滑肌细胞内裂解环化酶(guanylale cyclase)的刺激，对动脉阻力血管与静脉容量血管都起扩张作用，从而降低肺血流量和肺静脉压。硝酸甘油可静脉滴注或舌下含化，对缺血性心脏病患者更有益。如确定收缩压≥100mmHg，可首剂 0.3mg 舌下含化，5min 后复查血压，如收缩压≤90mmgHg 应停止给药。否则可再给 0.3～0.6mg，5min 后再测血压。如无效可用硝酸甘油静脉滴注，剂量为 10～20μg/(kg·min)，从小剂量开始逐渐增加，以达到所需要的血流动力学或临床目标，大于 48h 后会出现耐药性。如无效，可用硝普钠。硝普钠对动脉阻力血管的作用较大，对严重高血压或瓣膜反流引起的急性肺水肿更适宜，但容易使血压降低。长期应用会引起氰化物和硫氰酸盐中毒。硝普钠剂量为 0.3μg/(kg·min)静脉滴注，从小剂量开始，逐渐增加，每 5～10min 增加剂量，最大剂量 300μg/min。一般认为用扩血管药后，收缩压较用药前平均降低 10mmHg 较为合适，在收缩压降到 90～100mmHg 时应及时减量。④BNP：主要在心室容量和压力负荷增加时由心室肌合成和分泌，具有扩张动脉、静脉和冠状血管的作用，有利钠、抑制交感神经和 RAAS 的作用，还能抑制平滑肌细胞的增生。静脉注射重组人类脑利钠尿肽(奈西立肽)对于心力衰竭患者可以增加心排血量，降低 PCWP，增加肾小球滤过率和抑制肾髓质集合管的重吸收。奈西立肽用量为 2μg/kg 静脉注射，继以 0.01～0.03μg/(kg·min)静脉滴注。VMAC 试验对 500 例 NYHAIV 级心力衰竭患者随机用硝酸甘油 29～56μg/min 或奈西立肽 0.015μg/(kg·min)静脉滴注 24h 作比较，结果奈西立肽组患者气急和 PCWP 的减少出现得更早、更持久。Bungen 将奈西立肽 0.015～0.03μg/(kg·min)和多巴酚丁胺≥5μg/(kg·min)静脉滴注作比较，前者出现心律失常机会和 6 个月的死亡率均较后者为低。

急性失代偿性心力衰竭患者伴有严重容量负荷过多者，应及早使用奈西立肽，而对血压降低、周围组织灌注不足者不宜使用；介于两者之间，但对标准治疗（包括利尿剂、硝酸酯）反应不够快者，可加入原来的标准治疗一起应用，使症状和血流动力学变化得到进一步改善。最常见的不良反应是血压降低。对肾功能有无不良反应尚在深入研究。该类药物除奈西立肽外，尚有卡培立肽与乌拉立肽，具有同样作用，目前正在进行研究中。

处理急性肺水肿时要注意以下几个问题：①在某些通气-灌注有异常的患者可能会出现 PaO_2 下降。②如果肺淤血主要因心脏舒张功能不全而非液体积滞过多所致，则过多地利尿和扩血管会使血压降低。③异常血流动力学的纠正常较肺内过多水分的清除为早，也先于肺积水体征或 X 线片征象的消失。因此，如只根据肺部体征来决定利尿剂用量，会造成利尿过度，引起患者血管内容量过低。④急性肺水肿患者血容量不一定增多，大量利尿注意血容量不足。

（3）正性肌力药物：正性肌力药物包括多巴酚丁胺、米力农、左西孟旦和洋地黄类等，主要用于心排血量低的急性肺水肿患者。

（4）对难以控制的急性肺水肿患者可用漂浮导管检查，帮助了解血流动力学失常情况，以指导用药。可参考 Forrester 分类。

（5）对急性心肌梗死、急性二尖瓣反流或急性室间隔穿孔引起的血流动力学失常，用 IABP 可增加舒张期冠状动脉血流灌注，同时减低心脏后负荷；反指征为主动脉瓣反流、主动脉夹层动脉瘤。

（6）静脉放血，如气急、冷汗、周围血管收缩持续不止或病情垂危，可切开静脉放血 250～500mL，使肺循环血容量减少，有助于临床好转。

2. 心源性休克的治疗

心源性休克的常见原因是广泛性心肌梗死或心肌梗死伴有严重并发症，其死亡率高达 50%～90%。其他原因有感染性休克伴心肌抑制、左心室流出道梗阻（如梗阻性肥厚型心肌病、主动脉瓣狭窄等）、心肌炎、心肌病终末期、心脏挫伤、心腔内血栓或肿瘤、急性心瓣膜损坏等。

（1）心源性休克的诊断标准。①动脉收缩压＜90mmHg，或虽达 100mmHg，但较基础时已降低 30mmHg 以上（后者可能包括一部分休克前患者）。②尿量＜0.5mL/(kg·h)。③终末器官功能减退包括：a.肾衰竭。b.神志模糊。c.周围循环灌注不良、四肢厥冷。④血流动力学监测 PCWP＞18mmHg，心排血指数＜2.21/(min·m²)。

心源性休克应与心外阻塞性休克区别，后者的始动发病环节是血流循环路径的某一心外部分受到阻塞，如心包填塞、大块肺栓塞、张力性气胸等。

（2）心源性休克的治疗原则为初步抢救、提高血压、稳定病情和治疗病因。①初步抢救包括绝对卧床、纠正缺氧与严重的酸中毒。如患者通气不畅、意识不清或 PCO_2 升高达 46mmHg 以上，须做气管插管、机械通气；患者疼痛与焦虑时可用吗啡及早纠正，电解质紊乱，如有心律失常，立刻静脉注射胺碘酮、行心脏复律或超速起搏控制。②提高血压，稳定病情，包括：a.补充血容量：血压之降低可能因全身体液不足引起血容量减少，也可因使用扩血管药引起血管扩张所致。除非有严重肺水肿或静脉压明显升高（>20cmH$_2$O），都应立即补充液体，以增加每搏量。开始补液时可按预先设定的目标，以 20mL/min 的速度静脉注射 5%葡萄糖注射液 200～300mL，每 3min 测定尿量和静脉压。如有效，则尿量增加，静脉压暂时性上升。此后，滴注液体的速度可依据尿量、静脉压、血压、PCWP、心排血量而定，目标为 PCWP≥15mmHg、静脉压≥10cmH$_2$O，并参考临床肺水肿体征，适当掌握输液量和速度。对右心室梗死患者，足够的前负荷更为重要。经过以上积极处理，如血压上升满意，即可针对病因进行治疗。如血压仍不能稳步上升，应考虑用加压药、正性肌力药或 IABP。b.加压药：如收缩压为 75～90mmHg，可用多巴酚丁胺增加心排血指数和血压。如无效，可再加多巴胺。如收缩压<75mmHg，则先用多巴胺，迅速将收缩压维持于 90～100mmHg，再加多巴酚丁胺以增加心排血量。多巴胺与多巴酚丁胺联用较单用更有效。如血压仍不能升高，则用去甲肾上腺素。因它有较强的α肾上腺能作用和较少的β$_1$肾上腺能作用，主要效应是收缩血管，也增加心排血量，对恢复血压比其他药物有效。一般从 0.02～0.04μg/(kg·min)起，静脉滴注至满意效果。但如剂量达 15μg/min 尚不能使血压维持在 90mmHg，则再加剂量很难奏效。多巴胺和去甲肾上腺素都能使心率增加、周围阻力增加，但也因此增加缺氧和心律失常的机会。去氧肾上腺素（新福林、苯福林）为α$_1$受体激动剂，专一地增加血管阻力，一般不主张用于心源性休克，但由于升压作用专一，引起心律失常的机会少，当其他加压药因心率增加或心律问题而受限制使用时可考虑试用，剂量为 4μg/(kg·min)。c.正性肌力药物：如患者血管内容量已够而组织灌注仍不足，可使用正性肌力药物如多巴酚丁胺或左西孟旦等，但应注意血压降低、氧耗增加、心律失常等药物不良反应。如收缩压已>100mmHg，也可谨慎地使用扩血管药以增加心排血量。但都必须根据个别情况，严密观察。d.心泵功能差的患者需联用两药，常用的有硝普钠和多巴胺。前者降低左心室前负荷；后者增加心排血量，维持血压。也可联用硝普钠和多巴酚丁胺。e.IABP：可减少收缩期后负荷、增加舒张期灌注压、增加心排血量、改善冠状动脉血流。与加压药、正性肌力药相比，它不必增加氧需就能达到效果。它降低后负荷，但不降低血压。在组织灌注差的患者用 IABP，可以支持心脏、稳定病情，争取时间来完成更彻底的治疗方法。f.稳定病情的要求是最大限度地提高冠状循环灌注，最小限度地增加需氧，要为患者建立一个能充分灌注脏器并减少肺淤血的系统性血压，并使心室充盈压在血流动力学监护下达到最佳状态。为了避免增加氧耗，有的学者不主张将去氧肾上腺素用于心源性休克，去甲肾上腺素也最好在 IABP 无效时再用。③病因治疗：包括急性心肌梗死的抢救、血运重建与并发病的外科修补，急性瓣膜疾病的外科手术，肺动脉栓塞的溶栓或手术摘除，心包填塞的抽液等。

3.慢性心力衰竭的急性失代偿

对慢性心力衰竭患者出现急性失代偿后的治疗可以加大利尿剂用量、静脉滴注硝普钠、用多巴酚丁胺或多巴胺以增加心肌收缩等方法。如心排血量低，PCWP 高而血压正常，用硝普钠静脉滴注最能见效。可以从 0.3μg/min 开始，每 5～10min 增加 15～20μg/min，直到血流动力学变为正常或血压下跌不能再增加剂量为止。如有肺水肿、全身水肿，则静脉注射呋塞米可使利尿通畅，并在用硝普钠基础上进一步使 PCWP 下降，以达到 PCWP<20mmHg

的目标。如果器官组织的灌注仍不足或动脉压下跌，可以再加多巴酚丁胺或多巴胺。用多巴酚丁胺 $5\sim15\mu g/(kg\cdot min)$ 可增加心排血量。如血压上升仍不满意，则改用多巴胺 $10\sim20\mu g/(kg\cdot min)$ 以增高血压。也可以用米力农或左西孟旦，对大多数患者能起到效果，除非是终末期患者。当患者肾功能和器官灌注得到恢复，肺淤血消失，再将以上治疗维持 $1\sim2d$，大致能使病情稳定。稳定后可渐渐撤去静脉用药，转为口服药物，以硝酸酯类加双肼屈嗪或加ACEI 继续维持，患者生活亦可逐渐恢复正常。如静脉用药无法撤去，则可继续间断用多巴酚丁胺静脉滴注。如确系终末期，可参考难治性心力衰竭的治疗。

(七)右心室衰竭的治疗

右心室功能减退和右心室衰竭可起源于许多疾病，如心肌病、肺动脉栓塞、心肌梗死、围手术损伤、败血症、心脏移植、先天性心脏病、各种原因引起的肺动脉高压、心脏或周围血管的血液分流、心包与心瓣膜疾病等。不论起源于何种疾病，决定长期预后的因素是右心室的功能。右心室的收缩力、压力负荷和容量负荷是决定右心室功能的 3 个重要因素。右心室功能减退和右心室衰竭的区别在于：右心室功能减退是指右心室舒张末期容量增加时心排血量尚能增加；而右心室衰竭指右心室舒张末期容量增加时心排血量已无法再增加。由于室间隔的向左推移和左、右二心室的相互联系，右心室衰竭对左心室充盈也有相当影响，使体循环也受到牵累。此外，右心室心肌缺血、过度的交感神经和 RAAS 系统刺激以及三尖瓣反流使容量负荷过多，都会对右心室功能减退产生影响。右心室从功能减退发展到心力衰竭的速度可以较快，也可以历时数年。发展速度的不同与不同的病因有关，也有基因因素的参与。在分子生物学方面，在心功能减退或衰竭的右心室心肌中，有 α 肌球蛋白重链基因的减少和胚胎型 β 肌球蛋白重链的表达。右心室肥厚的出现是保持右心室功能的一种机制。在阻塞性肺疾病中，向心性右心室肥厚是右心室压力负荷过度的最早信号。治疗右心室功能减退或衰竭，除针对原发病因外，必须纠正上述 3 个重要因素。

1.纠正右心室容量负荷过度—减轻前负荷

(1)药物治疗：药物可用利尿剂和醛固酮拮抗剂，如已有右心室衰竭，可再加正性肌力药如地高辛等。利尿，也包括腹水的大量抽吸，要避免引起全身性血压过低，否则交感神经系统和 RAAS 受到刺激，又会使右心室衰竭加重。

(2)右心室梗死的治疗：典型的右心室梗死常为心脏下壁梗死，并累及室间隔。由于右心室的室壁薄，平时在低氧需的条件下工作，冠状动脉灌注压在整个收缩与舒张期也都较低，因此广泛的不可逆性右心室损伤不一定出现很多。右心室梗死的预后常与同时存在左心室梗死的范围有关。增加容量的治疗方法(急性梗死后数小时内补液 $200\sim1000mL$)对右心房压力低的患者有效。由于 PCWP 高低和左心室充盈障碍程度之间不一定平行，因此血流动力学的监测需要超声心动图与心导管测压一起进行。

(3)心律失常和心室收缩不同步的治疗：心率失常可以胺碘酮或导管消融术治疗，后者对快速性房性心律失常有较好效果。因为右心室收缩延迟可以损害左心室的充盈，再用同步方法治疗左、右心的不同步收缩可能很有价值。

(4)左、右心或动、静脉间血流分流的封堵：将分流的血流经手术或导管封堵可以减轻右心容量负荷，但接受手术有一定要求。以房间隔缺损为例，其平均肺动脉压应小于平均全身性动脉压的 2/3，或肺血管阻力(PVP)应小于全身血管阻力的 2/3。

(5)房间隔造瘘术：在心房水平做心内分流术，有利于延长严重肺动脉高压患者的生命。能接受此手术的患者，其 SaO_2 应＞90%，血细胞比容应＞35%，LVEF 应＞45%。

2.纠正右心室压力负荷过重—减轻后负荷

(1)很多急性右心室压力负荷过重是由急性肺动脉栓塞引起，治疗方法有抗凝治疗、溶栓治疗与肺动脉血栓摘除术。介入治疗开展后又有导管局部溶栓术、导管血栓吸取术、导管导丝碎栓术、肺动脉支架植入术等方法可供选择。对肺动脉近端的慢性机化血栓可用肺动脉血栓内膜切除术。对于严重肺动脉高压的最后治疗方法为肺移植术。右心室后负荷高压被解除后，右心室容量和功能的重塑转向正常化的方向发展。

(2)血管扩张剂也可以减轻右心室的后负荷，理想的药物应该对肺血管有高度选择性，对通气-灌注匹配的影响最小，对全身性血压仍能维持。由于右冠状动脉的血流量有赖于主动脉与右心室间的压力差，所以必须有够高的全身性血压才能使右心室获得足够的冠状动脉血流量。必要时也可在应用肺血管扩张药的同时加用全身性升压药。钙通道阻滞剂能扩张肺动脉，但由于对心肌和全身性血压都有负面作用，因此对右心室已有衰竭的患者不再适宜应用。前列环素(PGI_2)及其类似药物能扩张肺血管，其作用大于扩张体循环血管，它能抑制血小板聚集，对抗血栓形成，还能通过抑制血管平滑肌增生、逆转血管的重塑，以改善右心室功能。常用的有依洛前列素(吸入、静脉注射)、贝前列素(口服)、曲前列尼尔(静脉或皮下注射)、依前列醇(静脉注射)等。其他可能有效的肺血管扩张药物有内皮素受体拮抗剂(波生坦、西他生坦)、磷酸二酯酶抑制剂(西地那非)、腺苷、肼苯屈嗪、NO 和 L-精氨酸等。各种药物的选择可参考 NO 吸入法等血管反应试验的结果决定。

3.改善心肌收缩和患者的生活质量

(1)正性肌力药：如在血管扩张药和利尿药使用的同时出现全身性血压降低，则需要用正性肌力药和升压药。异丙肾上腺素与多巴酚丁胺等β肾上腺能药能扩张肺血管，也会影响通气-灌注的匹配，但在药物发挥正性肌力作用后，患者混合静脉血氧饱和度(SvO_2)增加，可以对此补偿。多巴酚丁胺比异丙肾上腺素较少引起心律失常、心动过速与心肌缺血，文献报道其对肝移植后肺动脉高压与心脏移植后心动过缓引起的右心力衰竭都有帮助。左西孟旦对肺动脉高压终末期心力衰竭患者的效果亦有初步观察，认为该药对肺动脉高压患者能降低平均肺动脉压力与肺血管阻力，增加心排血量与 SvO_2。磷酸二酯酶抑制剂氨力农、米力农、依诺昔酮等均有正性肌力作用，但也可能降低血压、引起心律失常。

(2)缺氧的纠正：氧气为选择性肺血管扩张剂，能改善肺动脉高压患者的心排血指数、肺血管肌力而不降低 PaO_2。

(3)标准化的呼吸、运动训练：即使在肺动脉压较高的患者，还是能接受标准化的呼吸、运动训练，以达到提高生活质量、改善心功能的效果。

(八)心力衰竭合并心律或心率问题的处理

很多严重心力衰竭患者因泵衰竭不断恶化而死亡，也有不少表现为猝死，很可能由心律失常引起。患者在死亡或猝死前常存在某些心律失常如持续性室速、心房颤动、左束支传导阻滞和频繁的室性期前收缩等，但很难肯定这些心律失常的出现仅仅表示心力衰竭严重的程度，或确由它们触发了与死亡或猝死直接有关的恶性心律失常。

1. 心力衰竭和室性心律失常

如心力衰竭患者出现室性期前收缩或短阵非持续性室速，应检查并及时纠正电解质紊乱（低钾、低镁）、交感神经兴奋、心肌缺血、抗心律失常药或β受体阻滞剂被停止等诱发因素。纠正诱因后，如患者无症状，毋须用药物抑制。如有症状或出现持续性室速，则应使用抗心律失常药控制：胺碘酮(0.5～1.0mg/min)或利多卡因(0.5～2mg/min)静脉滴注可用作急性处理。索他洛尔或口服胺碘酮可选为长期处理。持续性室速常出现者可考虑植入 ICD。

2. 心力衰竭和心房颤动

如果心力衰竭患者出现心房颤动，首先应该控制心室率，一般先用地高辛与β受体阻滞剂；如无效，可选用胺碘酮、多非利特或索他洛尔，不但能控制心室率，也有可能转心房颤动为窦性心律，有时可用作电复律的术前准备。胺碘酮的负荷量以＜1000mg/d 为宜。如用多非利特，由于阻滞 I_{kr} 通道，有可能并发尖端扭转型室速等致死性心律失常，因此在起用的 24h 内必须有心电图和 Q-Tc 的持续监测，并根据肾功能决定剂量。阿齐利特和多非利特同样是 Ⅲ 类抗心律失常药，阻滞 I_{kr} 和 I_{ks}，据报道对左心室功能减退伴心房颤动的患者能有效地维持窦性心律而对患者总死亡率的影响为中性。对于出现血流动力学不稳定、心肌缺血、明显心绞痛、以及无法控制快速室率的心房颤动患者应立即做电复律。如心房颤动＞24h，须用肝素抗凝。

虽然心房颤动患者对心率控制或心律控制的效果在总死亡率方面并无明显区别，但在同时有心房颤动和心力衰竭的个别患者，窦性心律可能改善生活质量，可能也减少死亡机会，有些非抗心律失常药物如 ACEI 和 ARB 能减少心力衰竭人群中心房颤动的发病率。他汀类药物也有同样的报道。

用导管消融心力衰竭患者的心房颤动，可以改善左心室功能，生活质量和活动能力，成功率可达到 70%，因此对于这类患者是一个很有前途的治疗方法。

3. 心力衰竭与基础心率的关系

心力衰竭患者的基础心率与患者的死亡率、心血管死亡率、住院率有关，根据统计资料显示它是一个独立的危险预计因素。基础心率增加影响心力衰竭预后的原因可能与交感神经活力增加、迷走神经活力减退、心肌耗氧与能量利用的增加以及舒张期冠状动脉灌注时间减少有关。交感神经张力增加和迷走神经张力减退使室颤出现的危险性增加。

在有症状的慢性心力衰竭患者用β受体阻滞剂治疗可以减少死亡率和猝死的发生率，其原因可能有一部分与心率减慢有关。但β受体阻滞剂可引起血压降低和疲乏等副作用，因此需要一种能降低心率而没有副作用的药物。伊伐布雷定专门作用于心脏窦房结起搏细胞的 I_f 电流而不影响心脏其他离子流，并不引起血管扩张和负性肌力作用。动物实验和临床初步观察发现心力衰竭患者用该药使心率减慢后，左心室收缩功能改善，收缩末期左心室直径缩小，每搏量增加，心排血量不减少，提示适当减慢心率对衰竭心脏有保护作用。

(九)心力衰竭伴其他合并症的处理

对合并心绞痛的心力衰竭患者可根据具体情况使用血管重建术、硝酸酯类、β受体阻滞剂、氨氯地平等。

对合并高血压的心力衰竭患者，宜将血压控制于≤140/90mmHg。如尚有糖尿病、心肌梗死后、卒中后、肾功能减退、蛋白尿等危险因素，宜控制于≤130/80mmHg，ACEI、ARB、β受体阻滞剂为首选药物。

合并糖尿病者，应控制血糖于正常范围，实行有利于患者的生活方式。对超重的2型糖尿病患者如肾功能正常(肾小球滤过率＞30mL/min)，可首选二甲双胍。由于噻唑烷二酮类可引起水肿，对心功能NYHAⅢ～Ⅳ级之患者为反指征，Ⅰ～Ⅱ级则可使用，但应注意水肿。

有肾脏疾病者，ACEI、ARB可使肾功能出现轻度、暂时的减退。对持续减退者，应另找原因，是否有过度利尿、血压持久降低、使用损伤肾脏之药物等，及时纠正。如患者血清肌酐值＞500μmol/L，可做透析。

心力衰竭合并肺部疾病者，ACEI、ARB、β受体阻滞剂仍可应用，但对慢性阻塞性肺疾病患者，β受体阻滞剂宜从小剂量开始，渐渐递增，如症状加重，则减量或停用。如支气管哮喘患者，β受体阻滞剂禁用。心、肺症状常难分，可测BNP区别。

合并贫血的原因可能由血液稀释、肾功能减退、营养不良、慢性炎症、骨髓功能减退、缺铁、药物作用以及其他慢性疾病引起，贫血可以影响全身器官功能，激活神经内分泌系统，助长循环衰竭，使患者生活质量进一步降低。对慢性心力衰竭患者输血并不理想，用红细胞生成素加铁剂可能更为适合。

第三节　动脉粥样硬化

一、概述

动脉粥样硬化是一种慢性动脉疾病，可始于青年时期，此后持续进展，在成年时影响器官或组织血液灌流，造成缺血性损伤，已成为限制人类健康和长寿的主要因素。它的临床后果严重，往往导致心肌梗死和卒中，已成为发达国家主要死亡原因。在世界范围内动脉粥样硬化相关疾病造成的致死和致残人数数以万计。相当比例的西方人有高胆固醇血症及肥胖症，使他们很容易发展成冠心病。因此，动脉粥样硬化的广泛发病率、致命性以及巨大的经济支出都要求有一个完整的科研、药物及诊疗体系。在中国，随着经济发展和饮食西方化，冠心病发病率已呈每10年增加2～3倍之势，而冠心病由于冠状动脉粥样硬化引起者占90%以上，因此也是非常值得重视。

尽管"动脉粥样硬化"和"动脉硬化"两个词交替使用，严格地讲，动脉粥样硬化是动脉硬化(动脉壁的硬化)的一种形式，动脉粥样硬化实际上是一类疾病统称。这系列疾病包括动脉壁变硬、变脆且丧失弹性。动脉粥样硬化一词来自希腊词语糊剂和硬化的合称。动脉粥样硬化发展过程是细胞碎片、结缔组织纤维脂质沉积在动脉壁上形成斑块的过程。斑块一般沉积于大血管或者中血管的内膜(血管壁的最内层)。斑块包括脂肪、胆固醇、细胞废物、血纤维蛋白和钙质。斑块会逐渐长大甚至堵塞血管。斑块形成或者斑块内破裂会导致血栓形成，血栓脱落后漂浮的斑块会漂浮到身体的其他部分(如心、脑、肾和下肢等)，阻塞小血管的血流，导致严重的组织器官损伤。一般来说，动脉粥样硬化是随年龄进行性发展的复杂疾病，但应注意的是有些病情从年轻的时候就开始启动了，在儿童身上可能发现动脉粥样硬化的早期特征。有的儿童和他们的兄弟姐妹虽没有心脏或血管病症状，但却已存在冠状动脉病变。

动脉粥样硬化可导致冠心病、心肌梗死、心绞痛、脑血管疾病、血栓性卒中、短暂性缺血发作、下肢和足趾的缺血(跛行)、器官损害和糖尿病的血管并发症。但是因为早期症状轻微，动脉粥样硬化被称为"无声的杀手"。特别在高危险性心脏病患者中，它能毫无症状的进展几年。流行病学调查已经证实，动脉粥样硬化的主要危险因素包括高血脂、高血压、老年、吸烟、糖尿病和肥胖。这些危险因素单个或联合促成动脉粥样硬化形成。

二、发病机制

当今对动脉粥样硬化的理解源于 1851 年 Carl Von Rokitansky 的血栓形成学说或者"硬壳理论"。此理论表明动脉粥样硬化源于血栓在血管内膜的沉积、成纤维细胞的浸润和脂质继发性沉积导致的斑块机化。5 年后 Rudolf Virchow 提出炎症理论，认为动脉粥样硬化源于血管壁内脂质浸润变性，并与细胞内外物质相互作用而导致内膜增生。

接下来 1 个世纪里，其他的理论相继推出，在 120 年后 Ross 提出了一个统一的理论。受到损伤理论的影响，他认为动脉粥样硬化始于内皮损伤，从而脂质更容易聚集，血栓更容易沉积。此理论和血管损伤理论相关，主要基于以下 3 点：内皮结构的微小改变会引起其功能改变；内皮损伤伴有微小血栓；损伤到血管中层，将导致严重的血栓形成。

血脂的分类研究在 20 世纪 40 年代中期被重视。此后，1949 年 Gofman 等使用当时刚研制出的超速离心机，通过浮集法分离出血浆中的脂蛋白，分析了低密度脂蛋白(LDL)对形成动脉粥样硬化的影响，进一步发展了血脂的分类。"七国研究"证实了脂质理论的正确。25 年随访研究发现，在不同国家，胆固醇与冠心病的死亡率均线性相关，胆固醇含量增加时冠心病的死亡率相应增加。

他汀类药物非常有效地降低了脂质水平，但死亡率并没有降低到零。这使研究者们产生疑问：是 LDL 水平没有降到足够低吗？还是除脂质外，存在其他因素影响着发病率和死亡率？最近的研究如 PROVE IT-TIMI 22 已证明，对于极高危险患者，降低 LDL 有效地降低了未来心血管疾病发病的可能。LDL 和冠心病危险性之间的对数线性关系证实了 LDL 水平上升，患冠心病危险性随之升高。数据提示 LDL 水平每上升 0.78mmol/L(30mg/dL)，冠心病发生的相对风险将增加 30%。

目前很多证据支持他汀类药物除了降低脂质水平外，还有其他多种作用，包括抗炎作用。事实上，除了动脉粥样硬化和其他心血管疾病，他汀类药物的抗炎作用也许会明显影响其他疾病治疗。这些疾病均涉及炎症反应，如类风湿关节炎、1 型糖尿病、器官移植排斥反应和多发性硬化。

三、危险因素

(一)动脉粥样硬化的发展

有很多危险因素参与，有些能被控制，而其他则不能。这些危险因素如下所述。

(1)任何动脉中有明确存在的粥样斑块(很可惜的是大部分医学检查都无法检测到)。

(2)糖尿病或者血糖与胰岛水平在正常高限而尚未被诊断为糖尿病者[根据 2001 年一项欧洲试验报道，糖化血红蛋白(HbA1c)＞5.0%]。

(3)脂质代谢异常(胆固醇和甘油三酯水平紊乱)高水平的 LDL、脂蛋白(a)[LP(a)]和极低密度脂蛋白(VLDL)；低水平的 HDL。HDL 能将胆固醇从组织转移回肝脏，但在实际运作时变异很多。

(4)血纤维蛋白原水平升高。

(5)同型半胱氨酸在正常范围高值水平，或者在异常高值范围。

(6)老年和男性（女性在停经后有高危险性，但激素替代治疗对危险性反而不利）。

(7)吸烟，即使是每日 1 支。

(8)近亲中有人在相似的年龄患有心脏疾病或者卒中。

(9)高血压。

(10)在困难前难以控制情绪，甚至易怒。精神压力和紧张。

(11)肥胖(特别是中央性肥胖，即腰部肥胖；腹内小肠附近的脂肪积聚较皮下脂肪影响更大)。

(12)运动少，特别是有氧运动少。

一些体内生化标记的测定说明感染和危险因素可能也有关。

从临床试验的结果来看，这些危险因素协同促进早期疾病发生、发展，但即使考虑了上述诸多危险因素，仍可遗漏许多严重动脉粥样硬化致残患者。

事实上几乎每个人都可能有不同程度的动脉粥样硬化，但目前常只有高危险性患者被建议 改变饮食结构、运动、减肥、服用调脂药物和控制血糖在低水平。大部分调脂药物是处方药。而在饮食结构方面，如何才是最佳调节和如何个体化调节仍在研究中。

(二)细胞学基础

遗传和环境因素之间的复杂作用可能调节着动脉粥样化的发展。当刺激因素强度超过保护因素时，动脉粥样硬化便进一步发展。反之，则动脉粥样硬化消退。

在动脉粥样硬化过程中，血管壁细胞会有经常不断的变化。传统认为动脉系统病变主要在内膜。如今在包括中膜和外膜的所有血管层都发现病理性改变。从细胞水平上讲，内皮细胞在动脉粥样硬化的发展中起主要作用。正常血管内皮在血流和周围组织之间具有抗血栓形成的屏障作用，任何导致内皮功能异常和损伤的病理刺激都会导致动脉粥样硬化的发生。

动脉粥样硬化动脉的内皮细胞在形态学和代谢上有许多变化，典型的改变包括黏附蛋白、化学趋化因子和缩血管因子产生增加，而一氧化氮合酶和扩血管的脂质中间代谢物表达降低等。

平滑肌细胞是血管壁中含量最丰富的细胞，它的作用是维持血管壁的完整性，维持正常血压。在动脉粥样硬化发展过程中，平滑肌细胞可能从中膜迁移到内膜，从收缩型转变成合成型。在不同致动脉粥样硬化因子的刺激下，平滑肌细胞可合成更多的细胞外基质，加快自我增殖速度。在晚期，大量平滑肌细胞死亡，可导致斑块破裂。

有研究提示动脉粥样硬化的发生过程中血管细胞的前体细胞出现功能障碍，在血液中的数量减少。当他汀类药物治疗时，血管干细胞的数量及质量均有所提高。动脉粥样硬化的另一特征是炎症因子的浸润。病变部位的巨噬细胞和淋巴细胞(主要是 T 细胞)的含量异常增高。特别当斑块快破裂时，许多炎症细胞和免疫细胞被激活，分泌细胞因子和其他促炎症反应因子。

斑块组织中，浸润的细胞暴露在含有大量的细胞毒性物质(例如氧化脂蛋白和促炎症蛋白)环境中，血管壁细胞因凋亡或其他机制而大量死亡。如果没有足够的新生血管壁细胞取代已坏死的组织细胞，血管壁将会变薄，最终破裂。另一方面，作为对血管损伤的修复反应，损伤周围组织的细胞增殖使内膜增厚。细胞合成细胞外基质和生长因子，组织修复和重塑接踵而至。因此，动脉粥样硬化的细胞学特征是：细胞死亡和生长之间的平衡改变。

动脉粥样硬化的另一主要特征是富含脂质的泡沫细胞参与了病变的全部发展阶段。大部分泡沫细胞来源于单核-巨噬细胞，小部分来自平滑肌细胞和肥大细胞等其他细胞。泡沫细胞形成的主要分子机制是清道夫受体途径。存在于斑块内的不同类型清道夫受体介导了对富含胆固醇的脂蛋白进行识别、摄取和转移。减少胆固醇沉积和泡沫细胞的形成是动脉硬化降脂治疗手段的主要细胞学基础。

总之，动脉粥样硬化是一种独特的慢性炎症疾病，其特征在于脂质代谢失调、凋亡和增殖。病变长期发展过程演示出病理发展的各个阶段，每一阶段都有其独特的形态学和代谢特征，其特征与疾病的临床症状、并发症紧密相关。动脉粥样硬化的细胞学基础包括血管源性细胞(如内皮细胞和平滑肌细胞)和非血管源性细胞(如免疫细胞，包括巨噬细胞和 T 细胞)，这些细胞暴露在不良的微小环境中，氧化应激增加，炎症和脂质沉积。动脉粥样硬化中血管对损伤的反应是不断的组织重塑和泡沫细胞形成，这也是动脉粥样硬化病变的标志。

四、病理

(一)动脉粥样硬化的病理特征

正常的动脉血管壁有完整的内膜、中膜和外膜，内膜由单层内皮细胞和内皮下层构成。当动脉粥样硬化发生时，这些层次的结构被损坏，血管内膜层有脂质(主要是胆固醇及其衍生物)、组织、细胞废物、钙质及纤维蛋白(血液凝固物质)沉积。这些沉积物(斑块)可以部分或完全阻塞动脉血流，进而导致斑块表面的血栓形成。如果斑块阻塞了整个血管，就有可能导致心脏病或卒中发作。病理显示血管腔最早期可见的损伤是脂肪条纹。10 岁人群中可发现此损伤，在 30 岁人群中损伤发现率增高。斑块可遍及整个动脉网，更常发生在血管分支部位。脂质(胆固醇酯和游离胆固醇)沉积使脂肪条纹呈现黄色，其特征是平滑肌细胞、单核-巨噬细胞及 T 细胞的局灶沉积。这些细胞能分泌趋化因子和生长因子，从而刺激内皮细胞、平滑肌细胞和成纤维细胞的增殖。这些因子包括血小板源性生长因子、成纤维生长因子、白细胞介素-1、表皮生长因子及转化生长因子。斑块中的巨噬细胞分泌一系列蛋白水解酶，包括胶原蛋白酶、明胶酶、间质溶解素和弹性蛋白酶。这些酶非常重要，因为在动脉粥样硬化的整个发展过程中，它们参与了最初的病变，即内弹力板和其他弹力板的损伤，这将最终导致血管腔狭窄和(或)血管瘤样扩张。

动脉粥样硬化的典型特征是纤维斑块。纤维斑块呈白色，不同程度地突向血管腔。纤维斑块成分是纤维组织、大量平滑肌细胞、成肌纤维细胞以及少量泡沫细胞和数量不等的细胞内外脂质。胶原、弹性纤维、糖蛋白和平滑肌细胞增殖使内膜增厚。在进展期的斑块，内膜中积聚的平滑肌细胞、单核-巨噬细胞源性泡沫细胞和细胞间物质形成圆顶盖型纤维帽，覆盖在由富含细胞外胆固醇酯的坏死组织所组成的斑块中心核上。

复合性病变是指纤维性斑块发生了细胞坏死、出血、钙质沉积、内皮层脱落和血栓形成。这种复杂损伤可导致冠状动脉灌注减少。血管阻塞可能由于损伤部位明显的腔内突出物引起，或者血栓上的附加物突入腔内引起，后者可能导致远端小冠状动脉的阻塞及紧随的血小板栓塞形成。由于斑块内单核细胞浸润和蛋白水解酶的释放，斑块中央坏死和粥样物质聚积，使血管壁变薄弱。这种血管壁的变化可能导致血管壁的夹层、血管瘤、斑块破裂、血栓形成和(或)部分斑块成分使远端动脉网阻塞。

根据美国心脏病协会的人类动脉粥样硬化的最新分类，动脉粥样硬化的组织学改变与临床进展有密切联系。从脂质条纹到复杂病变的动脉硬化血管病变过程分为5种临床分期和6种主要病变。

1. 一期（慢性发展期）

一期包括病变的先兆，往往在年幼时就被发现。它们在形态学上分成3种类型。Ⅰ型和Ⅱ型病变代表了血管内膜小的脂质聚集，Ⅱ型即通常所指的脂质条纹。Ⅲ型是Ⅱ型和更进一步损伤之间的过程。在儿童出现的只有Ⅰ型或Ⅱ型。在早期损伤中，血管内部结构改变微小或几乎没有改变。血管中膜和外膜没有影响。Ⅰ、Ⅱ、Ⅲ型病变被认为是未来可能发生病变的隐性先兆。

Ⅰ型病变是血管内膜病变起始的组织学改变，特征是富含脂滴(巨噬泡沫细胞)的孤立巨噬细胞群。血流动力学、机械因素、感染或免疫性损伤使血液中单核细胞或其他炎症细胞如淋巴细胞和中性粒细胞有可能黏附于损伤并表达特殊黏附分子的内皮细胞上。这些单核细胞侵入血管内皮下层、内膜深处，转变成组织巨噬细胞。如动脉壁内存在被氧化LDL，巨噬细胞通过"清道夫"受体吞噬，并转变成富含胆固醇酯的泡沫细胞。

Ⅱ型病变的特征是有巨噬细胞和平滑肌细胞的参与，其中巨噬细胞存在于血管壁的不同层次中。此型包括脂质条纹。脂质存在于细胞内，主要由胆固醇酯(77%)、胆固醇和磷脂组成。胆固醇酯是由胆固醇油酸和胆固醇亚油酸(分别占胆固醇脂肪酸的35%和26%)组成。青春期人群的冠状动脉中可有明显的Ⅱ型病变存在。

Ⅲ型病变主要由平滑肌细胞、围绕在细胞外的纤丝和脂质沉积所组成。Ⅲ型病变是早期和晚期损伤(Ⅳ型损伤)的过渡期。由于Ⅳ型损伤的定义是粥样斑块期，Ⅲ型病变被认为是粥样斑块前期，许多内膜平滑肌细胞可能包含了脂质滴，即"泡沫样"变性。在此期，大量、连续、界限清晰的细胞外脂质沉积(脂核)尚没有出现。

2. 二期（进展期）

进展期是指动脉内膜有脂质、细胞和矿物质等基质成分聚集，结构紊乱，内膜有修补与增厚，血管壁已有变形。病变进一步发展可导致血管内腔狭窄，通过血管造影可观察到此狭窄，严重时有临床症状出现。即使血管腔还没有明显狭窄的时候，有可能因为病变部分形态突然改变而产生严重的临床后果。有相当部分病变血管出现代偿性扩张而无狭窄表现，但粥样斑块可继续增大，以至最终破裂。进一步损伤包括 3 种主要的组织学类型：Ⅳ、Ⅴ 和 Ⅵ 型。二期病变包括Ⅳ和Ⅴa 型，它们的高脂质含量不一定导致血管狭窄，但很容易使斑块破裂。Ⅳ型病变的特征是广泛细胞外脂质沉积和连续肌纤维增生。在Ⅴa 型病变，细胞外脂质形成脂质池(或称脂核)，外覆薄层纤维帽。脂质池由紧密聚集的细胞外脂质形成，在内膜中可广泛存在，但分界清晰。脂质池和内皮表面之间，特别是在富含脂质的内膜病变"肩"部，含有相对丰富的单核-巨噬细胞、淋巴细胞和肥大细胞。

3. 三期（急性期）

此期特征是Ⅳ或Ⅴ型病变的裂隙形成或破裂导致Ⅵ型病变形成。Ⅵ型病变的特征是单个闭塞性附壁血栓，可能没有临床症状，也可能导致心绞痛。附壁血栓机化和纤维组织增生可使血管阻塞逐步进展。

4. 四期（血栓形成期）

如同三期，Ⅳ或Ⅴa 型斑块破裂并导致了Ⅵ型病变。但是，四期的重要特征是闭塞性血栓形成，并且导致急性冠状动脉综合征：急性心肌梗死、不稳定型心绞痛或突然死亡。Ⅵ型病变是大多数冠状动脉粥样硬化致残和死亡的主要原因。病变表面结构的改变包括裂隙和溃疡形成。引起和加速内膜结构破坏的因素包括泡沫细胞的单核-巨噬细胞型以及淋巴细胞、肥大细胞等炎症细胞的参与，病变内巨噬细胞释放毒性物质和蛋白水解酶，冠状动脉痉挛和血流切应力改变等。

5. 五期（重塑期）

此期代表了在斑块破裂和血栓形成后组织修复、愈合或重塑型的过程，包括Ⅴb 和Ⅴc 型病变。当Ⅳ型或Ⅵ型表面纤维组织形成后，就会进一步发展为Ⅴb 和Ⅴc 型。无论血管壁形态是否改变，Ⅵ期血栓积聚和纤维机化会导致Ⅴ型典型病变的纤维狭窄更严重。还在三期时，Ⅴ型病变的发展即可导致心绞痛恶化或冠状动脉完全阻塞。Ⅴ型病变中许多巨噬泡沫细胞周围有一层层平滑肌细胞和新形成的细胞外基质。富含胶原的纤维组织在血管腔和脂核之间聚集，取代了富含糖蛋白的基质。脂核边界毛细血管新生，给正在发展中病变细胞组织提供营养。脂质也聚集于邻近中膜中，中膜中的平滑肌细胞排列紊乱，数量减少。

(二)斑块破裂和急性血管综合征的病理研究

18 世纪 Virchow 和 von Rokitansky 辩论了有关动脉粥样硬化发病机制中炎症和血栓所起的作用。1928 年 Herrick 已经认识到冠状动脉血栓的重要性，它是心肌梗死和心脏性猝死的原因。1931 年 Olcott 描述了"斑块破裂"，随后 Leary 于 1934 年描述了"动脉粥样斑块脓肿破裂"，1938 年 Wartman 描述了"破裂导致的阻塞"。Schlesinger 和 Blumgart、Chapman、Friedman 和 Constantinides 详细描述了斑块破裂与临床的相互关联。

一项 24 例的尸检研究充分证明了在致死性 ST 段抬高型心肌梗死患者中，特别是在发病后 12～24h 内死亡者 70%以上有闭塞性血栓。心脏病突发 1h 内死亡的患者中，只有一半发现有血栓存在。发病前无症状的患者中，<30%患者发现有血栓。在致死性无 Q 波梗死或致死性心绞痛患者中，冠状动脉血栓的发病率多少不一。

近来，多数关于致命性心肌梗死或冠状动脉血栓导致猝死的描述是患者存在破裂或被腐蚀的斑块，或再有 1 或 2 个脆弱斑块，它们很多已破裂，伴有管腔内血栓，偶尔有闭塞性血栓。绝大部分患者有 2～3 支冠状动脉粥样硬化。大部分血栓附在使血管腔直径狭窄超过 70%的斑块上。但是 Farb 和 Burke 进行大规模充分研究后发现，大部分致死性血栓附在血管狭窄不超过 50%之处。其他患者大多有严重的血管狭窄，但没有血栓，其中超过一半的人有陈旧性心肌梗死。

心肌梗死时冠状动脉的最常见组织学是斑块破裂合并闭塞性血栓。典型的破裂斑块范围大，但除去因新鲜出血涌入斑块导致的扩大外，狭窄面积只有 70%～90%，相当于 50%～70%的直径狭窄。粥样硬化斑块一般比较大，其特征是一个大的脂核坏死(包含泡沫细胞和胆固醇结晶)与难以鉴定的碎片，有的区域内有陈旧性玻璃样化出血、钙化点和新生血管形成；纤维帽薄于 65μm，几乎没有平滑肌细胞；在大部分斑块，其"肩"部聚集成堆的巨噬细胞(通常有少量 T 细胞和肥大细胞)；除非是刚刚损伤的斑块，否则很少发现中性粒细胞。

个体发生冠状动脉疾病的危险性和它们的凝血系统亦有关。易损斑块甚至斑块破裂可发生在以前没有任何先兆症状的心肌梗死患者。有时患者的血液不容易凝结，斑块容易破裂。很多因素影响了凝血功能，如基因差异、饮食、吸烟、同型半胱氨酸水平、血液黏性及不同的用药史。局部影响因素包括血管痉挛、狭窄，血管近端病变及血流切应力的改变都可能影响机体的血栓形成特性。

五、临床表现和诊断

当斑块在动脉内形成时，其症状和体征可能逐渐发展，也可能几乎没有。病变动脉部位不同，其症状也完全不同。当斑块阻塞一支或更多动脉，血流严重减少时，身体一些部分会因此缺血、缺氧，才会出现明显的临床症状，例如心脏可出现疼痛或不适。当血栓完全阻塞了已经狭窄的血管，将会出现严重的症状如心脏事件或卒中等。

症状可发生于全身任何部位，取决于狭窄或闭塞的动脉。如果冠状动脉狭窄，则出现胸痛(心绞痛)；如果冠状动脉阻塞，则心脏事件发生，心律失常和心力衰竭也可能发生；颈动脉阻塞会导致卒中；下肢动脉狭窄会导致跛行。在大于 55 岁人群中，单侧或双侧肾动脉狭窄或阻塞有时会造成肾衰竭或恶性高血压。

当血管越来越狭窄时，其供血的组织将无法得到足够的血供和氧气。当血供不能满足组织需氧量时，首发症状是疼痛。例如人在运动时心脏血供不足，可有胸痛；行走时，下肢的氧供不足，将出现跛行。

通常随着斑块逐渐阻塞动脉，症状也逐渐加重。但是，如果阻塞突然出现，症状亦呈突发。例如粥样斑块狭窄的动脉内一旦有血凝块，就会出现心脏事件或卒中发作。

动脉粥样硬化通常在其他并发症出现后或在另一种病理情况如冠状动脉疾病等确诊后才诊断。要确定病因，医生需要回顾患者各项症状、病史和家族史并完成体格检查。其实在并发症出现前，听诊时有时可听到损伤血管处的吹风音；触诊时可摸到损伤血管搏动减弱，甚至有时血压较健侧显著降低。危险因素的存在和高血胆固醇史都值得引起注意。

动脉粥样硬化，特别是冠状动脉粥样硬化的诊断手段还包括心电图、放射性核素显像、超声心动图（如需增加心脏负荷则可注射多巴胺或腺苷）、平板运动试验、CT（特别是多层螺旋 CT）及冠状动脉造影等。

六、预防

吸烟加速动脉粥样硬化的发展，常导致冠心病。与不吸烟的女性比较，吸烟女性心脏病发病率是前者的 2～6 倍，危险性随着每日吸烟量的增加而增加。可喜的是，无论患者多大年龄，一旦戒烟，即使在戒烟第 1 年，患病危险率随即大幅度下降。

即使稍高的血压也可能成为动脉粥样硬化的危险因素。根据美国心脏中心建议，理想血压是＜130/85mmHg。高血压还可能增加患者卒中、充血性心力衰竭和肾脏疾病。长期服药能成功控制高血压，常用的处方药包括利尿剂、血管紧张素转换酶抑制剂、血管紧张素受体拮抗剂、β 受体阻滞剂、钙通道阻滞剂等。注意：短效硝苯地平（钙通道阻滞剂的一种）可能导致心脏病发作。目前尚不清楚其他钙通道阻滞剂是否有同样危险。如果患者血压不是很高，首先可通过改变生活方式来控制血压，诸如减肥、规律体育锻炼和减少乙醇、钠盐摄入，以及少食或少用含钠多的食物或药物。

高胆固醇是动脉粥样硬化的危险因子，而患者饮食中过量的饱和脂肪酸和胆固醇会使血胆固醇含量超标，几年后血中过多的胆固醇和脂肪会沉积于血管壁形成粥样斑块。胆固醇在血中的运输形式是脂蛋白，血中 LDL 含量高会导致动脉粥样硬化。NHLBI 报道认为，高水平的 LDL-C 水平是冠心病的主要原因，应该重点针对性地将其控制在理想水平。大多数人通过减少食物中饱和脂肪酸和胆固醇的含量，就能减少总胆固醇和 LDL-C 的含量。超重患者有规律地进行体育锻炼和减肥也能减少血胆固醇水平。减肥、戒烟和运动还能帮助患者增加血中 HDL-C 水平。

甘油三酯过高也是危险因子，它由肝脏利用饱和、多聚不饱和脂肪和单不饱和脂肪所产生。对于正常人或有心脏病相关危险因素的人群，甘油三酯水平最好＜1.64mmol/L（149mg/d），而＜1.1mmol/L（100mg/dl）是理想水平。

同型半胱氨酸是血中正常氨基酸的一种。近期研究证明，血中此物质的高水平可能增加心脏病发作、卒中和减少肢端血流的可能。同型半胱氨酸可能破坏动脉，使血流黏稠和（或）血管壁弹性下降。因此，减少患者同型半胱氨酸水平也很重要。

肥胖，特别是腰部脂肪聚集与 HDL-C、甘油三酯的水平异常有关。食用富含水果和蔬菜的健康饮食，减少食用饱和脂肪，用单不饱和脂肪（橄榄油）和多聚不饱和脂肪（如葵花油、红花油、花生油、芸苔油）做菜，食用蛋白质主要来源于鱼和植物（如大豆和豆荚），对保持健康体重不无帮助。

七、治疗

如果动脉粥样硬化引起症状如心绞痛，通过治疗能有所改善。轻度、无症状的粥样硬化患者通常可经调整饮食、适当运动来治疗。如病灶加重，有明显的组织缺氧、缺血，或发生过急性血管综合征(心绞痛、卒中及外部血管栓塞等)，就应考虑药物及手术治疗。药物往往是治疗心血管疾病的第一步。随着药物的改进，药物治疗成为长期治疗的最有效手段，但是药物使用存在高费用、不良反应等问题，因此在药物治疗同时改变生活方式是促进动脉血管健康生长的方法，如戒烟、吃健康的食物、有规律的体育锻炼。

(一)药物治疗

很多药物能减慢或逆转动脉粥样硬化的过程。

1.调脂药物

它能降低 LDL-C，从而减慢、停止或逆转动脉中的脂质沉积，同时也提高 HDL-C 水平，如他汀类和贝特类降脂药。临床试验亦已证实，调脂药物能显著降低 LDL 水平，提高大颗粒脂蛋白(HDL)水平，能减慢、阻止甚至部分逆转斑块形成。降低 LDL 的水平能减小不稳定斑块的面积，降低其巨噬细胞水平和脂质含量，使斑块更稳定，不容易破裂。每日大量服用维生素 B_3 减少 Lp(a) 的水平。维生素 B_3 也能将 LDL 向大颗粒脂蛋白转移并提高 HDL 功能。除了维生素 B_3 的作用外，对于影响 HDL 颗粒浓度和功能的研究可能更加重要，这些研究也在逐渐进展中。联合应用他汀类、维生素 B_3、小肠胆固醇吸收抑制药物(如依折麦布)和贝特类降脂药能最好地改善脂代谢紊乱，取得良好的临床效果。单一饮食控制效果有争议，基本上难以达到最佳效果。

2.抗血小板聚集药物

如阿司匹林，可以防止血小板在狭窄血管中凝聚、血块形成和血管栓塞。

3.抗凝药物

如肝素和华法林，可防止血凝块形成。

4.控制血压药物

如β受体阻滞剂、血管紧张素转换酶抑制剂和钙通道阻滞剂，它们在有效控制血压的同时能减缓粥样斑块形成。

5.其他药物

包括控制动脉粥样硬化的某些危险因素，如控制糖尿病的药物。越来越多的证据证明，糖尿病患者尽管临床看来没有发现动脉粥样硬化疾病，但因其动脉粥样硬化所致的事件比起已有动脉粥样硬化疾病的正常血糖患者严重得多。因此，糖尿病患者的治疗与动脉粥样硬化的治疗同样重要。降低同型半胱氨酸水平，控制其在正常范围。使用深海鱼油，临床证明有预防作用。临床双盲试验证明，为了抗氧化而服用的大剂量维生素 E 和维生素 C，没有任何有效作用。而另一方面，如他汀类和其他一些药物被证明有显著抗氧化作用，此也许是它们治疗成功的部分原因。

（二）非药物治疗

1.手术和其他方式

当病情发展到出现严重症状时，如器官功能损害，或血供不足引起肌肉、皮肤缺血或溃疡，那么患者可能需要介入治疗，如溶栓治疗、动脉内膜切除术、血管成形术（PTCA 或支架植入）、血管旁路术等。

2.基因治疗

研究者已经确认了许多与动脉粥样硬化的形成、发展有关的基因。靶标基因治疗将来可能提供一种新的治疗方式。

3.有氧运动、减肥和饮食控制

均有效，但很多人很难长期坚持。

4.干细胞治疗

近年来用血管干细胞来治疗动脉粥样硬化及其并发症如心肌梗死或脑梗死已在进行临床试验。血管干细胞可帮助血管组织再生和修复，并提供生长因子，保护血管组织的形态及功能的完整性。

总之，发掘更有效的治疗手段的关键在于更好地理解疾病的本质。目前，必须结合各种不同治疗手段进行积极的综合治疗，而不仅仅是依赖独立的或局限的治疗方法。

第四节　急性肺源性心脏病

一、概述

肺源性心脏病（cor pulmonale，简称肺心病）是指肺组织、胸廓及肺血管病变所致的肺循环阻力增加，肺动脉高压引起右心室肥厚、扩大，伴或不伴有右心力衰竭的心脏病。根据发病急缓可分为急性和慢性肺心病。前者的主要病理改变是右心室扩大，后者主要为右心室肥厚。高原心脏病是指正常人从平原移居到高原后，由慢性低压低氧所致肺动脉高压、心肌缺氧，最后引起右心肥大以致心功能不全的一类心脏疾病。

急性肺源性心脏病是指突发的右心室后负荷过重所致右心室射血量迅速减少，造成右心室急剧扩张和急性右心力衰竭，亦可伴急性循环衰竭。

二、病因和发病机制

（一）大面积肺栓塞

突然大面积肺栓塞，因血管广泛阻塞，同时在神经反射、多种炎症介质和细胞因子的作用下，缺血性肺血管收缩导致肺动脉压快速增高，进而右心排血量减少，引起右心室急剧扩张和急性右心力衰竭。同时左心回血量突然减少，室间隔左移，使左心室充盈不足，左心室排血量随之减少，体循环血压下降，甚至发生休克。

（二）急性呼吸窘迫综合征（ARDS）

ARDS 因弥漫性肺损伤，微血管床破坏，跨肺压急剧增高，血流难以通过肺毛细血管床，引起右心流出道阻力增高。呼气末正压通气（PEEP）的应用使未受损的肺组织膨胀，肺功能残气量增大。当 PEEP 超过一定水平时，肺血管阻力和肺动脉压进一步增高，可引起右心室后负荷过度加重，从而发生急性右心力衰竭。

三、临床表现

临床表现因原发病不同而有所差异。除原发病的临床特征外，它们有共同表现。

1. 症状

多为突然发作。主要有静息时呼吸困难，伴胸痛、咯血、咳嗽、心悸、窒息感。重者因血压急剧下降而表现为烦躁不安、大汗淋漓、四肢厥冷、晕厥，可因休克、心脏停搏或室颤而猝死。如能够度过心源性休克阶段，可出现肺动脉高压和心力衰竭。

2. 体征

常见呼吸急促、心动过速、发热、面色苍白或发绀、血压低或测不到。听诊可闻呼吸音减低或伴有湿啰音，肺动脉瓣区第二心音亢进、分裂、收缩期和舒张期杂音，三尖瓣区收缩期杂音及舒张期奔马律。肝大伴压痛，下肢水肿。

3. 辅助检查

(1)心电图：多数患者可出现电轴显著右偏，极度顺钟向转位，右束支传导阻滞，肺型 P 波，$V_1 \sim V_4$、Ⅱ、Ⅲ、aVF 导联 ST 段压低和 T 波倒置。$S_1Q_3T_3$ 的出现也很有诊断价值。

(2)胸部 X 线检查：除有原发病表现外，可见右下肺动脉干增宽，肺动脉段明显膨隆，心影向两侧扩大，奇静脉和上腔静脉影增宽。

(3)心脏超声检查：主要表现为右心室、右心房内径增大，室间隔矛盾运动，右心室壁活动早期增加、后期减弱，三尖瓣反流，左心室舒张期功能不全，近端肺动脉扩张和肺动脉高压征象。

(4)放射性核素肺扫描：可见肺梗死区域放射性分布稀疏或缺损，但应除外其他病变的存在。如能结合 [133] 氙气溶胶扫描了解通气功能损害，则可提高其诊断率。

四、治疗

(一)肺栓塞所致急性肺心病

主要是针对肺栓塞的治疗。尽早溶栓可迅速恢复肺血流灌注和右心功能，减少休克等并发症，降低病死率。

并发休克时可用多巴胺、多巴酚丁胺、去甲肾上腺素静脉滴注。心力衰竭时可用毛花苷 C、毛旋花苷 K 等快速强心剂。

(二)ARDS 所致急性肺心病

以往急性肺心病是 ARDS 机械通气治疗的一个严重并发症。自从采用低潮气量、低呼吸频率、限制气道压的通气策略以来，其发生率及预后有了显著改善。

目前多数学者建议，ARDS 患者机械通气中平台压 $< 28cmH_2O$，潮气量 $\leq 6mL/kg$，$PEEP \leq 10cmH_2O$。内源性 PEEP 是右心室后负荷过重的重要原因，常由呼吸频率过高所致。因此，适当控制呼吸频率亦是减轻右心室后负荷的重要措施。严格限制通气指标后，仍有一部分患者会出现严重的急性肺心病，这提示尚存在严重的急性肺损伤所致的肺动脉高压，采用降低肺动脉压的措施，可改善右心功能不全。

第五节 慢性肺源性心脏病

一、概述

慢性肺源性心脏病是由呼吸系统在结构或功能上的慢性病变所致的肺循环阻力增加，肺动脉高压引起右心室肥厚、扩大伴或不伴有右心力衰竭的心脏病。据全国各地调查 4792138 人，本病的患病率平均为 0.48%（0.12%～2.19%）。北方较南方患病率为高，高原山区较平原为高，农村较城市为高，吸烟者较不吸烟者为高。患病年龄多在 40 岁以上，患病率随年龄增长而增高，其病死率也很高。

二、病因

1. 慢性阻塞性肺疾病（COPD）

如慢性支气管炎、肺气肿、支气管哮喘、支气管扩张等。

2. 慢性限制性肺疾病

如特发性肺间质纤维化、硬化病、系统性红斑狼疮、皮肌炎、肺结核、肺沉着症、接触有毒气体、肺部放射治疗等所致弥漫性肺纤维化、结节病、特发性肺含铁血黄素沉着症等。

3. 影响呼吸运动的疾病

胸廓畸形、胸廓改形术后、胸膜纤维化、神经-肌肉病变、呼吸中枢功能不足、过度肥胖所致慢性通气功能障碍。

4. 肺血管疾病

肺动脉栓塞和血栓形成、肉芽肿性肺动脉炎、原发性肺动脉高压所致肺动脉高压。

5. 慢性缺氧

上呼吸道阻塞、睡眠呼吸暂停综合征、高原病等所致长期慢性缺氧。

三、发病机制

(一)呼吸系统的组织结构改变

COPD、肺沉着症、肺间质纤维化等均能破坏肺的血气屏障结构，减少气体交换面积，导致肺活量和肺弥散量减低，通气/血流比例失调。上述病变还可造成肺毛细血管床减少、闭塞及纤维化，以至肺循环阻力增加。胸廓畸形、胸膜广泛粘连等引起胸廓活动障碍，不仅引起限制性通气障碍，而且可压迫肺部造成血管扭曲、肺不张等，亦可增加肺血管阻力。

(二)呼吸功能改变

各类病变均可导致阻塞性通气障碍和(或)限制性通气障碍并伴有换气功能失常，使 PaO_2 降低，$PaCO_2$ 升高，造成呼吸性酸中毒。支气管阻塞可使肺泡内压力增高，以至肺血管床总面积减少。

(三)肺血管收缩和肺血管重塑

多种原因导致的肺动脉高压组织病理学上均表现为肺小血管增殖、重塑。在其发生、发展过程中，血管内皮细胞、中层平滑肌细胞、外膜成纤维细胞及细胞外基质都起着重要作用。

近年研究发现，肺血管重塑的主要启动机制是肺动脉血管平滑肌细胞（PASMC）及肺血管内皮细胞(PAEC)由正常表型向致病或失控表型转变。启动和促进这种转变的因素除遗传因素外，还有各种环境因素，包括高血流所致的剪切力、慢性缺氧、炎症反应、毒性物质等，它们可引起 PAEC 损伤，从而合成和释放多种血管收缩因子、趋化因子、生长因子等，造成调控肺血管舒张与收缩的因子和细胞生长的促进与抑制的因子之间平衡失调，使肺血管收缩，PASMC 呈过度增殖状态，合成过多的细胞外基质参与血管重塑。

(四)血液黏度增高和血栓形成

缺氧所致的红细胞增多、血液黏度增高可增加肺血管阻力，加重肺动脉高压。肺微血管中原位血栓的形成可能与肺血流改变、炎症反应、凝血及纤溶功能异常有关，作为机械因素也参与肺动脉高压的形成。

上述诸因素均导致肺动脉高压。持续而严重的高压影响右心排血量，使右心室肥厚、扩大。当右心负荷过重、失代偿，则发生右心力衰竭。

四、临床表现

从慢性肺部疾患发展到肺心病的过程是缓慢潜隐的。患者可长期存在咳嗽、咳痰、气喘、胸闷等呼吸道症状。随着肺动脉压的增高，患者容易感到疲劳，动则气短、心悸等。如肺动脉压起源于肺血管病变，则更易出现胸痛。体征方面除有呼吸音减低、啰音、桶状胸等肺部原有疾病体征外，因右心室肥大而可在剑突下扪及右心抬举感，因肺气肿而使心音遥远，肺动脉高压使肺动脉瓣区第二心音亢进。三尖瓣区有收缩期杂音，提示有三尖瓣关闭不全。右心室可出现第三心音、第四心音和奔马律。患者尚可有发绀、颈静脉怒张、肝大、下肢乃至全身水肿等右心力衰竭表现。在急性加重期，由于缺氧、酸中毒、电解质紊乱及心脏扩张，常伴有各种心律失常。由于呼吸功能减退，患者可出现神疲、乏力、多汗、失眠、易躁动、沉睡、昏迷等呼吸衰竭症候和多脏器衰竭症候。在老年患者，某些症状如软弱、气短、沉睡常被误认为衰老而被疏忽，因而丧失了早期诊治的机会，应特别注意。

五、辅助检查

(一)X 线检查

胸片除可见原有肺部疾病及肋软骨钙化、脊柱脱钙后突等老年性变化外，尚可见肺动脉高压和右心肥大的表现。

(1)右肺下动脉干扩张，横径≥10mm，或其横径与气管横径比值≥1.07。

(2)肺动脉段凸出≥3mm。

(3)中心肺动脉扩张和外部分支纤细。

(4)右前斜位示肺动脉圆锥凸出≥7mm。

(5)右心室增大表现，如心尖上翘或圆凸，心脏左上部膨隆，右前斜位示心前缘前凸。具有上述 5 项中的一项即可诊断。

(二)心电图检查

检测右心室肥厚的特异性较高，但敏感性较差。诊断标准包括额面平均电轴右偏≥+90°，V_1 导联 RS≥1，重度顺钟向转位，$R_{V1}+S_{V5}>1.05mV$，V_1~V_3 导联呈 QS、Qr、qr，肺型 P 波等。

(三)超声心动图检查

诊断符合率为 60.6%～87%，较心电图和胸片的敏感性高。我国 1977 年修订的诊断标准如下。

1. 主要条件

包括：①右心室流出道≥30mm。②右心室舒张末期内径≥20mm。③右心室前壁厚度≥5.0mm。④左心室与右心室内径比值<2。⑤右肺动脉内径≥18mm 或主肺动脉内径≥20mm。⑥右心室流出道与左心房内径比值>1.4。⑦肺动脉瓣超声心动图出现肺动脉高压表现：α波低平或<2mm，有收缩中期关闭征等。

2. 参考条件

包括：①室间隔厚度≥12mm，振幅<5mm 或呈矛盾征象。②剑突下区探查示右心房增大，≥25mm。③三尖瓣前叶曲线的 DF、EF 速度增快，E 峰呈高尖型或有 A-C 间期延长。④二尖瓣曲线幅度低，CE<18mm，CD 段上升缓慢，呈水平位或 EF 下降速度减慢，<90mm/s。

具有上述 2 项条件(其中必须具有一项主要条件)者均可作出诊断。

(四)MRI

MRI 可获得右心室的最佳影像，因此可作为评估右心室质量、室壁厚度和心室腔容量的金标准。COPD 患者经 MRI 测得的右心室游离壁容积与肺动脉压密切相关，并可测定肺动脉内径，确定肺动脉高压的程度。该技术是无创的，可避免放射损伤。

(五)放射性核素检查

核素心脏显像可估测左、右心室功能。近有研究认为，右心室射血分数(RVEF)<40%，右心房舒张平期排空率<19%、右心室相角程>60°可作为 COPD 肺动脉高压的标准，其敏感性和特异性分别为 91%、82%、82% 和 75%、75%、25%。如果将此三项标准联合判断，则具有其中 2 项阳性者诊断肺动脉高压的敏感性为 91%，特异性为 100%。肺灌注显像如出现肺上部血流增加、下部减少，表示有肺动脉高压存在。与肺吸入显像结合，能准确地反映肺、支气管、肺血管损害的范围和病情变化。

(六)实验室检查

1. 血液及血生化检查

大多数患者因慢性缺氧使血红蛋白和红细胞增多，血细胞比容常达 55%～60%。全血黏度和血浆黏度常增高，红细胞电泳时间常延长。急性发作期患者可出现肝、肾功能异常，如 ALT 增高，尿素氮和肌酐升高。在病情发展的不同阶段，可出现各种酸碱失衡状态和血电解质改变，如高钾、低钠、低钾、低氯、低钙、低镁等。

2. 动脉血气分析

由 COPD 所致肺心病的血气改变常见 PaO_2 降低，$PaCO_2$ 升高。由原发性肺血管病变或肺间质疾病所致者常表现为 PaO_2 降低，而 $PaCO_2$ 不一定升高。pH 正常、降低或升高，随酸碱失衡代偿情况而定。

3. 脑钠肽（BNP）

BNP 的水平能鉴别来自心或肺的呼吸困难，可用于评价肺心病右心力衰竭的严重程度，并预测其预后和观察治疗效果。

六、诊断

本病诊断应结合病史、症状、体征、各项辅助检查等进行全面分析和综合判断。主要根据下列各项：①慢性呼吸系统疾病或中枢神经系统、神经-肌肉病变的病史。②肺动脉高压，右心室肥厚、扩大和(或)右心功能不全的各种表现。③临床上排除其他可引起上述改变的心脏病。

七、鉴别诊断

1. 风湿性心脏病

肺心病心脏扩大时，因三尖瓣有关闭不全而出现明显收缩期杂音，易与风湿性心脏病相混淆。可根据风湿性心脏病患者发病年龄较轻，常有关节炎和心肌炎病史，二尖瓣区有明显杂音；胸片示左心房扩大；心电图示二尖瓣 P 波；心脏超声检查示瓣叶和腱索增厚、钙化、瓣叶连接处融合、变形等改变，而与肺心病鉴别。

2. 冠心病

肺心病与冠心病均多见于老年人，且可合并存在。主要根据冠心病常有心绞痛、心肌梗死、左心力衰竭史，多伴有高血压、高脂血症、左心室肥厚为主的表现等加以区别。

3. 扩张型心肌病

肺心病右心扩大伴右心力衰竭，可与本病相似。但本病多为全心增大，无明显慢性呼吸道感染史、肺气肿及肺动脉高压征象，无明显的心脏顺钟向转位、电轴右偏等心电图改变，而以心肌劳损多见等，可资鉴别。

4. 慢性缩窄性心包炎

该病可见颈静脉怒张、肝大、压痛、腹水、下肢水肿等表现，但患者往往有结核病史、急性心包炎史；脉压较小，心包可有钙化；心电图示普遍性低电压，T 波低平或倒置；超声心动图示心包增厚，一般不难鉴别。

八、治疗

1. 控制呼吸道感染

支气管和肺部感染可加重肺心病患者的病情，是导致呼吸衰竭和心力衰竭的主要诱因，因此及时控制呼吸道感染是本病急性发作期重要的治疗措施。

寻找确切的致病菌是正确选用抗生素的关键所在。痰液的检测是最常用、最方便的检验措施。如果痰培养发现有意义的致病菌，可经药敏试验来合理选择抗生素。但药物敏感度只能表示抗生素的抗菌能力，不能反映机体内实际抗病能力。药敏试验时仅测一种药物浓度的敏感度，因此一般剂量无效时，加大剂量仍可有效。在紧急情况下不能等待检查结果，应立即治疗。首先选用杀菌剂，剂量充足，并经静脉给药。感染较严重时考虑可能是混合感染，应选用 2 种以上抗生素联合用药。

2. 保持呼吸道通畅

肺心病急性加重期患者由于气道炎症使呼吸道阻塞加重，因此除控制感染外，还必须解除支气管痉挛、减少气道分泌物、消除非特异性炎症，以保持呼吸道通畅、改善通气功能。支气管扩张剂、糖皮质激素、祛痰剂等。

3. 纠正缺氧和 CO_2 潴留

(1)合理氧疗：吸氧可提高 PaO_2，从而降低呼吸肌作功和肺动脉高压，减轻右心负荷。应在较短时间内使 PaO_2 提高至 60mmHg 以上，SaO_2 应达 85%左右。以 COPD 为基础疾病者不宜吸入高浓度氧。应采用持续低流量氧疗。氧浓度控制在 24%～35%，可用 Venturi 面罩调节或以 1～2L/min 的氧流量经鼻塞或鼻导管给予。对 I 型呼吸衰竭患者(如弥漫性肺间质纤维化)，应采用非控制性较高浓度吸氧，一般在 50%左右，但如吸氧时间>24h，则浓度以不超过 50%为宜。

(2)呼吸兴奋剂：当患者 $PaCO_2$ 明显升高、呼吸浅表、意识障碍不重而气道尚通畅，但无条件或不适合使用无创通气时，可使用呼吸兴奋剂。常用尼可刹米、洛贝林、阿米三嗪萝巴新等。近年主张应用多沙普仑。已有呼吸肌疲劳的患者应慎用呼吸兴奋剂。

(3)机械通气：由于机械通气治疗易引起多种并发症，因此建立人工气道和机械通气应把握好时机，严格掌握指征。

4. 降低肺动脉压

肺动脉高压是肺心病发病的主要环节。降低肺动脉压、降低右心后负荷是肺心病心功能不全的重要治疗措施之一。目前用于降低肺动脉压的血管扩张剂主要包括钙通道阻滞剂(硝苯地平、地尔硫䓬)、前列环素类(曲前列环素、贝前列环素、伊洛前列环素)、内皮素-1 受体拮抗剂(波生坦)、磷酸二酯酶 V 抑制剂(西地那非)、一氧化氮等。

近年中药对肺动脉高压的作用颇受关注。活血化瘀中药丹参、川芎嗪具有抗血小板聚集作用，能降低全血黏度及红细胞聚集指数，并能扩张肺血管而降低肺动脉压，改善肺循环，可使心率减慢、心排血量增加，从而改善心功能。此外，当归、灯盏细辛、红景天、汉防己甲素、前胡提取物等亦能降低肺动脉压。

5. 心力衰竭的治疗

(1)强心剂，主要有洋地黄、多巴酚丁胺、磷酸二酯酶 III 抑制剂。

洋地黄：对右心室舒张终末压增高者能使其下降，但对不增高者无效，对伴左心力衰竭者能有效控制心力衰竭。肺心病患者长期处于缺氧状态，应用洋地黄容易出现不良反应，因此对抗感染、扩血管、利尿等治疗有效的右心力衰竭患者一般不用洋地黄。当经上述治疗不能取得良好疗效时，或以右心力衰竭为主要表现而无明显急性感染者或伴急性左心力衰竭者，可考虑应用洋地黄。剂量宜为常规量的 1/2～2/3，应选用作用短、排泄快的制剂，如毛花苷 C(西地兰)0.2～0.4mg 或毒毛旋花苷 K 0.125～0.25mg，加入 25%葡萄糖注射液 20mL 中缓慢静脉注射。慢性心力衰竭者可口服地高辛 0.125～0.25mg，每日 1 次。使用中应注意纠正缺氧，防止血钾过低，以免药物中毒反应。患者心率增快与肺功能不全、拟交感神经药物作用有关，因此不能以心率减慢作为洋地黄是否足量的唯一特征；

多巴酚丁胺：有较强的 $β_1$ 受体兴奋作用，对 $β_2$ 和 α 受体兴奋性较弱。增加心肌收缩力作用大于加速心率的作用，可增加心排血量，并能扩张支气管和周围血管，改善肺毛细血管楔嵌压、右心房压、外部阻力。其剂量为 5～10μg/(kg·min)静脉滴注，如超过 15～20μg/

(kg·min)可轻度增加心率；

磷酸二酯酶Ⅲ抑制剂：氨力农和米力农都是双异吡啶衍生物，对磷酸二酯酶Ⅲ有特异性抑制作用，具有显著正性肌力和扩血管作用，但会增加心肌缺氧，容易诱发室性心律失常，应该注意。

(2)利尿剂：可解除水钠潴留，减少血容量，减轻心脏前负荷。但应注意低钾、低镁、代谢性碱中毒、心排血量不足、痰黏不易咳出等不良反应。一般患者宜选用作用缓和的制剂，小剂量短期间断应用。常用氢氯噻嗪12.5～25mg，每日1～3次；螺内酯(安体舒通)20～40mg或氨苯蝶啶50～100mg，每日1～3次。重度水肿患者可应用呋塞米(速尿)20～40mg肌内注射或静脉注射。同时必须监测血电解质变化。水肿大部分消退后应及时停用利尿剂。

(3)抗凝治疗：对血红蛋白＞150g/L或合并冠心病、高血压的患者宜用抗凝剂。肝素最为常用，能降低血黏度及血小板聚集性，从而缓解血液高凝状态；还可以防止多发性微小肺栓塞发生，防止血小板释放5-羟色胺等炎症介质，缓解支气管痉挛；并通过抑制醛固酮生成、改善肾微循环来增加肾血流量，起到利尿作用。

(4)静脉放血：由于红细胞增多引起血黏度增高，可加重血管阻力、影响微循环的流畅，因此对血细胞比容＞55%者可采取静脉放血，每次200mL，然后输入等容量右旋糖酐40mg以补充血容量，使血细胞比容降至50%以下，以降低肺动脉压力和肺血管阻力，增加患者运动耐量。

6.控制心律失常

肺心病患者常见的心律失常是室性期前收缩、房性期前收缩、阵发性室上性心动过速、心房颤动和心房扑动。可针对不同的心律失常，给予抗心律失常药物，如频发室性期前收缩或室性心动过速，可用利多卡因50～100mg静脉注射，然后200mg加入200mL注射液中静脉滴注。如为房性期前收缩或室性期前收缩，可分别给予维拉帕米和美西律。此外，必须针对导致心律失常的原因予以控制感染、纠正缺氧、纠正酸碱失衡与电解质紊乱等治疗，消除病因后心律失常易于控制。

7.营养支持疗法

右心力衰竭、高碳酸血症常导致胃肠道淤血，药物刺激和低氧血症易引起胃肠道损伤和功能紊乱，常发生厌食、恶心、呕吐、腹泻等症状，而气促、呼吸功能增加使能量消耗增多，因此肺心病患者有25%～65%处于营养不良状态。给予要素饮食，补充多种维生素、微量元素、氨基酸、白蛋白、脂肪乳剂等能提高体内蛋白含量，有利于提高免疫功能，减轻呼吸肌疲劳，纠正呼吸衰竭，降低病死率。

8.缓解期治疗

(1)戒烟：吸烟是COPD合并肺动脉高压最直接的致病因子。戒烟不但是COPD有效的治疗措施，而且也是COPD合并肺心病患者主要的治疗方法之一。药物治疗可使戒烟速度加倍。目前常用的帮助戒烟的治疗是尼古丁替代治疗和安非他酮。晚近研制的CHAMPIX与前两者比较，能取得更有效的持续戒烟效果。

(2)适当的体育锻炼：根据不同的体质状况，可进行散步、慢跑、广播操、太极拳等运动，增加肌力、呼吸及循环功能，并提高机体免疫功能。

(3)呼吸锻炼：指导患者做深而慢的腹式呼吸及缩唇呼气，增强膈肌活动度，提高潮气量，减少呼吸频率，可以改善气体分布、纠正通气/血流比例、提高 SaO_2，从而改善通气功能。

(4)逆转肺血管重塑：不但肺动脉高压具有可复性，而且肺血管重塑也是可逆的。神经内分泌拮抗剂包括 ACEI、β受体阻滞剂、醛固酮受体阻滞剂等，可拮抗神经内分泌的过度激活，长期应用可改善血管内皮功能，延缓或逆转肺血管重塑。此外，西地那非、肾上腺髓质素、辛伐他汀等可能也有改善血管内皮功能，抑制血管壁平滑肌细胞增殖的作用。有研究显示，丹参、川芎嗪、红景天、当归、汉防己甲素等中药制剂亦有类似作用。

(5)增强免疫功能：为提高患者的细胞免疫功能、增强防御能力、减少继发感染的机会、预防急性发作，可采用以下药物。①转移因子：仅对 T 细胞起作用，可选择性提高细胞免疫功能，每次 1U，腋部皮下注射，每周 1～2 次。②卡介菌多糖核酸：属多功能免疫调节剂，能增强细胞免疫、平衡体液免疫、激活单核-巨噬细胞系统功能。每次 2mL，肌内注射，隔日 1 次。③胸腺肽：从小牛胸腺提取的多肽激素。它能增强 T 细胞、B 细胞和 NK 细胞活性，增加巨噬细胞移动抑制因子、IFN-γ等细胞因子的生成，增强机体抗病毒、细菌、真菌等病原体的抵抗能力。每次 10～20mg 肌内注射，隔日 1 次，2～3 个月为一个疗程。④核酸：每次 2～4mL 肌内或皮下注射，每周 2 次。⑤必思添：系克雷伯杆菌提取的糖蛋白。首次治疗 8d，每日口服 2mg，停服 3 周；第 2 次治疗 8d，每日 1mg，停服 3 周；第 3 次治疗 8d，每日 1mg。如此连续 3 个月为一疗程。⑥长期家庭氧疗：缺氧引起的肺血管收缩和重塑是 COPD 患者肺动脉高压、肺心病、慢性呼吸衰竭的主要原因。低氧的长期存在还可促进肺肝综合征和末梢神经病变的发生、发展。

氧气是一种选择性肺血管扩张剂。长期持续氧疗能逆转肺动脉高压、肺血管病变和右心室肥厚，可改善 COPD 伴慢性呼吸衰竭患者的生存率。当呼吸衰竭稳定 3～4 周，$PaCO_2 \leqslant 55mmHg$，血细胞比容＞55%，并有右心室肥大，不论是否有高碳酸血症，都可进行长期氧疗。每日经鼻导管吸氧 15h 以上，流量为 1～2L/min，以使 PaO_2 达到 60mmHg 为目标，数周至数月后可使肺小血管较充分地扩张，部分患者可延长寿命。

第六节 心肺复苏

一、概述

心肺复苏(cardio pulmonary resuscitation，CPR)是指各种原因所致心脏和(或)呼吸骤停时的一种急救方法，主要研究心脏和(或)呼吸骤停原因、机体的病理生理变化、诊断与复苏方法、并发症防治与预后评价等。1992 年国际复苏联合会(International Liaison Committee on Resuscitation，ILCOR)成立，组织各国 CPR 及心血管急症处理(emergencycar-diovascularcare，ECC)方面专家于 2000 年制定了第一个国际性 CPR 指南，将 CPR 分为基本生命支持及高级生命支持等措施。

心脏和(或)呼吸骤停在病情无法预料的情况下突然发生。引起心搏骤停的原因可分为心脏原发性因素和继发性因素。前者包括心电功能失常和心泵机械衰竭，后者则是心源性猝死的最常见机制。

心搏骤停时心电图的3种表现及其常见原因：①心室颤动：常见原因为急性心肌梗死、急性心肌缺血、低血钾、药物中毒、触电早期等。②心室静止：常见原因为高血钾、病态窦房结综合征、高度或完全性房室传导阻滞等。③心电-机械分离：目前常称为无脉性电活动（pulseless electrical activity，PEA），常见于广泛的心肌损害、心包填塞或严重休克等。

心搏骤停及CPR过程中3种心电表现可相互转化。

二、病理生理

心搏骤停后心泵功能完全丧失，血液因失去推动循环的动力而停止流动。无论是否伴有呼吸停止，血氧浓度均显著降低，全身组织器官均处于缺血、缺氧状态。由于缺血、缺氧，葡萄糖无氧酵解，酸性代谢产物积聚，同时CO_2潴留和呼吸性酸中毒，各组织器官处于酸性环境中。导致细胞内线粒体功能障碍和多种酶功能失活，造成组织器官损伤。若时间过长，损伤就会不可逆转。一般认为常温下各脏器耐受缺血、缺氧的时间分别为：大脑4～6min，小脑0～15min，延髓20～30min，脊髓45min，交感神经节60min，心脏和肾脏30min，肝脏2h，肺脏时间更长些。经CPR抢救，如果患者自主循环恢复（recovery of spontaneous circulation，ROSC），缺血的组织器官恢复血流灌注，缺血-再灌注损伤随之发生，导致大量自由基产生、多种炎症介质释放、Ca^{2+}超负荷、脂质过氧化、功能细胞凋亡等变化。

三、临床表现和诊断

心搏骤停时，患者出现意识突然丧失，心音消失，脉搏扪不到，血压测不出，可全身短阵抽搐、叹息样呼吸、间断呼吸，随后呼吸停止，进行性发绀、瞳孔散大固定。

由于CPR需分秒必争，只要见突然无反应、无呼吸、无意识，就可立即抢救，凭摸脉搏消失诊断心搏骤停，常耽误时间。了解患者原发疾病病史和发病前征兆有助于明确引起心搏骤停的原因。

四、肺复苏方法

一旦确认患者心搏骤停，应立即实施CPR。完整的CPR应包括基本生命支持、高级生命支持。近年来，特别提出了保证心搏骤停患者存活的生命之链的概念，即尽早现场抢救并呼叫专业人员，尽早心肺复苏，尽早除颤，尽早高级生命支持。生命掌握在目击者手中，媒体及医疗机构应教育、培训民众救命的意识和方法。

（一）基本生命支持（BLS）

1. 基本程序及措施

BLS指在没有医疗器械和药物的条件下对院外发生的心搏骤停患者实施的基本救助。它由以下部分组成：最初的评估、气道通畅的维持（airway）、呼吸通气（抢救呼吸，breath）及胸外按压（circulation）。通常将BLS分解为如下步骤：①识别心搏骤停。②开放气道（airway）。③抢救呼吸（breath）。④维持循环（circulation）。⑤除颤（defibrillation）。

首先判断患者有无反应及呼吸。如果发现无任何反应，应立即使患者仰卧在坚固的平

(地)面上；如果患者面朝下时，应把患者整体翻转，将双上肢放置在身体两侧，以便于 CPR。经过训练的急救者应位于患者一侧，或两人分为两侧，适于急救时人工通气和胸外按压。患者无反应或无意识时，肌张力下降，舌体和会厌可能把咽喉部阻塞，要把下颌向上抬，使气道打开。若有自主呼吸而无颈部创伤，可以采用仰头抬颏法开放气道，并清除患者口中的异物和呕吐物。发现无呼吸或呼吸异常时，应立即实施人工通气；如果不能确定迎气是否异常，也应立即进行人工通气。口对口呼吸是一种快捷、有效的通气方法，呼出气体中的氧气足以满足患者需求。要确保气道通畅，并捏住患者的鼻孔，防止漏气。急救者用口唇把患者的口全罩住，呈密封状，缓慢吹气，每次吹气应持续 1s 以上，确保呼吸时胸廓起伏。口对口呼吸常导致胃胀气，并可能伴发严重并发症；如内容物反流，可致误吸或吸入性肺炎。

　　胸外按压目前越来越被重视。猝死为窒息(如溺水)所致时，患者先有低氧血症，可先人工通气，接着按压。一般情况下均按压在先。胸外按压是在胸骨下 1/2 加压，通过增加胸内压或直接挤压心脏使血液流动，血液流经肺脏，辅以适当呼吸，即可为脑和其他重要器官提供充足的氧气。心脏按压不足，心肌血流就会减少，如今提倡 CPR 按压/通气比例 30∶2，按压频率为 100 次/分钟。每完成 30 次按压、2 次人工通气为一轮 CPR。CPR 过程中观察心电图，注射药物、气管插管或检查患者时按压均不得停顿。心电图显示 QRS 波只要未呈规则化，没有变窄，就不必为扪诊脉搏而停止按压。按压应做到快、深(对正常形体的患者，按压幅度为 4～5cm)，最理想的按压效果是可触及颈动脉或股动脉搏动，并让胸廓充分回弹。这样的要求使得医生一人操作 CPR 时，长时间坚持有困难，抢救人员每 2min 轮换操作较妥。以往认为遇到心搏骤停，现场抢救者可即刻拳击患者前胸，有可能使心脏复律，但近来发现拳击常使原先心律更趋恶化，如使异位心律加快，室速转成为室颤，或者拳击后立即出现完全性心脏传导阻滞及心室静止等，所以目前已不被推荐为现场抢救措施。

　　面罩皮球给氧最快捷，应即刻实施。气管插管常被选择是因为它可保证有效通气，便于吸痰，多一种给药途径，保证胃内容物、血液及口腔黏液不误吸入肺。但气管插管需要医护人员训练有素，操作滞误反而有害。目前已有多种改良式插管。如咽及气管复合插管、喉罩式插管等，操作便捷，不容易误插入食管，但抢救人员平时仍应多练习。插管成功与否需结合临床及一些检验核实(如胸廓抬起、胃里气过水声、呼出气 CO_2 测定、插管管腔是否在食管内的核查等)。气管插管指征为用非侵入性措施无法保证昏迷患者的通气或患者缺少保护性反射(如昏迷、心搏骤停等)时所用的方法。患者如有自主循环，插管中需要连续监测经皮血氧饱和度和心电图。若有 2 名急救人员，应在插管期间持续行负压吸引，以免得内容物反流吸入肺内；确保气管插管在气管开口处，并用拇指与示指从右至左固定环状软骨，压力不能过大，否则会梗阻气道或影响气管插管。人工气道建立后，每分钟给呼吸 8～10 次，不可过度，以免血液偏碱。

　　心搏骤停最多见的表现是无脉性室性心动过速和室颤，如室颤未及时电击或胸外按压，很快便转为心室静止或心电－机械分离，故以往强调遇到心搏骤停时首先除颤。现场抢救，急救人员应携带自动体外除颤机到场。培训专业急救人员，无论在医院或救护车中，一有需要便最快采取早期电除颤。目前，先进国家在民众聚集的公共场所如机场、赌场、体育场馆都安装了 AED，外行人短期培训后就能使用，但 AED 识别室颤或室速等需一定时间，室颤发生后心肌内氧及代谢产物数分钟即耗尽，即刻胸外按压能补充心肌能量，按压越及时则除颤成功率越高。除颤前至少做 5 轮 CPR，室颤复律后，心肌多处于顿抑状态，不可能立即恢复有效血液循环，至少还应做 5 轮 CPR，所以除颤前后必须不停地做有效的胸外心脏按压，按压和除颤转换必须快速，延迟不超过 10s。

近年来对于除颤器的研究取得一些突破，从以往应用的单相电击波改为双相波后，电击时能量及次数均减少，由 360J 降为首次 150～200J，由连击 3 次改为 1 次，将更多的时间让给了按压，也减少了心肌的损伤。如今还出现了许多新兴的 CPR 技术，包括叠加腹压 CPR（IAC-CPR）、高频 CPR、主动性加压-减压 CPR（ACD-CPR）、同步通气-按压 CPR（SVC-CPR）、自动脉冲装置（A-CPR）、机械（活塞）CPR 等。与标准 CPR 相比，据称可改善血液灌流，但均缺乏确凿证据。

心室静止或心电-机械分离的处理，首先是积极地 CPR，按压加人工呼吸，同时寻找病因，纠正如高血钾、严重酸中毒、心包压塞等。起搏治疗主要用于引发阿-斯综合征、黑蒙、心绞痛、心力衰竭等显著性心动过缓；心室静止或心电-机械分离状况下心肌受各种因素抑制，起搏常无效。

实时判断 CPR 疗效的指标主要有 2 项：①冠状动脉灌注压：CPP=主动脉舒张压-右心房舒张压。CPP 与心肌血流量及能否 ROSC 直接相关。CPP≥15mmHg 可预测能成功 ROSC，因此复苏抢救中应尽力升高动脉舒张压。肾上腺素注射、胸外按压等措施均能增高 CPP。CPP 测定需动脉插管，唯 ICU 中能应用。②呼气末二氧化碳分压（end-tidal CO_2）：CPR 之初，循环血流量极低，组织 CO_2 经血流携带至肺的释放量极度降低；如达到 ROSC，肺释放 CO_2 即会增加。CPR 过程中，呼气末二氧化碳分压＜10mmHg 表示预后很差。此方法较之 CPP 法，操作安全、简易、便于推广。

开胸心脏挤压危险性大，需要有经验的抢救队伍，不建议常规开展，尤其不能作为长时间复苏的最后努力。开胸指征是胸部穿透伤引起的心搏骤停，其他情况包括体温过低、肺栓塞或心包填塞、胸廓畸形、体外 CPR 无效、穿透性腹部损伤等，病情恶化并发生心搏骤停。

2. CPR 常用药物

心脏停搏时，应首选建立周围静脉通道，因其穿刺容易，并发症少，且不受 CPR 干扰，但外部静脉用药较中心静脉给药的药物峰值浓度要低，起效循环时间较长。静脉给药后，应立即推注 20mL 注射液。静脉穿刺困难时也可经骨松质内插管（intraosseous，IO），其静脉基不会萎瘪，药物注入相当于进入中央静脉，但 IO 注射药物国内应用报道尚欠缺。如在静脉建立前已完成气管插管，肾上腺素、利多卡因和阿托品也都可通过气管给药，其用药量应是静脉给药的 2～2.5 倍，并用 10mL 蒸馏水稀释。在气管末端插入导管，迅速向气管喷入。院外气管给药抢救报道成功率很低。

CPR 药物对心血管系统的影响主要在 3 个方面，即对外部血管紧张度、心肌收缩力及心脏变时性的影响。

盐酸肾上腺素适用于心搏骤停患者，主要因为其有α受体激动剂的特性，在 CPR 时可以增加心肌和脑的供血，而其β肾上腺素能样作用是否有利于复苏尚有争议。肾上腺素至今仍为 CPR 一线药物，是 CPR 用得最广泛的药物，但遗憾的是，至今几乎没有多少确实证据支持其改善了患者存活率。动物实验和人类的临床实践显示肾上腺素有利有弊。目前治疗剂量仍主张 1mg，除非心搏骤停因β受体阻滞剂或钙通道阻滞剂中毒所致，用量可偏大。给药途径一般为静脉注射或 IO，失败时可气管内给予。

血管加压素是一种抗利尿激素，当给药剂量远大于其发挥抗利尿激素效应剂量时，有强烈血管收缩作用，此作用非肾上腺素能中介，而系直接刺激平滑肌 V1 受体所致。感染性休克状态下，周围血管扩张，儿茶酚胺类药物疗效亦不佳时，血管加压素仍可起作用，因此目前备受注目。外源性血管加压素可能对心搏骤停患者有益，短暂室颤后行 CPR 时，血管加压素可增加 CPP、重要器官(如大脑)的血流量，增大室颤波幅，在自主循环恢复后不会造成心动过缓。目前认为血管加压素与肾上腺素作用相当，互不取代，血管加压素是除肾上腺素外的另一种备选药物。

阿托品用于心搏骤停、症状性心动过缓、缓慢性 PEA 及房室结水平的阻滞。剂量为 0.5～1mg，静脉注射，可每 3～5min 重复给予，最大剂量 0.04mg/kg。患者有急性心肌梗死或心肌缺血时，应用务必谨慎，以防心率增快、缺血加重。

去甲肾上腺素是一种血管收缩药和正性肌力药，用后心射血量可增高，也可降低，此取决于血管阻力大小、左心功能的好坏和各种反射的强弱。与肾上腺素比较，其对于心搏骤停的抢救有害无益，神经系统的后遗症明显增加。

钙并不能改善心搏骤停患者的存活率，所以已不再是 CPR 常规用药。只在有确切指征时如高血钾、低血镁或钙通道阻滞剂中毒等时才予使用。对于用洋地黄治疗的患者，由于钙增加洋地黄中毒的可能，也应小心。

碳酸氢钠可降低血管阻力，降低 CPR，可使血红蛋白氧合曲线右移，组织摄氧减少。另外，因 CO_2 增加，导致心、脑细胞内酸中毒；其与儿茶酚胺血管活性药物又相拮抗，故并非 CPR 一线用药，除非患者原有代谢性酸中毒、高钾血症或三环类抗抑郁药或苯巴比妥类药物过量。心搏骤停时间较长者，应用碳酸氢盐治疗可能有益，但只有在除颤、胸外心脏按压、气管插管、机械通气和血管收缩药治疗无效时方可考虑应用，并切忌导致碱血症。达到 ROSC 时，组织酸中毒多能自动消除。

(二)高级生命支持(ACLS)

ACLS 包括在继续进行 CPR 的同时，运用辅助设备和特别技术，建立和维持有效通气和自主血液循环，心电监护，识别和治疗心律失常，建立有效静脉通路，使用药物和电学方法等多种措施治疗及保持心肺功能及治疗原发性疾病。

1. 病因预防及治疗

心搏骤停可能病因所示有 5Hs、5Ts。最常见者急性冠状动脉综合征(包括不稳定型心绞痛、急性心肌梗死等)须尽快让阻塞的冠状动脉再通，降低心肌耗氧量，这是防止心搏骤停的关键措施。如 ST 段抬高型急性心肌梗死(STEMI)，应尽可能于发病 6h 内使冠状动脉重建。有适应证者，30min 内即应开始纤溶治疗，或 90min 内实施经皮冠状动脉介入术(PCI)。

心脏/呼吸骤停的另一重要病因为脑卒中，脑梗死要求 1h 内纤溶治疗。

2. 重症监护

一旦患者自主循环相对稳定就应立即转送 ICU。在转送过程中，应不间断辅助呼吸和维持用药，并密切观察意识和大动脉搏动的变化，随时做好 CPR 的准备。进入 ICU 后，通常应监护如下项目：①临床体征包括意识水平、血压、脉搏、体温，有无脑外伤和胸外伤，有无抽搐等。②持续心电监测和持续氧饱和度监测。③动脉血气，包括血 PaO_2 和 $PaCO_2$、pH、剩余碱等。④血糖。⑤电解质水平。⑥血、尿渗透压。⑦呼吸频率、潮气量、气道压力监测。⑧呼出气二氧化碳监测。⑨有条件者可做颅内压监测和颅脑氧饱和度监测。

3. 维持内环境和生命体征稳定

内环境包括水、电解质、酸碱、血糖、渗透压、PaO_2 等，生命体征主要指血压、脉搏、呼吸、体温等。由于缺氧造成各脏器功能障碍及复苏过程中多种药物的应用，体内水、电解质、酸碱代谢、血糖、渗透压处于不断变化的动态过程，处理不当易造成新的内环境紊乱，加重处于修复期的各功能脏器的损伤。生命体征的不稳定也会造成新的脏器损伤。维持内环境和生命体征稳定是保证各脏器功能恢复的基础，尤其是对脑复苏和心功能恢复而言。

4. 治疗性低温

ROSC 后，允许患者处于轻度低温（>33℃），只要血流动力学稳定，就不必温暖其身体。体温正常者，也可诱导治疗性低温，将体温降至 32～34℃。降温越早，转归越好。一般维持 12～24h。复温过早不利于复苏；复温过快则易致反弹性高温，加重脑的损害。低温能降低脑代谢水平，减轻再灌注损伤。体外降温（冰毯、冰袋等）达到目标温度时间较长，目前用体内降温法疗效较著，如 30min 输注 4℃类晶体 30mL/kg、腹膜或胸膜腔低温液灌洗、特殊低温导管、股静脉插管血液体外降温后回输等，闭胸心肺转流（CPB）降温最有效，但需设备和技术。

5. 控制心律失常

致死性心律失常、心室颤动或无脉性室速等必须立即中止。当电除颤和应用肾上腺素无效时可试以抗心律失常药，如利多卡因、普鲁卡因胺、胺碘酮等。

对于血流动力学稳定、非急性心肌梗死所致的单形性室速，普鲁卡因胺较利多卡因有效。遇到 QRS 波宽大畸形性心动过速，与室速鉴别困难时，也可试用普鲁卡因胺，剂量为 20～50mg/min，直至心律失常被控制、产生低血压、QRS 波增宽 50% 或总量达 17mg/kg。

6. 防治多器官功能不全

心搏骤停患者 CPR 后全身的所有组织器官均经历了一次缺血-再灌注的损伤过程，多个脏器如心、脑、肺、肾等可同时或相继出现功能障碍。

（1）呼吸系统：ROSC 后，患者自主呼吸未必立即恢复，即使存在自主呼吸，也不一定能满足氧的需求。此时，一方面应再度详细体检、摄胸片，以了解 CPR 的并发症；另一方面应根据血气分析、临床状况调节机械通气参数，条件具备时逐步撤机。如患者持续需较高氧浓度，就应仔细检查有无急性呼吸窘迫综合征、肺炎、肺不张、肺水肿等情况。

呼吸机治疗过程中，患者尽可能取半卧位，防止吸入性肺炎。镇静剂及肌肉松弛剂的应用应减至最低程度，目前主张每日应暂时停药，让患者"复苏"，以期正确评估神经系统功能和减少感染发生率。此外，应避免过度通气，持久的低 $PaCO_2$ 会减少脑血流量，加重脑的缺血损伤。

(2)循环系统：不论因原先心脏疾病，还是因心搏骤停后心肌损伤，CPR 后心脏功能均有降低，可在血流动力学检测下调整患者的前、后负荷，纠正心律失常，亦可适时应用正性肌力药物。由于患者多为危重急症患者，故常静脉滴注半衰期短的多巴酚丁胺或磷酸二酯酶Ⅲ抑制剂氨力农、米力农等，必要时亦可联合应用以度过严重心功能不全阶段。对于血压偏低者，一方面应积极估测血容量，将中心静脉压提升至 $8 \sim 12 cmH_2O$，用呼吸机正压通气时提升至 $15 \sim 18 cmH_2O$；另一方面，在充盈压好转的条件下，应用多巴胺甚至去甲肾上腺素等升高血压以纠正、维持体循环的灌注和氧的供给，预防多脏器衰竭。洋地黄类药物适于慢性心力衰竭，心搏骤停时多不用，除非患者有快速性心房颤动，其静脉制剂可迅速减慢心室率、增高心排血量。

(3)急性肾衰竭(ARF)：CPR 后全身缺血，缺氧，加上复苏后常见的低血压和血容量不足，均可导致肾缺血性损害。ARF 是心搏骤停后常见的并发症，一旦产生，其他脏器功能就受连锁损伤。

血容量恢复、休克纠正后如尿量仍不增加，就应警惕急性肾小管坏死，甚至只要存在肾损伤的病因，就应预防肾功能障碍。如今已有多种肾损伤的生物标志物，对其诊断很有帮助。预防方法首先是停用任何对肾有伤害的药物甚至造影剂等，维持良好的血流动力学状态(包括前负荷、后负荷、心排血量等)，也可试用一些目前认为能改善肾功能的方法，如氧自由基清除剂、钙通道阻滞剂、血管紧张素转换酶抑制剂(ACEI)、前列环素(PGI_2)、前列腺素E_2(PGE_2)等。心搏骤停患者各系统功能低下，往往不能耐受对血流动力学影响较大的血液透析，因此越来越多的 ICU 配备了血液净化设备，对度过 ARF 起到了很好的作用。

(4)弥散性血管内凝血(DIC)：应积极治疗原发病，消除应激因子，纠正内环境紊乱。密切监测患者纤维蛋白原水平、血小板计数及凝血因子，密切观察有无消化道出血、呼吸道出血及泌尿道出血；若有出血，又需有创治疗，则要使用冷沉淀物、新鲜冰冻血浆及浓缩血小板。治疗 DIC 要持续输注肝素，同时补充血稳定因子。辅以活血化瘀药如丹参等。

7. 脑复苏

CPR 过程中中枢神经系统功能的保护和恢复是决定患者生存质量的关键。心搏骤停一旦发生，CPR 启动越早、越及时有效，中枢神经系统功能恢复就越有希望，如果早期抢救贻误，则此后的治疗不是无效便是留下永久性后遗症。脑复苏目的在于在 CPR 基础上加强对脑细胞损伤的防治和促进脑功能的恢复，使患者在 CPR 后能尽早重返社会。发生在呼吸、心搏骤停后的脑功能障碍称为心肺复苏后综合征，是一种全脑缺血、缺氧后的脑病。脑功能的恢复取决于心搏骤停和 CPR 的时间，以及与各阶段生命支持相关的其他因素。首先全脑缺血性损伤是复苏后脑损伤的基础。正常脑组织代谢率极高，耗氧量很大，但糖原、氧和 ATP

储备又极少。心搏骤停，血液循环停止，对脑的氧、糖和 ATP 等能源及能源底物的供应停止，ATP 迅速耗竭。氧供应不足，葡萄糖无氧酵解增加，乳酸等酸性代谢产物增加，同时微循环障碍导致酸性代谢产物积聚，脑组织局部酸中毒。能量耗竭和酸中毒会造成线粒体呼吸功能衰竭，多种膜泵和酶失活，引起一系列脑细胞功能障碍。自主循环恢复后，缺血的脑组织会出现低灌注或无再灌注状况。其病理基础是毛细血管内皮细胞肿胀、组织水肿、血黏度增高、红细胞呈泥流状、微血栓形成和血流阻力增大，是缺血性损伤的延续和叠加。其次出现缺血—再灌注损伤。Ca^{2+}超载、兴奋性氨基酸产生过多、脂质过氧化、自由基、凋亡、炎症反应等发病机制在缺血-再灌注损伤中发挥重要作用，且上述损伤机制相互影响，可形成恶性循环。

脑复苏方法主要包括：①增加脑血流供应：用呼吸机者防止通气过度很重要。$PaCO_2$ 降低可致脑血管收缩，脑缺血加重。高压氧治疗可提高血 PaO_2，增加氧的弥散率和弥散范围，只要患者的生命体征稳定，应尽早应用。钙通道阻滞剂为强效脑血管扩张剂，可降低及缩短脑缺血后的低灌注状态，临床上目前应用较多者为尼莫地平的静脉制剂。②降低脑组织代谢及氧耗：例如亚低温治疗配合选择性头部降温能降低脑代谢率，延迟 ATP 的耗竭，保护血脑屏障，脑复苏效果显著。③保护脑细胞，减轻有害因子损伤：糖皮质激素有稳定细胞膜、清除自由基的作用，可降低脑水肿，应常规短期应用。④增加脑营养，促进脑细胞生长。现今用得较多的如吡硫醇(脑复新)、1，6-二磷酸果糖(FDP)等，均可促进脑的糖代谢，修复脑功能。应强调的是，上述措施发挥作用仍取决于内环境的稳定，它可能比那些脑组织专用药物更有助于脑复苏。其他措施还包括维持适当的平均动脉压(MAP)、提高颅脑再灌注、纠正酸中毒、制动和镇静、抗惊厥治疗、控制血糖、促进脑细胞代谢药物以及自由基清除剂等的应用。

第七节　心源性休克

一、概述

心源性休克是指心脏泵功能损害引起的休克综合征。常由急性心肌梗死、急性弥漫性心肌炎、严重心肌病引起心肌收缩力丧失，还可由主动脉瓣或二尖瓣狭窄、急性心包填塞等所致的心脏机械功能障碍引起。心脏外科手术、大块肺栓塞也是心源性休克的原因。急性心肌梗死、左室受损面积在 40% 以上者是心源性休克最常见的原因。

心源性休克发病的中心环节是心排血量迅速降低，血压可显著下降，多数患者外部阻力增高(低排高阻型)，这是因为血压降低使主动脉弓和颈动脉窦的压力感受器冲动减少，反射性引起交感神经传出的冲动增多，引起外部小动脉收缩，使血压能有一定程度的代偿。少数患者外部阻力降低(低排低阻型)，这是由于这类患者心排血量显著降低，血液淤滞在心室，使心室壁牵张感受器受牵拉，反射性地抑制交感中枢，使交感神经传出的冲动减少，外部阻力降低，引起血压进一步下降。

心源性休克发病急骤、死亡率高、预后差。

二、诊断

（一）病因

有诱发休克的病因，如大面积急性心肌梗死、重症急性心肌炎、原发或继发性心肌病、严重的恶性心律失常、急性心包填塞、心脏手术及具有心肌毒性的药物中毒等。

（二）临床表现

早期患者烦躁不安、面色苍白，诉口干、出汗，但神志尚清；后逐渐表情淡漠、意识模糊、神志不清直至昏迷。体检心率逐渐增快，常＞120 次/分钟。收缩压＜10.7kPa（80mmHg），脉压＜2.7kPa（20mmHg），后逐渐降低，严重时血压测不出。脉搏细弱，四肢厥冷，肢端发绀，皮肤出现花斑样改变。心音低纯，严重者呈单音律。尿量＜17mL/h，甚至无尿。休克晚期出现广泛性皮肤、黏膜及内脏出血，即弥散性血管内凝血的表现，以及多器官衰竭。血流动力学监测提示心排血指数降低、左室舒张末压升高等相应的血流动力学异常。

（三）辅助检查与监测

1. 心肌酶学及心肌钙蛋白测定

急性心肌梗死时患者的心肌酶及心肌钙蛋白显著升高。

2. 动脉血气分析

应定期分析动脉血 pH 值、血氧饱和度、氧分压、二氧化碳分压与碱储备等，以掌握水、电解质和酸碱平衡，并了解肺通气与换气功能。

3. 血乳酸浓度测定

动、静脉全血的血乳酸浓度正常值分别为 0.33～0.78mmol/L 和 0.56～2.2mmol/L，其浓度升高提示组织灌注不良。

4. 监测

进行血流动力学监测，有条件时必须插入 Swan-Ganz 导管监测中心静脉压、心排血指数和肺楔嵌压（PWP）。同时插导尿管，监测尿量。

5. 其他

查血常规、肝肾功能、电解质、尿常规、尿比重，拍床旁胸片，心电图，必要时做动态心电图检查，条件允许时行床旁超声心动图检查等。弥散性血管内凝血的有关检查，如血小板计数及功能检测出、凝血时间，凝血酶原时间，各种凝血因子和纤维蛋白降解产物（FDP）。必要时做微循环灌注情况检查。

三、治疗

（一）一般治疗

（1）绝对卧床休息，有效止痛，由急性心肌梗死所致者吗啡 3～5mg 或哌替啶 50mg，静脉注射或皮下注射，同时予地西泮、苯巴比妥。

（2）建立有效的静脉通道，必要时行深静脉插管。留置导尿管监测尿量。持续心电、血压、血氧饱和度监测。

（3）氧疗：持续吸氧，氧流量一般为 4～6L/min，必要时气管插管或气管切开，人工呼吸机辅助呼吸。

(二)纠正血容量不足

心源性休克可因伴有各种明确的原因(如出汗多、呕吐、利尿等)而使血容量减少,但有些患者并无明显减少血容量的因素亦存在低血容量。因此,经静脉补充血容量也是治疗心源性休克的首要步骤。

补充血容量首选低分子右旋糖酐 250~500mL 静脉滴注,或 0.9%氯化钠注射液、平衡液 500mL 静脉滴注,最好在血流动力学监护下补液,前 20min 内快速补液 100mL,如 CVP 上升不超过 0.2kPa(1.5mmHg),可继续补液直至休克改善,或输液总量达 500~750mL。无血流动力学监护条件者可参照以下指标进行判断:诉口渴,外部静脉充盈不良,尿量<30mL/h,尿比重>1.02,CVP<0.6kPa(6mmHg),则表明血容量不足。

低分子右旋糖酐既可补充血容量而有利于增加心排血量,亦可改善微循环和防止血栓形成,但用量过大、时间太长,可引起血小板破坏及出、凝血异常。维持阶段可用葡萄糖注射液。液体量 24h 一般控制在 2000mL 左右,右室梗死低血压、休克时(无左心力衰竭)可用至 3500~4000mL。

(三)血管活性药物的应用

心源性休克的诊断一旦成立,应即用多巴胺,维持收缩压在 12.0~13.3kPa(90~100mmHg),保证重要器官的血流灌注。首选多巴胺,从 2~5μg/(kg·min)开始渐增剂量,在此基础上根据血流动力学资料选择血管扩张剂。对于血压较低,单用多巴胺无效,宜选用间羟胺(阿拉明),它刺激α受体使小动脉收缩的效果较强,血压升高较明显。

(1)肺充血而心排血量正常,肺毛细血管楔嵌压(PCWP)>2.4kPa(18mmHg),而心排血指数>2.2L/(min·m²)时,宜选用静脉扩张剂,如硝酸甘油 15~30μg/min 静脉滴注或泵入,并可适当利尿。

(2)心排血量低且周围灌注不足,但无肺充血,即心排血指数<2.2L/(min·m²),PCWP<2.4kPa(18mmHg)而肢端湿冷时,宜选用动脉扩张剂,如酚妥拉明 100~300μg/min 静脉滴注或泵入,必要时增至 1000~2000μg/min。

(3)心排血量低且有肺充血及外部血管痉挛,即心排血指数<2.2L/(min·m²),PCWP<2.4kPa(18mmHg)而肢端湿冷时,宜选用硝普钠,10μg/min 开始,每 5min 增加 5~10μg/min,常用量为 40~160μg/min,也有高达 430μg/min 才有效。

心源性休克时扩血管治疗的目的,在于降低心脏的前、后负荷和扩张微循环。应用扩血管治疗的最佳适应证是低心排血量、高左室充盈压、心脏急性扩张和有肺水肿,但无严重低血压的患者。最常用的血管扩张剂是硝酸甘油和硝普钠。两药比较,硝酸甘油有扩张心外膜冠状动脉改善心肌缺血的优点,而硝普钠则可能引起"冠脉窃血"现象。但其舒张外部血管的作角更为强大,心源性休克时应用硝普钠带来的好处超过窃血现象带来的坏处。

(四)正性肌力药物的应用

1.洋地黄制剂

一般在急性心肌梗死的头 24h,尤其是 6h 内应尽量避免使用洋地黄制剂,在经上述处理休克无改善时可酌情使用毛花苷 C 0.2~0.4mg,静脉注射。关于洋地黄的应用一般认为对心源性休克无益，但在合并心房颤动、急性肺水肿或右心力衰竭伴左室充盈压升高者可以应用。注意洋地黄静脉注射可使外部血管及冠状动脉发生暂时性收缩，使后负荷增加，冠状动脉供血减少，对急性心肌梗死后头 24h，应用洋地黄导致严重心律失常的潜在危险性较大，可能出现冠状动脉及全身小动脉收缩，血压急剧上升，病情迅速恶化。

2. 拟交感胺类药物

对心排血量低，肺毛细血管嵌顿压不高，体循环阻力正常或低下，合并低血压时选用多巴胺，用量同前；而心排血量低，肺毛细血管嵌顿压高，体循环血管阻力和动脉压在正常范围者，宜选用多巴酚丁胺 $5\sim10\mu g/(kg\cdot min)$。多巴酚丁胺选择性激动$\beta_1$受体。对$\beta_2$及$\alpha$受体作用轻微，可直接兴奋心脏$\beta_1$受体，使心肌收缩力增强，心排血量增加并降低左室充盈压和外部血管阻力，扩张冠脉，增加肾血流量。多巴酚丁胺与多巴胺相比，对心脏的正性肌力作用较强，可增加心排血量，降低 PWP 和改善心功能，但对外部血管的作用不明显，故有心力衰竭或以心力衰竭为主时宜选用，而有休克或以休克为主时，宜选用多巴胺。

3. 磷酸二酯酶抑制剂

常用氨力农 $0.5\sim2mg/kg$ 稀释后静脉注射或静脉滴注，或米力农 $2\sim8mg$ 静脉滴注。

(五)其他治疗

1. 纠正酸中毒

休克时组织灌注不足和缺氧、无氧代谢，使乳酸堆积引起酸中毒，严重者($pH<7.2$)可抑制心肌收缩力，使血管对升压药物不敏感，易诱发心律失常。常用 5%碳酸氢钠，根据血气分析结果计算补碱量。

2. 激素应用

早期(休克 $4\sim6h$ 内)可尽早使用糖皮质激素,如地塞米松 $10\sim20mg$ 或氢化可的松 $100\sim200mg$，必要时每 $4\sim6h$ 重复 1 次，共用 $1\sim3d$，病情改善后迅速停药。

3. 纳洛酮

首剂 $0.4\sim0.8mg$，静脉注射，必要时 $2\sim4h$ 后重复 $0.4mg$，继以 $1.2mg$ 置于 500mL 注射液内静脉滴注。

4. 机械性辅助循环

经上述处理后休克无法纠正者，可考虑主动脉内气囊反搏(IABP)、体外反搏、左室辅助泵等机械性辅助循环。IABP 是从股动脉穿刺插入，将球囊放至左锁骨下动脉开口下的降主动脉中，舒张期气囊充气，升高主动脉内压，以增加冠脉灌注，收缩期将气囊抽瘪，以帮助左室射血，从而增加心排血量。IABP 对稳定病情极有帮助，但不宜用于合并中、重度主动脉返流和主动脉瘤患者。体外反搏是按顺序向四肢气囊轮换充气和放气，增加冠脉血流、降低后负荷、增加心排血量。具有操作简便、并发症少的优点，但功效不及 IABP。体外反搏禁忌证同 IABP。此外，还可应用左室辅助泵。

5. 原发疾病治疗

如急性心肌梗死患者应尽早进行再灌注治疗，溶栓失败或有禁忌证者应在 IABP 支持下进行急诊冠状动脉成形术；急性心包填塞者应立即心包穿刺减压；乳头肌断裂或室间隔穿孔者应尽早进行外科修补等。

6.心肌保护

应用 1，6-二磷酸果糖 5～10g/d，酌情使用血管紧张素转换酶抑制剂等。1，6-二磷酸果糖是一种生物物质，进入人体后与细胞膜互相作用，能加强细胞内高能基团的重建，提高细胞内磷酸果糖激酶和丙酮酸激酶的活力，促进葡萄糖代谢，提供细胞能量，促进钾内流，增加细胞内钾离子浓度，恢复细胞内的极化状态，减轻细胞内酸中毒，从而加强心肌收缩力。应用 1，6-二磷酸果糖治疗心源性休克，发现可改善血流动力学，使心功能状态及休克征象均有不同程度改善。

(六)保护重要脏器功能和防治并发症

1.呼吸衰竭

包括持续氧疗，必要时呼气末正压给氧，适当应用呼吸兴奋剂，如尼可刹米 0.375g 或洛贝林(山梗菜碱)3～6mg 静脉注射；保持呼吸道通畅，定期吸痰，加强抗感染等。

2.急性肾衰竭

注意纠正水、电解质紊乱及酸碱失衡，及时补充血容量，酌情使用利尿剂如呋塞米 20～40mg 静脉注射。必要时可进行血液透析、血液滤过或腹膜透析。

3.保护脑功能

酌情使用脱水剂及糖皮质激素，合理使用兴奋剂及镇静剂，适当补充促进脑细胞代谢药，如脑活素、胞二磷胆碱、三磷酸腺苷等。

4.防治弥散性血管内凝血（DIC）

休克早期应积极应用低分子右旋糖酐、阿司匹林、双嘧达莫(潘生丁)等抗血小板及改善微循环药物，有 DIC 早期指征时应尽早使用肝素抗凝，首剂 3000～6000U 静脉注射，后续以 500～1000U/h 静脉滴注，监测凝血时间调整用量，后期适当补充消耗的凝血因子，对有栓塞表现者可酌情使用溶栓药如小剂量尿激酶(25 万～50 万 U)或链激酶。

第八节　急性病毒性心肌炎

病毒性心肌炎(VMC)是指嗜心性病毒感染对心脏的直接损伤和随后发生的免疫的损伤，造成心肌细胞变性、溶解、坏死的心肌炎。同时病变可以累积起搏系统和传导系统，也可以累及心包膜。临床上一般可分为急性期、急性期后、慢性期，急性期可分为轻型(多数)、严重暴发型(病情来势凶，可出现严重心律失常、心源性猝死、严重心力衰竭或心源性休克)，也有见急性坏死性心肌炎，部分患者或可演变为扩张型心肌病(DCM)。由于急性病毒性心肌炎经治疗之后可导致慢性心肌炎/扩张型心肌病，故有学者统称为病毒性心肌病。

一、病因

急性病毒性心肌炎致病病毒为：①常见柯萨奇 B 组病毒和腺病毒。②巨细胞病毒，疱疹病毒、EB 病毒、流感/副流感病毒、微小病毒、腮腺病毒、麻疹病毒等也占少量比例。③肝炎病毒，尤以丙型肝炎病毒可能起重要作用。我国有关丙肝病毒引致急性病毒性心肌炎尚无报道，需待进一步探讨。

二、流行状况

1.年龄

可发生在各年龄段，儿童和 40 岁以下成年人为多，据报道 10～30 岁患者占 35%。

2.性别

男性略高于女性，但有学者报道 1997～1999 年总结 1000 例急性病毒性心肌炎中男：女比例为 0.93：1。

3.季节

以夏季为多、冬天为少，这可能与肠道病毒-柯萨奇病毒流行多见于夏/秋季有关。流行多为散发，也有小范围暴发，20 世纪 80 年代，我国湖北、云南等地暴发病毒性心肌炎流行期间发病率为 26.8%～50%，死亡率为 23.6%。近年来发现我国病毒性心肌炎发病率有逐年上升趋势。

三、发病机制

病毒性心肌炎发病机制到目前为止仍不十分清楚，可能为：①急性期嗜心肌病毒直接侵犯心肌引致心肌损伤。②随后发生的免疫损伤是急性病毒性心肌炎的发生/发展主要机制。

(一)病毒直接侵入心肌引致心肌损害/损伤

受体作用机制，有学者认为病毒对心肌直接损伤机制主要可能是肠道病毒受体作用。由炎症介质诱发产生的柯萨奇 B 族病毒各亚型及肠道病毒属中许多其他病毒的内在化多功能受体，这些受体属免疫球蛋白超家族成员，对细胞间接触、黏附中起主要作用，与心肌损伤有关。

蛋白激酶切割机制，近年有研究显示，CVB3 感染心肌细胞后，CVB 蛋白激酶 2A 具有切割心肌细胞骨架蛋白的作用，从而导致心肌细胞损伤。CVB 蛋白激酶 2A、3C 切割作用抑制宿主蛋白质合成 CVB3 的蛋白激酶 2B，可改变心肌内质网和浆膜的渗透性，导致胞浆游离钙离子浓度增加和膜的损伤。

信号调节酶作用机制，有学者研究发现 CVB3 感染可触发细胞外信号调节酶 1 和 2 的信号激活，而心肌中信号调节酶 1 或者 2 活性增强，又促进了病毒大量复制。病毒通过参与宿主细胞信号调节酶 1 或者 2 信号传导途径而扩大自身复制。

通过上述机制，感染病滞的宿主可以引起病毒血症，病毒从血流直接侵犯心肌，导致心肌纤维溶解、水肿、坏死，心肌细胞破坏，炎症细胞浸润而出现临床症状。

(二)免疫介导致心肌损伤机制

1.抗原、抗体

有心肌炎尸解发现心肌组织中主要组织相容性抗原复合物表达明显提高；也有认为病毒与心肌蛋白交叉反应抗体在免疫介导致心肌损伤中可能起重要作用。

2.细胞因子作用

有研究发现病毒性心肌炎的发病可能和白介素-1、白介素-2、白介素-6、白介素-12，肿瘤坏死因子α(TNF-α)、干扰素-γ、降钙素基因相关肽等有关。

3.心肌细胞凋亡

病毒性心肌炎的心肌组织除炎症坏死外，可以通过诱导细胞免疫、体液免疫及多种细胞因子导致心肌细胞凋亡，凋亡心肌细胞数量越多，病变严重程度越大，不同病毒可启动不同细胞凋亡道路。

4.心肌细胞纤维化

动物小鼠实验显示，随着心肌炎病程的持续炎症病变减轻，而心肌纤维化进行性加重，同时 ADAMTS-1mRNA 含量亦进行性增加，可能使病毒性心肌炎的心肌纤维化导致扩张型心肌病。

5.患者免疫功能低下

对本病发病可能也起着重要作用。

四、诊断

(一)临床表现特点

急性病毒性心肌炎的临床表现特点取决于病变的范围、广泛的程度。

约半数患者发病前 1～3 周有病毒感染的前驱症状如：①发热、咽痛、全身肌痛、倦怠，即所谓"感冒"症状。②或有恶心、呕吐、腹泻等消化道症状。

心脏受累表现如下。①症状：心悸、胸痛、气促，重症者可在短期内出现心力衰竭、低血压或心源性休克，甚至可出现阿-斯(Adams-stokes)综合征。②体格检查：轻者心界不大，重者心浊音界扩大，可见与发热程度不平行的心动过速，可有各种心律失常(包括期前收缩、心动过速、房室传导阻滞)；第一心音(S_1)低钝，可闻及第三心音或第三心音(S_3)奔马律或杂音；有颈静脉扩张、肝大、肝颈静脉回流征阳性等心力衰竭体征，重症者可有心源性休克。

各种年龄均可发病，但以儿童和青年为多见。

(二)实验室及其他辅助检查特点

1.心电图表现

变化较明显：①ST-T 改变(ST 段水平或下斜型改变，T 波倒置)。②各种心律失常，包括各种期前收缩、房室传导阻滞、束支和室内阻滞等。但以室性期前收缩、室性心动过速和房室传导阻滞为多见。③如若合并心包炎，可有 ST 段上升，如若心肌损害严重者，有时可出现病理性 Q 波(称为坏死性心肌炎)需与急性心肌梗死鉴别。

2.心肌酶学

(1)血清肌钙蛋白 I 或 T(CTnI 或 CTnT)：人体肌钙蛋白系列中有 CTnI、CTnT、CTnC 三种亚单位，形成复合体，调节横纹肌 Ca^{2+} 的修饰的肌动蛋白，肌凝蛋白相互作用过程，而 CTnI 或 CTnT 系心肌肌钙蛋白复合物一个亚单位，由于 CTnI 仅存于心肌收缩的细胞肌丝上，故更具有特异性心肌抗原性。①CTnI 特点：a.CTnI 调节肌肉收缩的抑制性亚单位，由不同于骨骼肌 InI 的基因控制，有独特氨基酸序列，特异性高且优于 CK-MB。b.CTnI 仅有 3%左右游离于细胞质中，绝大部分与心肌结构蛋白结合，固定于心肌肌原纤维上，当心肌损伤发生时，开始是游离状态 CTnI 释放入血，随着心肌细胞坏死、崩解、结构破裂而持续释放入血，因此血清 CTnI 呈双峰改变。c.CTnI 在发病后 2～4h 开始升高，持续 2～3 周降至正常，少数可持续 2～3 个月。d.临床应用的 CTnI 发现可预测 VMC 的心肌损伤证据，预后判断以及有无由 VMC 向 DCM 演变标准。e.CTnI 阳性对 VMC 诊断有重要作用，但阴性并不能排除 VMC 的诊断。②CTnT 特点：a.特异性较差，心肌损伤可增高，其他情况比如骨骼肌损伤，肾功能不全，胎儿发育期，某些肌病患者亦可增高。b.如若 CTnI 与 CTnT 两者均增高对 VMC 诊断意义更大。c.以 CTnT 诊断 VMC 时，需结合症状，体征和心电图表现。

CTnC：多为骨骼肌病理变化下才表达，如若合并心肌损害，CTnC 亦可以增高。

(2)心肌肌酸激酶(CK-MB)。①由于可以存在于人体广泛部位，所以，对 VMC 诊断敏感性高，特异性差。②CK-MB 在心肌损伤后 3d 内恢复正常，所以单用 CK-MB 诊断或判断 VMC 会导致误诊。③心脏或心外状况 CK-MB 亦可以增高，包括急性心肌梗死、脑卒中、肝功能不全、甲状腺功能减退、某些肌病等。因此，作为诊断 VMC，最好结合 CTnI 或 CTnT 以及核素检查。

(3)其他心肌酶。天门冬酸氨基转移酶(AST)、乳酸脱氢酶(LDH)、CK，血浆肌红蛋白等，其诊断敏感性和特异性不如上述心肌酶，临床已少用。

3.X 线检查

心影改变取决于心肌损伤程度和范围，如心肌损伤为局灶性者，心影正常，病发弥漫性者，心影扩大、心搏减弱，有心力衰竭者，除心脏扩大，伴有肺淤血症。

4.超声心动图检查

同样决定于心肌炎症的范围和程度，病变轻、范围少者，其结果完全正常，病变范围弥漫，病情重者超声可有异常表现：①心脏扩大。②心室壁节段或弥漫性搏动减弱。③左室舒张/收缩功能减退。④可有附壁血栓等。

5.放射性核素心肌显像一般可用"冷区"和"热区"显像

(1)"冷区"显像。由于"冷区"显像对病灶非特异性，且对心肌炎病变范围缺少量化指标，所以临床已少用或不用。

(2)"热区"显像。由于心肌病变的坏死区可呈现放射性增高的密集区，故目前对于病毒性心肌炎常用核素标记的抗肌凝蛋白特异抗体进行心肌显像，用以标记病变部位及范围。用 ^{111}In 单克隆抗体为试剂，对坏死心肌敏感性高，但特异性较差，约 58%。

6.其他免疫或血液检查

白细胞计数可正常或增高；红细胞沉降率(SR)加速；C 反应蛋白(CRP)阳性或增加；白介素-1、白介素-6，TNF-α、INF-γ等均可增高。

7.病毒学检测

(1)病毒分离：咽部病毒分离意义较小，粪便中病毒含量高，发病后可持续排出病毒 10d 左右，婴幼儿可达 2 个月左右，但正常小儿肠道带病毒率高，其检查到病毒，需做鉴别带病毒状态，心肌病毒检测无成功报道。

(2)病毒中和抗体：发病 3 周后，相隔 2 周的 2 次血清 CVB(柯萨奇 B 组病毒)中和抗体滴度≥4 倍增高或一次高达 1:640；特异型 CVB IgM 1:320 以上；外部血白细胞肠道病毒核酸阳性，均对 VBC 可能有诊断意义，但不是肯定病因诊断依据。

(3)心内膜、心肌、心包活检：检测病毒，病毒抗原，病因片断或病毒蛋白对病毒性心肌炎有确诊价值，但由于检查部位、检查方法、检查技术等，其检查敏感性低，所以目前临床较少用。

(三)1999年我国心肌炎心肌病专题研讨会提出的成人急性心肌炎诊断参考标准

1. 病史与体征

在上呼吸道感染、腹泻等病毒感染后3周内出现心脏表现，如出现不能用一般原因解释的感染后严重乏力、胸闷头晕(心排血量降低)、心尖第一心音明显减弱、舒张期奔马律、心包摩擦音、心脏扩大、充血性心力衰竭或阿—斯综合征等：

2. 心电图表现

上述感染后3周内出现下列心律失常或心电图改变者。

(1)窦性心动过速、房室传导阻滞、窦房阻滞或束支阻滞。

(2)多源、成对室性期前收缩，自主性房性或交界性心动过速，阵发或非阵发性室性心动过速，心房或心室扑动或颤动。

(3)两个以上导联ST段呈水平型或下斜型下移≥0.5mV或ST段异常抬高或出现异常Q波。

3. 心肌损伤的参考指标

病程中血清心肌肌钙蛋白I或肌钙蛋白T(强调定量测定)、CK-MB明显增高。超声心动图示心腔扩大或室壁活动异常和(或)核素心功能检查证实左室收缩或舒张功能减弱。

4. 病原学依据

(1)在急性期从心内膜、心肌、心包或心包穿刺液中检测出病毒、病毒基因片段或病毒蛋白抗原。

(2)病毒抗体。第2份血清中同型病毒抗体(如柯萨奇B组病毒中和抗体或流行性感冒病毒血凝抑制抗体等)滴度较第1份血清升高4倍(2份血清应相隔2周以上)或一次抗体效价≥640者为阳性，320者为可疑(如以1∶32为基础者则宜以≥256为阳性，128为可疑阳性，根据不同实验室标准作决定)。

(3)病毒特异性IgM多以1∶320者为阳性(按各实验室诊断标准，需在严格质控条件下)。如同时有血中和肠道病毒核酸阳性者更支持有近期病毒感染。

注：同时具有上述1、2[(1)(2)(3)中任何一项]、3中任何两项。在排除其他原因心肌疾病后临床上可诊断急性病毒性心肌炎。如具有4中的第(1)项者可从病原学上确认急性病毒性心肌炎；如仅具有4中第(2)(3)项者，在病原学上只能拟诊为急性病毒性心肌炎。

如患者有阿—斯综合征发作、充血性心力衰竭伴或不伴心肌梗死样心电图改变、心源性休克、急性肾衰竭、持续性室性心动过速伴低血压发作或心肌心包炎等在内的一项或多项表现，可诊断为重症病毒性心肌炎，如仅在病毒感染后3周内出现少数期前收缩或轻度T波改变，不宜轻易诊断为急性病毒性心肌炎。

对难以明确诊断者，可进行长期随访，有条件时可做心内膜心肌活检进行病毒基因检测病理学检查。

在考虑病毒性心肌炎诊断时，应除外β受体功能亢进、甲状腺功能亢进症、二尖瓣脱垂综合征，以及影响心肌的其他疾患如风湿性心肌炎、中毒性心肌炎、冠心病、结缔组织病、代谢性疾病及克山病(克山病地区)等。

(四)分期和分型

1. 分期

(1)2001年Liu等学者在Circulation(循环杂志)发表文章，病毒型心肌炎分为三期。

1)第一期：病毒复制期。①症状为病毒感染所致，发热胸痛。②实验室检查：心电图可出现房/室性心律失常、宽大QRS波，左束支传导阻滞，ST-T波改变等，超声心动图：可显示心室收缩功能减退、室壁运动减弱等。③治疗：如肯定有病毒感染，可抗病毒治疗(免疫球蛋白、干扰素等)。

2)第二期：免疫反应期(这一期可能已进入第三期)。①症状：病毒感染症状已缓解。②实验室检查：细胞内黏附因子-1、可溶性Fas配体、T细胞激活标志物等均高于正常人群，心脏特异性自身抗体(如抗α肌凝蛋白为常见)病毒血清学常阳性。③治疗：若肯定为此期，可用较成熟免疫抑制剂。

3)第三期：DCM(扩张型心肌病)期：基本按DCM治疗，但需监测病毒的复燃及自身免疫标志情况。

(2)有学者将病毒性心肌炎分为急性期、恢复期、慢性期三期。

1)急性期：病毒感染1～3周后发病，临床症状和体征各异，明显多变，病程在6个月内。

2)恢复期：经休息和急性期恢复治疗后，临床症状好转，但预后各异，有逐渐痊愈，也有病情发展进入慢性期。

3)慢性期：病程多在1年以上，临床症状反复，有部分进入DCM，部分无急性期，临床发现时已进入慢性期。

2. 分型

目前尚无指南或专家共识的分型法，一般可分为以下几种。

(1)亚临床型：病毒感染后无明显自觉症状，心电图检查发现房/室性期前收缩，ST-T轻度改变，数周后可以逐渐消失。

(2)轻/自限型：病毒感染后1～3周内出现轻度心悸、胸闷，心前区不适，心脏体检、柔和收缩期杂音或期前收缩，无心脏扩大或心力衰竭表现，心电图ST-T改变和各种期前收缩，心肌酶学一度升高，经充分卧床休息和适当治疗，2～3个月内逐渐恢复而不遗留心肌损伤表现。

(3)轻/普通型：症状和体征较轻/自限型为著。心脏可能扩大，心音低钝，心尖部有明显收缩期杂音，可有奔马律和各种心律失常、肺部有啰音、颈静脉怒张、肝大等心力衰竭体征，心电图及心肌酶学异常改变，持续时间长，但持久时间不定，经适当治疗，症状和体征可缓解，临床表现痊愈，但数年后由于免疫损伤出现DCM，此型也称隐匿进行型。

(4)慢性迁延型：急性病毒性心肌炎病史明确，可能未得到适当治疗或治疗反应不佳，症状及病情时轻时重，迁延不愈，其转归各异，约半数患者半年至数年后逐渐痊愈，另半数发展为 DCM，这些患者有称心肌炎后 MCD。

(5)心律失常型：除有心悸、胸闷外，主要为心律失常，各种类型心律失常均可出现，但以室性心律失常和房室传导阻滞为多见，严重者可出现阿-斯综合征，少数可遗留一度房室传导阻滞和左束支传导阻滞。

(6)重症型：多为暴发病毒流行的地区，此型发病急骤，病毒感染后 1～3 周内很快出现症状：胸闷、心悸、呼吸困难、心动过速、心力衰竭，少数出现心源性休克，且出现各种心律失常，也有少数心电图出现急性心肌梗死，有称"急性坏死型心肌炎"，此型病情多凶险，若抢救不及时或不积极，可在数日至数周死于泵衰竭或严重心律失常，故有人称此型为暴发型病毒性心肌炎。

(7)猝死型：较少见，若发生者，多为婴幼儿和青少年，此型心脏损伤表现不可或缺，但在活动中猝死，尸解证实为急性心肌炎。

(五)鉴别诊断

由于成人病毒性心肌炎诊断缺乏特异性，故在考虑诊断时，应与下列疾病鉴别。

(1)其他心肌炎：风湿性心肌炎，中毒性心肌炎等。

(2)其他心肌损伤：甲状腺功能亢进症、结缔组织病、代谢性疾病、冠心病、二尖瓣脱垂综合征等。

(3)合并心包炎时，需与其他心包炎鉴别，如结核性心包炎、特发性心包炎等。

(4)与其他疾病鉴别，如链球菌感染后综合征、β受体功能亢进综合征等。

五、治疗

目前，对急性病毒性心肌炎的治疗在总体上说，仍缺乏有效而特异的方法。

(一)治疗原则

(1)减轻心脏负荷，保护心肌功能。

(2)提高免疫能力，促进心肌修复。

(3)纠正心律失常，防止心力衰竭、休克。

(二)治疗措施

1.减轻心脏负荷

(1)充分休息，防止过劳，一旦确诊本病，卧床休息是减轻心脏负荷的好方法，也是急性病毒性心肌炎病程早期的治疗措施。休息时间长短依病情需要而定，一般常规需全休 3 个月，半休或轻工 3 个月，病变范围广泛、病情严重、心功能不全患者，休息时间需延长。

(2)注意饮食、加强营养、进食易消化、富含维生素和蛋白质的食物是急性病毒性心肌炎非药物治疗的重要措施之一。

2.药物治疗

(1)抗病毒：本病在病程早期，病毒处于复制期，一旦肯定有病毒感染，可用抗病毒药物治疗。①利巴韦林：$10～15mg/(kg \cdot d)$，分 2 次肌内注射或静脉缓慢滴注。连用数日至 1 周。有一定疗效。②新型抗病毒药物 WIN54854，能阻止病毒脱衣壳和穿入心肌细胞，早期应用，可能提高生存率。③免疫球蛋白：不管是疾病早期或中晚期运用，可减轻心肌炎症损害，增加生存率。其可能机制：a.急性期免疫球蛋白可直接转为病毒抗体，或免疫调节治疗可改善左室功能和预后。b.中晚期可减少血浆交感胺，干扰素，可溶性黏附分子浓度，改善纤维素沉着而引致的心室重构，同时减轻心肌炎症反应，缓解病情。④干扰素（IFN）：干扰素的抗病毒和调节细胞免疫功能已被肯定，IFN-α：300U/mL 肌内注射每日 1 次，1 周为 1 个疗程，必要时可再用 1～2 个疗程。如为 COXB3 病毒持续感染人的心肌细胞，可用 IFN-β 100U/mL 加 IFN-γ 30U/mL×3 周；或单用 IFN-β 300U/mL 或 IFN-γ 100U/mL 治疗 3 周。

(2)免疫抑制剂：由于病毒性心肌炎的发病机制之一主要是免疫反应的结果，因此，近年来用免疫治疗病毒性心肌炎有了较多的报道，但其结果却不一。①肾上腺皮质激素：肾上腺皮质激素是目前最常见的免疫抑制剂，在病毒性心肌炎不同病程中应用各异。急性期：从动物实验及临床研究，应用肾上腺皮质激素各有利有弊，反应不一，需慎重考虑。有利方面：a.激素可以抑制抗原抗体反应，降低血管通透性，减轻局部炎症和水肿消失。b.对危重症患者能帮其度过危险期，为患者抢救赢得时机，得益率大于风险率。c.对于反复发作，病情迁延不愈者，应用激素适当延长时间较为有益。不利方面：a.病毒性心肌炎急性期，心肌损害主要是由于致病病毒直接侵犯心肌所致。此时应用激素不利于限制病毒复制。b.抑制干扰素的合成和释放，引致机体防御功能下降，导致病毒繁殖加速和病情加重。其可能机制：激素降低单核细胞功能和活动、损害巨噬细胞和网状内皮系统的吞噬作用。c.动物实验也证实激素直接作用于靶细胞，增加心肌对病毒易感性，使病毒复制增加，心肌坏死面积扩大，死亡率增高。使用激素指征：大多数学者认为，急性病毒性心肌炎至少在发病 10～14d 内，病情并非严重者，不主张用激素，但有下述情况者：a.严重的毒血症、高热不退等。b.短期内心脏急剧增大。c.急性、严重心力衰竭。d.心源性休克。e.严重心律失常，包括高度、三度房室传导阻滞，持续室性心动过速或其他恶性心律失常。f.合并多脏器损害等，应用激素可抑制心肌炎症水肿，抑制免疫反应，减轻毒素作用，应尽早应用激素。激素剂量及用法：泼尼松龙 200～300mg/d 静脉滴注，或地塞米松 10～30mg/d，分次静脉注射，或氢化可的松 200～300mg/d 静脉滴注，连用 3～7d。病情改善后改口服地塞米松 4～8mg/d 或泼尼松 10～40mg/d，并依病情减量或停药，一般病程不超过 2 周。慢性期：一般不用激素，但如为慢性迁延性病毒性心肌炎或心肌的损害释放自身抗原，激发或加重自身免疫反应，引致心肌重构这些状况需应用激素抑制免疫反应，减轻心肌炎病变，保护心肌，对提高生存率是有好处的。②其他免疫抑制剂：a.糖皮质激素+硫唑嘌呤，心肌炎性浸润减轻，左室射血分数提高。b.普乐克复（FK-506）作用强抑制 T、B 细胞功能似乎较好。c.FTY720 新型合成制剂，作用机制有待阐明。

(3)免疫调节剂：免疫调节剂种类不少，动物实验均可不同程度地减轻心肌的炎症反应，减少淋巴细胞的浸润，显示其有一定临床应用前景，但临床效应有待进一步验证。①白介素-2（IL-2）及抗 IL-2 单克隆抗体：在病毒性心肌炎的不同时期，应用 IL-2 治疗，其效果不尽相同。②肿瘤坏死因子（TNF）：由被激活的巨噬细胞产生 TNF 在自体免疫性心肌炎中所起的关键作用已有报道被证实。也有报道称用抗 TNF 单克隆抗体处理后的小鼠心肌损害减轻，死亡率降低。最近也有报道，合成的一种喹啉衍生物-vesnarmone 可抑制 TNF-2，此药物治疗小鼠的心肌炎，可增加存活率。半合成 IL-10 可抑制心肌中 TNF-9α，减轻心肌损害。

③左旋咪唑：有一定免疫调节作用。

3.免疫球蛋白

①抗病毒，抗炎症，抑制 CVB3 小鼠心肌炎，提高小鼠生存率，减少其心肌炎症改变。②在各期（急性/慢性）应用，能抑制淋巴细胞浸润，减少炎症因子释放，减轻或抑制心肌坏死。③对继发于心肌炎的扩张型心肌病患者，能改善其心功能。

4.纠正心律失常，防治心力衰竭和休克

（1）心律失常治疗：急性病毒性心肌炎心律失常治疗和抗心律失常药物的选择与其他心脏疾病引起心律失常处理相同。①处理原则：a.疗效好、不良反应少。b.有循证医学证据。c.病情危重，影响血流动力学，先用静脉给药，有效或病情稳定者，改为口服。②治疗措施：室上性心律失常，包括房性期前收缩、交界性期前收缩、阵发性室上性心动过速、心房扑动及颤动等，选用悦复隆（普罗帕酮）、莫雷西嗪、β受体阻滞剂（倍他洛克、比索洛尔、索他洛尔、阿罗洛尔等）、胺碘酮等，心房扑动/颤动可用毛花苷 C、毒毛花苷 K 等。

室性心律失常，可用胺碘酮、β受体阻滞剂、利多卡因、普罗帕酮、美西津等，心室颤动可用电复律或安装临时/永久起搏器等。

缓慢心律失常（AVB、严重窦缓、病态窦房结综合征等），根据病情选用阿托品、异丙肾上腺素、激素或安装临时/永久起搏器等。

（2）防治心力衰竭及休克。①急性病毒性心肌炎，出现心力衰竭或休克，多数提示炎症范围广、病情重，需尽快抢救、合理治疗。②由于急性病毒性心肌炎存在心肌炎症或坏死等病变，在心力衰竭时，对应用洋地黄耐受性差，容易引起洋地黄过量或中毒，应用应从小剂量开始，并加用利尿剂等。

5.抗氧化及改善心肌代谢治疗

（1）抗氧化剂治疗：有文献认为有疗效，但临床证据及循证医学不多，抗氧化药物包括大量维生素 C、辅酶 Q10、辅酶 A、维生素 E 等。

（2）改善心肌代谢：曲美他嗪，治疗缺血性心脏病，机制和疗效已肯定，有人在治疗病毒性心肌炎中，可以改善 ST-T 段改变，改善心功能（EF 可以提高），辅助性抗心律失常，适应于病毒性心肌炎各个时期治疗，口服 20mg，每日 3 次，连用 3～6 个月。

6.中药

目前用得较多的为黄芪，其作用机制：①黄芪有抗病毒。②调节免疫功能。③保护心肌细胞、改善心脏功能。

用法：5%～10%葡萄糖注射液 500mL+黄芪注射液 40g，每日静脉滴注 1 次，连用 3 周；口服液：每次/1 支（1 支含生药黄芪 15g），每日 2 次，连用 3～6 个月。

第三章　消化系统疾病

第一节　胃食管反流病

一、概述

胃食管反流病是一种内源性化学性炎症。最近在加拿大蒙特利尔就胃食管反流(GERD)的定义和分类提出了全球性的循证共识,将 GERD 定义为:当胃内容物反流造成令人不快的症状和(或)并发症时所发生的状况。事实上,胃内容物可能包括反流到胃腔的十二指肠内容物,当这些含有胃酸-胃蛋白酶,或连同胆汁的胃内容物反流入食管,甚至咽、喉、口腔或呼吸道等处时,就可造成局部炎症性病损,并因此而可产生烧心、反酸、胸痛、吞咽困难等食管症状,以及声音嘶哑、咽喉疼痛、呛咳等食管外症状,且可能发生食管狭窄、巴雷特(Barrett)食管和食管腺癌等并发症。

二、流行状况

GERD 是一种临床上十分常见的胃肠道疾病。世界不同地区的患病率不一,在西方国家中该病发病率颇高,国内亦呈升高趋势。据估计,有过 GERD 症状经历者占总体人群的 $1/3\sim1/2$。在美国,45%成人群体中每月至少有一次烧心症状,而另 20%具有间断性的酸反流,50%烧心症状的患者罹患反流性食管炎;Barrett 食管发生率约为 0.4%,其癌变率为 0.4%,每年有 $2\sim4$ 人转变成食管腺癌。上海地区成人胃食管反流相关症状发生率为 7.68%,GERD 患病率为 3.86%。

GERD 可发生于所有年龄段。男性 RE 的发病率比女性高 1 倍,Barrett 食管高 10 倍以上,白种人 Barrett 食管和食管腺癌的发病率比非白种人高数倍。一些并发症的发生率亦因性别、种族不同而有差异。

三、病因和发病机制

GERD 的发生是多因性的。总的来说是局部保护机制不足以抵御增强的甚至正常的含有胃酸-胃蛋白酶或加上胆汁等因素的胃内容物对于食管黏膜或食管之上器官的黏膜化学性侵袭作用,以及防止胃内容物反流的机制障碍的综合结果。

(一)攻击因素的增强

1. 胃内容物的致病性

胃食管反流物中的胃酸-胃蛋白酶、胆汁和胰酶都是侵害、损伤食管等器官黏膜的致病因素,且受损的程度与反流物中上述化学物的质和量、与黏膜接触时间的长短,以及体位等有相关性。pH<3 时,胃蛋白酶活性明显增加,消化黏膜上皮的蛋白质。反流入胃囊的胆盐、胰酶可形成溶血性卵磷脂等"去垢物质",影响上皮细胞的完整性,其随胃内容物一起反流到食管内时,能增加食管黏膜的通透性,加重对食管黏膜的损害作用。

2. 幽门螺杆菌（Hp）感染

对于 Hp 感染与 GERD 的相关性一直有所争论。有文献称，Hp 阳性患者在根除后 GERD 的发病危险增加、加重 GERD 的症状或降低抑酸治疗的疗效。但也有相反结论者，或称两者无相关性。Hp 对于抗胃食管反流屏障并无影响，但因其可能与胃酸分泌有关联而间接影响 GERD 的发病和治疗。

3. 药物的影响

非甾体抗炎药(NSAIDs)等若干药物可因削弱黏膜屏障功能或增加胃酸分泌而致病。钙通道阻滞剂如地尔硫䓬、硝苯地平等可使下食管括约肌(LES)压力下降而利于反流。

(二)防御因素的削弱

1. LES 功能减退

虽说 LES 处的肌层较邻近的食管肌层为厚，且不甚对称，但严格来说，LES 是一生理学概念，是指位于食管下端、近贲门处的高压带，长度为 3～5cm，一部分位于胸腔，一部分位于腹腔。在绝大多数时间，LES 压力(10～30mmHg)超过胃内静息压，起括约肌的作用。该处肌层的厚度与压力呈正相关。其压力受某些胃肠激素和神经介质的调控，而使在正常情况下 LES 压力稳定在一定范围内。在胃窦的移行性运动复合波(MMC)Ⅲ相时，LES 压力明显升高，甚至达 80mmHg，这是届时抗反流机制的表现。餐后 LES 压力明显下降，当接近于 0mmHg 时，胃与食管腔之间已无压力差，甚易发生反流。此外，在横膈水平的食管外面还有膈脚、膈食管韧带等包裹，吸气时膈肌收缩，膈脚靠拢，使压力增高数倍，在食管外加固 LES，犹如在 LES 外再有一层括约肌，此即"双括约肌"学说。如若膈脚功能良好，则即便 LES 压力明显低下，也不一定会发生反流。一旦某些因素致使 LES 功能削弱，如严重 GERD 者的膈脚作用减弱，LES 压力下降，当腹内压急剧上升时，就使胃内容物易于反流而发病。

2. 暂时性下食管括约肌松弛（tLESR）

研究发现，除在进食、吞咽、胃扩张时食管内压力大于 LES 压力而使之松弛外，在非吞咽期间也可发生 LES 的自发性松弛，只是发生频率低，每分钟 2～6 次，持续时间短，每次 8～10s，故称为 tLESR。膈脚也参与 tLESR 的发生。可伴众管基础压的轻度上升，但食管体部并无蠕动收缩。因为由此而造成的食管黏膜与胃内容物的接触时间甚短，故无致病作用，属生理性。tLESR 系通过胃底、咽喉部的感受器，经迷走神经传入纤维到达脑干的孤束核和迷走神经运动背核，然后经迷走神经的传出纤维而发生。神经递质一氧化氮(NO)和血管活性肠肽(VIP)是重要的促发 tLESR 的物质。研究表明，tLESR 发生频率高、持续时间长者易发生 GERD。内镜阴性的 GERD 患者半数以上缘于频繁发生的 tLESR。

3. 食管-胃底角（His 角）

异常 His 角是食管和胃底之间所形成的夹角，成年人呈锐角。该处结构在进食胃膨胀时被推向对侧，犹如一个单向活瓣阀门，起阻止胃内容物反流的作用。His 角异常变大时将失去活瓣作用而易发生胃-食管反流。

4. 存在食管裂孔疝

多数 GERD 患者伴滑动性食管裂孔疝,胃-食管联接处结构和部分胃底疝入胸段食管内。

大多学者认为疝囊的存在和 LES 屏障功能的降低与 GERD 发生密切相关。不少疝囊较大的患者常伴有中、重度 RE，但两者间的因果关系尚未阐明。多数认为 His 角的破坏、膈脚张力的降低，加之 tLESR 出现频繁是其原因。食管裂孔疝不仅是反流性食管炎的病因，还可以是 GERD 的结果。

5.食管廓清能力降低

食管下端具有对反流物的廓清作用。一般而言，这是一种耗能过程，使反流物滞留时间尽可能缩短而不致病。一旦该廓清功能低下，则易发病。

（1）食管的排空能力下降：吞咽所启动的原发性蠕动和通过神经反射所促发的继发性蠕动都有清除反流物的功效。研究发现 GERD 患者的清除功能下降，提示这种功能的减弱利于 GERD 的发生。膈疝的存在也妨碍食管排空。

（2）涎腺和食管腺分泌能力下降：唾液和食管腺所分泌的黏液 pH 接近 7，能有效地中和反流物中的化学成分。各种原因导致的这两者的分泌减少，如吸烟、干燥综合征等，都可导致食管与反流物暴露时间延长，罹患食管炎的概率高。

6.食管黏膜防御能力减弱

食管黏膜的完整性，上皮细胞膜、细胞间的紧密连接，以及表面附着的黏液层、不移动水层等组成食管黏膜的屏障，抵御反流物中化学成分的侵袭。磷状上皮细胞可以通过 Na^+-H^+ 和 Cl^--HCl 交换机制将进入细胞的 H^+ 排出细胞，进入血液循环；而血液又提供缓冲 H^+ 作用的 HCO_3^-。此外，黏膜下的丰富血液循环有利于上皮免受损害和及时修复，是维持上述屏障功能所必需的保障。上述能力的削弱，黏膜细胞间隙的扩大可招致反流物中化学成分的损害而产生炎症，并因此接触到感觉神经末梢而出现烧心。

（三）其他因素

1.近端胃扩张及胃的排空功能延缓

餐后近端胃扩张和胃排空延缓见于约半数的 GERD 患者。这不仅有机械因素参与，还可通过迷走神经反射途径而为。这易诱发 LES 松弛，减弱 LES 的屏障作用，胃排空延迟引起胃扩张，可进一步刺激胃酸分泌和增加 tLESR。摄入量大者更易造成餐后 tLESR 频发，从而参与 GERD 的发病。

2.自主神经功能异常

GERD 患者常出现自主神经功能紊乱，以副交感神经为明显，可导致食管清除功能下降和胃排空功能延缓。其受损程度与反流症状之间呈正相关。

3.内脏感觉敏感性异常

临床上反流相关性症状的感知与胃内容物的暴露程度并不呈正相关，表明不同个体对胃内容物刺激的感觉敏感性不一，GERD 症状的产生与个体内脏感觉敏感性增高有关。本病患者所出现的非心源性胸痛可能与食管黏膜下的感觉神经末梢的敏感性增高有关。这种敏感性不同的机制，迄今尚不清楚。

4.心理因素

临床上种种现象表明，上述发病机制不足以完全解释所有 GERD 患者的症状，因此推测在 GERD 发病中有心理因素起一定的作用。与健康者相比，GERD 患者中发生负性生活事件较多，出现焦虑、抑郁、强迫症等表现亦明显为多。

神经-心理异常可能通过影响食管的运动、食管内脏感觉敏感性改变、胃酸分泌以及其他行为特征等，而引发或加重 GERD。同样，在 GERD 的治疗中，精神行为疗法可获得一定疗效。

四、病理

就反流性食管炎本身而言，其基本病理改变为食管下段黏膜的炎症，乃至溃疡形成，但每因程度不同而异。轻者，鳞状上皮的基底细胞增生，基底层占上皮层总厚度的 15%以上。黏膜固有层乳头向表面延伸，达上皮层厚度的 2/3。此外，尚有有丝分裂相增加、上皮血管化伴血管扩张，或在乳头顶部可见"血管湖"，以及气球样细胞等。后者可能是由于反流损伤致使细胞渗透性增加的结果；重者，上皮严重损伤或破坏，出现糜烂、溃疡形成，黏膜中有中性粒细胞或嗜酸性粒细胞的浸润。主要是限于食管黏膜、固有膜及黏膜肌层。在上皮的细胞间隙可见淋巴细胞。溃疡修复可导致消化性狭窄、假憩室，以及瘢痕形成等。有时出现假膜、炎性息肉伴肉芽组织形成和(或)纤维化，以及酷似增殖不良的反应性改变；极重者，食管腔内形成隔而出现双桶样征或食管瘘(包括主动脉-食管瘘)。

在 Barrett 食管，食管黏膜由异型增生的柱状上皮取代原有的鳞状上皮，故齿状缘上移，食管下段鳞状上皮黏膜中有呈现为圆片状、柱状上皮的黏膜岛，或在齿状缘处向上呈指样凸出。Barrett 食管有多种细胞类型和组织病理学特征，包括胃、小肠、胰腺和结肠的上皮组织。同一患者可显示一种或多种组织病理学表现，呈镶嵌状或带状分布。绝大多数成人患者有特异的柱状上皮，其特征为有杯状细胞和绒毛状结构。

五、临床表现

随着对本病认识的深入，在加拿大共识会议上将本病的症状按食管综合征和食管外综合征提出。而食管外综合征又被分为肯定的和可能相关的两类。

(一)食管综合征

为各食管症状的不同组合，基本的食管症状主要是下列几项。不过，加拿大会议认为，在临床实践中，患者应断定其症状是否为令其无法忍受，因为有症状在并不令人无法忍受时不应诊断为 GERD。在以人群为基础的研究中，每周发生 2d 或多日轻微症状，每周发生 1 次以上中、重度症状时，常被患者认为"无法忍受"。此外，一些患者体育锻炼可能产生无法忍受的症状而平时并无或只有轻微的不适，是因为锻炼诱发胃食管反流。

1. 烧心

为 GERD 的最主要症状。烧心是一种胸骨后区域烧灼感，常起源于上腹部，向胸部、背部和咽喉部放射。胃食管反流是烧心的最常见原因。烧心可能有许多非反流相关的原因，其患病率不详。

2. 反胃

是一种反流的胃内容物流到口腔或下咽部的感觉。部分患者有频发、反复和长期的反胃症状，通常发生于夜间。

烧心和反胃是典型反流综合征的特征性症状。

3. 胸痛

是另一项相对特异的症状。本病可能引起酷似缺血性心脏病的胸痛发作,而无烧心或反胃。再者,不能与缺血性心脏病相鉴别的胸痛很可能由 GERD 所致。此外,食管动力性疾病也可引起酷似缺血性心脏病的胸痛,但发生机制有别于胃食管反流者,而后者比前者更常引起胸痛。故对于胸痛患者,应明确排除心源性和其他胸部脏器、结构的病变。诚然,少部分患者食管源性胸痛可以通过神经反射而影响冠状动脉的功能,出现心绞痛发作及(或)心电图改变,对此,诊断 GERD 必须证实其食管内存在较明显的胃酸(或胃酸-胆汁)暴露(24h pH监测或双倍剂量 PPI 治疗试验等)。

4. 其他

此外,还有反酸、吞咽不适、吞咽不畅甚至吞咽梗阻等症状。

(二)食管外综合征

为各食管外症状的不同组合。食管症状是由含有盐酸或盐酸-胆汁的胃内容物对食管外器官、组织如咽喉部、声带、呼吸道以及口腔等处黏膜的侵蚀,造成局部炎症所致。基本的食管外症状主要是如下几项。

1. 鼻部症状

研究发现,罹患长期或复发性鼻炎的 GERD 患者鼻-咽部 pH 监测有明显异常,提示酸反流在发病中的作用。部分鼻窦炎的发生也与 GERD 有关。DiBaise 等对 19 名难治性鼻窦炎患者进行 24h 的 pH 监测,其中 78% 的结果异常,在积极治疗后有 67% 患者症状得以改善。

2. 耳部症状

有研究表明,渗出性中耳炎患者也可能检测到鼻-咽部 pH 的异常,这可能经耳咽管而致中耳炎。

3. 口腔部症状

本病患者可出现口腔的烧灼感、舌感觉过敏等感觉异常,但口腔软组织甚少受明显损害。有些患者唾液增多,这可能是胃酸反流到食管下端,通过反射而造成。还有报道称酸反流造成牙侵蚀,其发生率远高于总体人群者。

4. 咽喉部和声带症状

GERD 可因胃反流到咽部、声带而造成局部炎症,可见黏膜充血、水肿,上皮细胞增生、增厚,甚至出现胃酸或胃酸-胆汁接触性溃疡、声带炎,甚至久之形成肉芽肿等,表现为长期或间歇性声音异常或嘶哑、咽喉部黏液过多、慢性咳嗽等。在儿童所见的反复发作的喉气管炎可能与 GERD 有关。

5. 呼吸道症状

本病常出现慢性咳嗽和哮喘等呼吸道症状,多系吸入反流物或经迷走反射所致。有报道称,约半数慢性咳嗽者出现酸反流,常在夜间平卧时出现呛咳,之后亦可在其他时间出现慢性咳嗽。长期的 GERD 则可造成慢性支气管炎、支气管扩张、反复发作性肺炎及特发性肺纤维化等。GERD 促发的哮喘多在中年发病,往往无过敏病史。反之,哮喘患者也易患 GERD。

6. 其他症状

部分患者可出现癔球症,发生机制不详。有学者将呃逆与 GERD 联系起来,但对两者的因果关系则持不同看法。GERD 常伴睡眠障碍，也可出现睡眠性呼吸暂停。在婴儿，GERD 可致婴儿猝死综合征，多于出生后 4～5 个月内发病。婴儿期食管的酸化可造成反射性喉痉挛而致阻塞性窒息；或是反流物刺激对酸敏感的食管受体导致窒息，终致猝死。加拿大会议还提出，上腹痛可能是 GERD 的主要症状。

六、临床分型

早先认为胃食管反流只造成的食管下端炎症称为反流性食管炎。但现已认识到胃食管的反流还可累及食管之外的脏器和组织，产生食管之外的症状，且临床表现和检查结果的组合各异，临床谱甚广。现在临床上，多数学者认同 GERD 是一个总称，包含了 3 个可能是独立的疾病。

1. 反流性食管炎

这是最为常见的一种。除有临床症状外，内镜检查时可窥见食管下段的黏膜有不同程度的糜烂或破损。活检标本的病理组织学检查可显示典型的局部炎症性改变。

2. 非糜烂性反流病

虽在临床上存在令人不适的与反流相关的症状，而内镜检查时未能发现食管黏膜明显破损者称 NERD。然而，随着内镜技术的发展，用放大内镜或染色内镜还是可发现部分患者出现甚为轻微的糜烂，而另一部分则依然无此病变，故近有学者特将后部分患者称为内镜阴性反流病。

3. Barrett 食管

对 Barrett 食管的解释当前并不完全一致，一般是指食管下段黏膜固有的复层鳞状上皮被胃底的单层柱状上皮所取代，并出现肠上皮化生而言。在此基础上，容易恶变成腺癌。

七、并发症

当前共识认为，除 Barrett 食管已属 GERD 的一部分外，GERD 的并发症主要是消化道出血、食管下段的溃疡和纤维狭窄，以及癌变。

1. 食管溃疡

在食管下端，取代鳞状上皮的单层柱状上皮中含有壁细胞和主细胞，也能在局部分泌胃酸和胃蛋白酶原，故在适合的情况下可以发生消化性溃疡，有学者将之称为 Barrett 溃疡。临床上出现疼痛、反酸等症状。

2. 消化道出血

食管炎症的本身及 Barrett 溃疡的病变可蚀及血管而出血，出血量因人而异，视血管受累的程度而异。量稍大者可出现呕血，色泽鲜红，多不伴胃内容物。

3. 食管下端纤维性狭窄

蒙特利尔共识将反流性狭窄的定义为由 GERD 引起的持续性食管腔变窄。长期炎症及反复修复多在食管下端造成环形的纤维组织增生，终致局部的纤维性狭窄，临床上出现渐进性吞咽困难，乃至继发性营养不良的表现。

4. 癌变

蒙特利尔共识认定食管腺癌是 GERD 的并发症，发生于 Barrett 食管的基础上。据报道称 10%~15%的 GERD 患者会发生 Barrett 食管，白种人中更甚。国外数据表明，Barrett 食管患者发生食管腺癌的危险是总体人群的数十倍到 100 余倍。流行病学资料表明，Barrett 食管患者中腺癌发生率约 0.4%。食管发生腺癌的危险性随烧心的频度和持续时间的增加而增加。研究显示，每周有 1 次以上烧心、反流或 2 种症状的患者，其发生食管腺癌的危险性增加 7.7 倍；症状严重度和频度增加、病程＞20 年的患者发生食管腺癌的危险性增加至 43.5 倍。目前认为，GERD 患者罹患 Barrett 食管的危险因素主要包括白种人、男性、酒精、烟草和肥胖等。Barrett 食管发生癌变的危险性还随食管柱状上皮的范围而异，癌的发生率随化生范围的增加而上升。蒙特利尔共识认为，长段 Barrett 食管伴肠型化生(病变长度≥3cm)是最重要的致危因子。

八、辅助检查

1.质子泵抑制剂（PPI）试验

对疑有 GERD 的患者，使用奥美拉唑 20mg，每日 2 次，或相应剂量的其他 PPI，共 7d。如患者症状消失或显著好转，提示为明显的酸相关性疾病，在排除消化性溃疡等疾病后，可考虑 GERD 的诊断。

2.食管酸滴注试验

本试验用于证实由胃酸造成的食管炎症状。空腹 8h 后，先以食管内测压定位 LES，将滴注管前端口置于 LES 上缘之上 5cm 处，经管滴注 0.1mol/L 盐酸，如在无症状状态下因滴注盐酸而症状再现则为阳性，表明患者原有的症状系由胃酸反流造成。此试验方便、易行，有一定的价值。如若结合体位变化再做此试验，可能会得到更多信息。

3.X 线钡餐检查

通常可借此检查食管黏膜的影像、是否并发膈疝、动态了解食管的运动情形、钡剂通过及被清除的情形，以及按压腹部所导致的反流情况。典型 RE 者可见食管下段痉挛、黏膜粗糙，但食管壁柔软，钡剂通过顺利。偶有食管内少许钡液滞留。按压腹部可能见到钡剂反流至食管内。

4.消化道内镜检查及组织学检查

临床上常用内镜技术来诊断 GERD。内镜检查可直接观察黏膜病损情况，并取黏膜做组织病理检查以确定病变性质。另外，还可以观察有无胃食管反流征象、食管腔内有无反流物或食物潴留、贲门闭合功能，以及是否存在膈疝等。一般可见到齿状缘不同程度的上移，食管下段黏膜充血、水肿，血管纹模糊等。发现黏膜有糜烂、破损者即称为 RE。Barrett 食管的镜下表现为下段鳞状上皮黏膜中间有色泽不同的圆片状或柱状的，或自齿状缘处向上蔓延的指样凸出黏膜岛，但要确诊还必须有病理证实存在肠化。而部分 GERD 患者在常规内镜下未能发现有糜烂和破损的称非糜烂性反流病。

5.食管测压

目前较好的测压设备是套袖式多通道压力传感器。本技术可以了解食管各部静态压力和动态收缩、传送功能，并确定上、下食管括约肌的位置、宽度和压力值等。本检查需在空腹时进行，也只能获得检查期间的数据。现已有使用压力监测检查者，所得资料更具生理性。

此外，通过干咽和湿吞时测压等，可反映食管的运动情况。

6.食管腔内动态 pH 监测

上述测定的 LES 压力只是在特定空腹时的数据，代表测定的这一时间点的压力值，难以反映受试者整天随生理活动及病理情况而发生的变化。随着技术的进步，通过置于食管下端的 pH 电极以测定局部的酸度，可以动态地、生理性地明确胃酸反流的形式、频率和持续时间，以及症状、生理活动与食管内酸度的关系。本方法可以明确酸性非糜烂性反流病的诊断，为确诊 GERD 的重要措施之一。

7.食管内胆汁反流检测

研究结果表明，约 2/3 GERD 患者为酸-碱混合反流，如以 pH 监测不足以发现，而前一时期开始应用的 24h 胆汁监测仪(Bilitec-2000)则可测定食管腔内的胆红素而明确碱反流。

8.阻抗技术

应用阻抗技术可以检出 pH 监测所不能测得的非酸性反流。使用多道腔内阻抗监测仪检测，非酸性液胃食管反流时食管阻抗降低，因为液体(水)对电的传导甚于固体食物或黏膜者，反之，气体反流(嗳气)时食管阻抗增高，因为气体对电的传导劣于固体食物或黏膜者。如在食管内多部位同时测定阻抗，则能判断食团在食管内运动的方向。吞咽液体时产生阻抗减弱的顺行波，而液体反流时则产生阻抗减弱的逆行波。

九、诊断

典型的症状和病史有利于建立诊断。不同的诊断方法对于 GERD 有不同的诊断价值。典型的胃食管反流症状加下列数项中之一项或一项以上者可建立 GERD 的临床诊断：①食管测压或影像学有反流的动力学紊乱基础(LES 压力降低、食管清除功能减弱等)或结构异常(膈疝、食管过短等)。②影像学和(或)内镜发现食管下段黏膜破损，经病理证实存在黏膜损害。③食管下段动态 pH 检测或胆红素检测阳性。④诊断性治疗有效。根据学者的共识，典型的反流综合征可根据特征性症状诊断，而无需诊断检查。对症状不典型或者要进一步了解其严重程度和有关病因，以利于治疗方案选择的患者，需做进一步检查，需有明确的病理学改变和客观胃食管反流的证据。而食管腔内测压连同食管下端腔内 24h 非卧床 pH/胆红素监测依然是诊断本病的金标准。

十、治疗

GERD 的治疗原则应针对上述可能的发病机制，包括改善食管屏障-清除功能、增加 LES 压力、降低胃酸分泌、对抗可能存在的碱反流等。治疗措施依病情选择改进生活方式、药物治疗、内镜下治疗及手术治疗等。

(一)行为治疗

改善生活方式或生活习惯，以期避免 LES 的松弛或增强 LES 张力、减少反流、降低胃酸的分泌、保持胃肠道的正常运动等，在多数患者中能起到一定的疗效，有时还可减少药物的使用。宜少食多餐，以减少胃腔的过度充盈。戒烟节酒和低脂、高蛋白饮食可增加 LES 压力、减少反流；不宜摄入辛辣和过甜、过咸饮食，以及巧克力、薄荷、浓茶、碳酸饮料、某些水果汁(橘子汁、番茄汁)等，以避免过多刺激胃酸分泌。睡前避免进食，以减少睡眠期间的胃酸分泌和 tLESR。应尽量避免使用促使反流或黏膜损伤的药物，如抗胆碱能药物、茶碱、地西泮、麻醉药、钙通道阻滞剂、β受体激动剂、黄体酮、α受体激动剂、非甾体抗炎药等。鼓励患者适当咀嚼口香糖，通过正常的吞咽动作协调食管的运动功能，并增加唾液分泌以增强食管清除功能，并可一定程度地中和反流物中的胃酸和胆汁。衣着宽松、保持大便通畅都可以减少腹压增高。睡眠时抬高床头 10～15cm（垫枕头无效），利用重力作用改善平卧位时食管的排空功能。建议患者适当控制体重，减少由于腹部脂肪过多引起的腹压增高。

(二)药物治疗

1. 制酸剂

(1)PPI：鉴于目前以 PPI 的制酸作用最强，临床上治疗本病亦以 PPI 最为有效，故为首选药物。无论是最先问世的奥美拉唑，还是相继上市的兰索拉唑、泮托拉唑、雷贝拉唑，和近期应用的埃索镁拉唑，都有佳效。因为这些药物的结构不全一致，临床使用各有优点和欠缺之处，且各人的病情不同，敏感性、耐受性等也不一致，故宜因人施治。临床医生对于 PPI 用药的时间也有不同看法，一般主张初治患者用药 2～3 个月，8～12 周的常规剂量治疗对于轻度和中度的 RE 患者而言，症状多明显缓解或消失，而后再以半剂量维持使用 3～6 个月。鉴于 PPI 并不能制止反流，故大多数患者停药后易复发。因此，有人主张症状消失，甚至内镜下明显改善或治愈后逐渐减少剂量，直至停药或者改用作用缓和的其他制剂如 H_2 受体阻滞剂，再逐渐停药，如有复发征兆时提前用药。临床上的长期应用已肯定了 PPI 维持治疗 GERD 的安全性。

(2)H_2 受体阻滞剂(H_2RA)：H_2RA，如西咪替丁、雷尼替丁、法莫替丁、尼扎替丁和罗沙替丁等也是制酸效果比较好的药物。对轻度 GERD 患者，除改进生活方式等措施外，宜应用一种常规剂量的 H_2RA，12 周内可使 1/3～1/2 的患者症状缓解。虽增大 H_2RA 剂量可一定程度提高制酸效果，但在常规剂量 2 倍以上时收益不再增大。H_2RA 也可在 PPI 控制病情后使用，并逐渐减量作为维持治疗用。

(3)碱性药物：理论上碱性药物也可以通过中和作用而减少胃酸的致病作用，对 GERD 有一定治疗作用，但鉴于若干不良反应，加之有其他性价比更佳的药物，故目前甚少使用本类药物。

(4)新型制酸剂：最近又有不少新的制酸剂问世，但尚未正式用于临床。①H_3 受体(H_3R)激动剂：在胃肠道肠肌间丛、胃黏膜内分泌细胞和壁细胞胆碱能神经中存在 H_3 受体，调节胃酸分泌。在实验中，H_3R 激动剂可呈剂量依赖性抑制五肽胃泌素刺激的酸分泌，这种药物的膜穿透性甚差。②钾-竞争性酸阻断剂：为可逆性的 H^+-K^+-ATP 酶抑制剂，其与质子泵细胞外部位离子结合，竞争性抑制 K^+ 进入壁细胞与 H^+ 交换，抑制质子泵活化。这类药的主要优点在于起效快，但可能有肝毒性存在。③胃泌素受体拮抗剂：胃泌素通过结合 CCK-2 受体，刺激神经内分泌细胞、ECL 细胞分泌组胺，从而刺激胃酸分泌。若干高亲和力的 CCK-2 受体拮抗剂能有效阻断胃泌素的作用，抑制胃酸分泌。此外，还有学者在进行抗胃泌素疫苗的研究。

2. 胆汁吸附剂

对于碱性反流，应该使用吸附胆汁的药物，以减少其对黏膜的损害作用。铝碳酸镁是目前用得比较多的药物，在胃内其有轻度的制酸作用，更是能较理想地与胆汁结合，而在碱性环境下又释出胆汁，不影响胆汁的生理作用。硫糖铝在胃内分解后形成的成分也具有一定的中和胃酸和吸附胆汁的作用，只是逊于铝碳酸镁，且由于药物制剂的崩解度欠佳而需要溶于水或充分咀嚼后服下。考来烯胺吸附胆汁的能力更强，但其在碱性的肠腔内并不释出胆汁，临床应用不多。

3. 藻酸盐

与酸性胃内容物接触即可形成一层泡沫状物，悬浮于胃液上，在坐位或立位时起阻隔作用，减少食管黏膜与胃内容物的接触。临床研究表明，藻酸盐加制酸剂的积极治疗对减轻GERD 症状如烧心、疼痛，以及预防烧心和愈合食管炎方面优于安慰剂。需快速吞服药物，否则其在口腔内即可形成泡沫，且影响疗效。

4. 促动力药

促动力药可以通过增加 LES 张力、促进胃和食管排空以减少胃食管反流。甲氧氯普胺可有躁动、嗜睡，特别是不可逆的锥体外系症状等不良反应发生，尤多见于老年患者，故已基本上弃用。多潘立酮是一种多巴胺受体阻滞剂，可增加 LES 张力、协调胃-幽门-十二指肠的运动而促进胃排空，对 GERD 有治疗作用，但需维持治疗；少数女性患者使用后可产生高泌乳素血症，发生乳腺增生、泌乳和闭经等不良反应，但停药后数周内即可恢复。西沙比利是选择性 $5-HT_4$ 受体激动剂，促进肠神经元释放乙酰胆碱，也能增加 LES 张力、刺激食管蠕动和胃排空，但因有 Q-T 间期延长和室性心律异常而致死的报道，现几乎在全球范围内遭弃用。莫沙比利也是选择性 $5-HT_4$ 受体激动剂，但只是部分选择性，对全消化道有促动力作用，因临床应用时间尚短，需要进一步积累疗效和安全性资料。新型 $5-HT_4$ 受体兴奋剂替加色罗兼有改善胃肠道运动和协调内脏敏感性的作用，现已开始用于 GERD 的治疗，同样处于疗效和安全性资料的积累中。

除一般治疗外，就制酸剂和促动力药而言，可根据临床特征用药。轻度 GERD 患者可单独选用 PPI、促动力药或 H_2RA；中度者宜采用和促动力药联用；重度者宜加大 PPI 口服剂量，或 PPI 与促动力药联用。

5. 减少 tLESR 的药物

(1)抗胆碱能制剂：间断应用抗胆碱能制剂阿托品可减少近 60%健康志愿者的 tLESR。不通过血脑屏障的抗胆碱制剂不能减少 tLESR。但其不良反应限制了临床应用。

(2)吗啡：人类的 LES 存在阿片神经递质，吗啡可抑制吞咽和气囊扩张引起的 LES 松弛。静脉注射吗啡可减少 tLESR，减少反流事件的发生。吗啡作用部位是中枢神经，通过μ受体而调节 LES 压力。作用于外部的吗啡类药物无此作用。

(3)CCK 拮抗剂：CCK 可引发 tLESR，缘自胃扩张。CCK-1 受体拮抗剂地伐西匹可阻断之，由此证明 CCK 是通过近处胃组织或近端传入神经发挥调控 tLESR 作用的。CCK-1 受体拮抗剂氯谷胺可减少餐后胃扩张引起 tLESR 的频率。

(4)一氧化氮合酶抑制剂：一氧化氮是一种重要的节后神经抑制性递质，一氧化氮能神经存在于迷走神经背核。已证实一氧化氮合酶抑制剂 L-MNME 可抑制 tLESR 的频率，而L-精氨酸可抑制这种作用。抑制一氧化氮合酶会引发胃肠运动的复杂变化和心血管系统、泌尿系统、呼吸系统的重要改变。

(5)GABAB 受体兴奋剂:GABAB 是主要的抑制性中枢神经递质。其受体存在于许多中枢和外部神经中。巴氯芬抑制神经-肌肉接头处神经递质的释放,也是 tLESR 的强烈抑制剂。研究显示巴氯芬(40mg,每日 2 次)可减少健康人和 GERD 患者的酸反流和非酸反流。常见的不良反应包括嗜睡、恶心和降低癫痫发作的阈值。

6. 黏膜保护剂

用于胃部疾病的黏膜保护剂均可用于 GERD,如铝制剂、铋剂等。除发挥局部直接的保护黏膜作用外,还可能刺激前列腺素等因子的分泌、增加血液循环等,间接有利于黏膜保护和修复。现已知叶酸、维生素 C、胡萝卜素和维生素 E 等抗氧化维生素和硒、锌等微量元素可以通过稳定上皮细胞 DNA 转录水平、中和氧化黏膜表面有害物质和(或)增强黏膜修复能力等,起到防治 GERD 患者食管下段黏膜破损、化生、异型增生和癌变的作用。

(三)内镜下治疗

1. 内镜下贲门黏膜缝合皱褶成型术

在内镜下将贲门部黏膜及黏膜下层用缝合的方法建成黏膜皱褶,意在局部形成一屏障,起抗反流的作用。国内亦已开展此项技术。短期疗效显著,但因 1~2 个月后缝线易脱落,局部黏膜恢复原状而失效。

2. 氩离子凝固术(APC)

有人称内镜下局部应用 APC 技术处理 Barrett 食管有一定疗效。

3. 内镜下食管扩张术

对于 RE 后期发生的食管纤维性狭窄,多采用内镜下局部的扩张术,以改善吞咽困难。操作较易,也颇为安全,但常在若干时日后需重复进行。迄今所使用的有气囊、金属、塑料及水囊扩张设备等。

(四)手术治疗

据国外资料,10%~15% GERD 患者接受手术治疗。

手术指征包括:①出现严重的症状、镜下可见溃疡等,或有严重食管动力紊乱而积极药物治疗无效者。②药物控制下还经常发生反流性吸入性肺炎等严重并发症者。③不愿接受终身药物治疗或对大量制酸剂长期应用有顾虑而选择手术者。④需要长期大剂量药物维持治疗才能控制症状者,是手术治疗的相对指征。⑤对局部黏膜有重度异型增生或可疑癌变,或是食管严重狭窄而扩张无效者。

Barrett 食管的治疗如前述,迄今无特异措施,只是从防治食管腺癌角度而言,需要严密观察,定期内镜随访,及早发现癌前病变而予以相应措施。

十一、预后

药物治疗可以使大多数患者的症状缓解,预后良好,但据多数学者的观察,完全停药后若干时日易复发,故提出宜长期维持治疗,只是所用的药品及其用量有个体差异。有报道手术治疗失败的患者,或纵然有效,但还有一定的复发率,约为 10%。少数患者可发生食管溃疡、出血、狭窄、Barrett 食管等并发症。一旦并发食管癌,则预后甚差。

第二节 急性胃炎

急性胃炎是指各种外在和内在因素引起的急性广泛或局限性胃黏膜炎症。病变可局限于胃底、胃体、胃窦或弥漫分布于全胃，病变深度大多仅限于黏膜层，严重时则可累及黏膜下层、肌层，甚至达浆膜层。临床表现多种多样，以上腹痛、上腹不适、恶心、呕吐最为常见，也可无症状或仅表现为消化道出血。胃镜下可见胃黏膜充血、水肿、糜烂、出血及炎性渗出物。组织学检查主要表现为中性多核细胞浸润。急性胃炎一般是可逆性疾病，病程短，经适当治疗或调整饮食在短期内痊愈，也有部分患者经过急性胃炎阶段而转为慢性胃炎。

急性胃炎的分类方法较多，目前尚未有统一的方案。临床上一般将急性胃炎分为四类：①急性单纯性胃炎。②急性糜烂性胃炎。③急性化脓性胃炎。④急性腐蚀性胃炎。以前两种较常见。

一、急性单纯性胃炎

急性单纯性胃炎多由微生物感染或细菌毒素引起，少数也可因物理、化学等刺激因素造成。

(一)病因和发病机制

1. 微生物感染或细菌毒素

进食被微生物或细菌毒素污染的饮食是急性胃炎最常见的病因。常见的微生物有沙门菌属、嗜盐杆菌、幽门螺杆菌、轮状病毒、诺沃克病毒等。细菌毒素以金葡菌毒素、肉毒杆菌毒素等引起的病变最严重。

2. 物理因素

暴饮暴食或进食过冷、过热及粗糙的食物等均可破坏胃黏膜屏障引起急性炎症反应。另外，食入异物和柿石等也可导致胃黏膜的改变。

3. 化学因素

(1)药物：部分药物可刺激胃黏膜而引起急性胃炎。较常见的是非甾体抗炎药(NSAIDs)，如阿司匹林、对乙酰氨基酚、吲哚美辛、保泰松等，以及含有这类药物的各种感冒药物、抗风湿药物。此类药能使细胞的氧化磷酸化解离，并降低细胞的磷酸肌酐水平，从而使上皮细胞的能量代谢发生障碍，Na^+、Cl^-的转运速度减慢，使H^+逆流，细胞肿胀并脱落，非甾体抗炎药还可抑制环氧化物，减少内源性前列腺素的生成，使其分泌的碳酸氢钠和黏液减少，破坏了胃黏膜屏障；同时明显减少胃黏膜血流量，影响胃黏膜的氧和各种营养物质的供给，从而降低了胃黏膜的防御功能。

另外，铁剂、碘剂、氧化钾、洋地黄、抗生素类、激素类、组胺类、咖啡因、奎宁、卤素类及某些抗癌药物等均可刺激胃黏膜引起浅表的损伤。

(2)酗酒及饮料：酒精、浓茶及咖啡等饮料均能破坏胃黏膜屏障，引起H^+逆流，加重胃黏膜上皮细胞的损伤，同时损伤黏膜下的毛细血管内皮，使血管扩张，血流缓慢，血浆外渗，血管破裂等导致胃黏膜充血、水肿、糜烂及出血。

(3)误食毒物：误食灭虫药、毒蕈、灭鼠药等化学毒物等均可刺激胃黏膜，破坏胃黏膜屏障，从而引起炎症。

4. 其他

胃的急性放射性损伤、留置胃管的刺激，以及某些全身性疾病如肝硬化、尿毒症、晚期肿瘤、慢性肺心病和呼吸功能衰竭等均可产生一些内源性刺激因子，引起胃黏膜的急性炎症。

(二)病理

胃窦、胃体、胃底或全胃黏膜充血、水肿、点片状平坦性糜烂，黏膜表面或黏膜下有新鲜或陈旧性出血，黏膜表面有炎性渗出物。大多数病变局限在黏膜层，不侵犯黏膜肌层。

镜检可见表层上皮细胞坏死、脱落、黏膜下出血，组织中有大量的中性粒细胞浸润，并有淋巴细胞、浆细胞和少量嗜酸粒细胞浸润。腺体的细胞，特别是腺体颈部细胞呈不同程度的变性和坏死。

(三)临床表现

临床表现常因病因不同而不同。细菌或细菌毒素所致的急性单纯性胃炎较多见，一般起病较急，多于进食污染物后数小时至 24h 发病，症状轻重不一，大多有中上腹部疼痛、饱胀、厌食、恶心、频繁呕吐，因常伴有急性水样腹泻而称为急性胃肠炎。严重者可出现脱水、电解质平衡失调、代谢性酸中毒和休克。如沙门菌感染常有发热、脱水等症状。轮状病毒感染引起的胃肠炎多见于 5 岁以下儿童，好发于冬季，有发热、水样腹泻、呕吐、腹痛等症状，常伴脱水，病程 1 周左右。

由理化因素引起的急性单纯性胃炎一般症状较轻。非甾体类药物引起的胃炎临床表现常以呕血、黑便为主，为上消化道出血的重要原因之一。出血多呈间歇性发作，大出血时可发生休克。

并非所有急性单纯性胃炎均有症状，约 30% 的患者，仅有胃镜下急性胃炎的表现，而无任何临床症状。体格检查可发现上腹部或脐周有压痛，肠鸣音亢进。一般病程短，数天内可好转自愈。

(四)相关检查

(1)血常规：感染因素引起的急性胃炎患者白细胞计数增高，中性粒细胞比例增多。

(2)便常规：便常规有少量黏液及红细胞、白细胞。便培养可检出病原菌。

(3)内镜检查：内镜检查对本病有诊断价值。内镜下可见胃黏膜充血、水肿，有时有糜烂及出血灶，表面覆盖厚而黏稠的玻璃样渗出物和黏液。

(五)诊断和鉴别诊断

1. 诊断

根据饮食不当或服药等病史，对起病急，有上腹痛、恶心、呕吐或上消化道出血等临床表现的患者可作出诊断。少数不典型病例须做胃镜才能明确诊断。

2. 鉴别诊断

(1)急性阑尾炎：急性阑尾炎早期可表现为急性上腹部疼痛，但急性阑尾炎的上腹痛或脐周痛是内脏神经反射引起的，疼痛经过数小时至 24h 左右，转移并固定于右下腹是其特点，同时可有右下腹腹肌紧张和麦氏点压痛阳性。腹部平片可见盲肠胀气，或有液气平面，右侧腰大肌影消失或显示阑尾粪石。

(2)胆管蛔虫症：胆管蛔虫症也可表现为上腹痛、恶心、呕吐等症状，但其腹痛常常为突发的阵发性上腹部剧烈钻顶样痛，有时可吐出蛔虫，间歇期可安静如常。既往有排蛔虫或吐蛔虫的病史。

(3)急性胰腺炎：急性胰腺炎也可呈现上腹痛和呕吐，疼痛多位于中上腹或左上腹，呈持续性钝痛、钻痛或绞痛；仰卧位时加重，前倾坐位时可缓解。疼痛一般较剧烈，严重时可发生休克。血、尿淀粉酶升高有助于本病的诊断。

(4)急性胆囊炎：急性胆囊炎时上腹痛多位于右上腹胆囊区，疼痛剧烈而持久，可向右肩背部放射。疼痛常于饱餐尤其是脂肪餐后诱发，Murphy 征阳性。超声检查可见胆囊壁增厚、粗糙，或胆囊结石。

(六)治疗

1.去除病因

本病患者急性期应卧床休息，停止一切对胃黏膜有刺激的饮食或药物，进食清淡流质饮食，多饮水，腹泻较重时可饮糖盐水，必要时可暂时禁食。

2.对症治疗

(1)腹痛者可局部热敷，疼痛剧烈者可给解痛剂，如山莨菪碱(654-2)10mg 或阿托品 0.3～0.6mg，每日 3 次口服。

(2)剧烈呕吐或失水者应静脉输液补充水、电解质和纠正酸碱平衡，肌内注射甲氧氯普胺、氯丙嗪，或针刺足三里、内关等以止吐。

(3)伴有上消化道出血或休克者应积极止血、补充液体以扩充血容量，尽快纠正休克。静脉滴注或口服奥美拉唑、H_2 受体拮抗剂以减少胃酸分泌，应用胃黏膜保护剂如硫糖铝、胶体铋剂等，以减轻黏膜炎症。

(4)对微生物或细菌毒素感染，尤其伴腹痛者可选小檗碱、甲硝唑、诺氟沙星、氨苄西林等抗菌药物。

(七)预后

在去除病因后，多于数天内痊愈。少数可因致病因素持续存在，发展为慢性浅表性胃炎。

二、急性糜烂性胃炎

急性糜烂性胃炎是指不同病因引起胃黏膜多发性糜烂为特征的急性胃炎，也可伴急性溃疡形成。

(一)病因和发病机制

1.应激因素

引起应激的因素有严重创伤、大面积烧伤、大手术、中枢神经系统肿瘤、外伤、败血症、心力衰竭、呼吸衰竭、肝功能衰竭、肾衰竭、代谢性酸中毒及大量使用肾上腺皮质激素等。发病机制可能为应激状态下体内去甲肾上腺素和肾上腺素分泌增多，使内脏血管收缩，胃血流量减少，引起胃黏膜缺血、缺氧，导致黏膜受损和胃酸分泌增多，黏液分泌不足，HCO_3^- 分泌减少，前列腺素合成减少，从而削弱了胃黏膜的抵抗力，结果加剧了黏膜的缺血缺氧，使 H^+ 反弥散，致使黏膜糜烂、出血。

2.其他

引起急性单纯性胃炎的各种外源性病因，均可严重的破坏胃黏膜屏障，导致 H^+ 及胃蛋白酶的反弥散，引起胃黏膜的损伤而发生糜烂和出血。

(二)病理

本病病变多见于胃底和胃体部，但胃窦有时也可受累。胃黏膜呈多发性糜烂，伴有点片状新鲜或陈旧出血灶，有时见浅小溃疡。镜下可见糜烂处表层上皮细胞有灶性脱落，固有层有中性粒细胞和单核细胞浸润，腺体因水肿、出血而扭曲。

(三)临床表现

急性糜烂性胃炎起病前一般无明显不适，或仅有消化不良的症状，似由于原发病症状严重而被掩盖。本病常以上消化道出血为首发症状，表现为呕血和(或)黑便，一般出血量不大，常呈间歇性，能在短期内恢复正常。部分患者可表现为急性大量出血，引起失血性休克，若不能及时正确处理，死亡率可高达 50% 以上。少数因烧伤引起本病者，仅有低血容量引起的休克，而无明显呕血或黑便，常易被误诊。

(四)诊断和鉴别诊断

1.诊断

主要依靠病前有服用非甾体抗炎药、酗酒、烧伤、手术或重要器官功能衰竭等应激状态病史，而既往无消化性溃疡等病史，一旦出现上消化道出血症状应考虑本病的可能。但确诊最主要依靠急诊内镜检查，一般应在出血停止后 24～48h 内进行。

2.鉴别诊断

急性糜烂性胃炎应与急性胰腺炎、消化性溃疡、急性阑尾炎、急性胆囊炎、胆石症等疾病相鉴别。合并上消化道出血时应与消化性溃疡、食管静脉破裂出血等鉴别，主要靠急诊胃镜检查确诊。

(五)治疗

1.一般治疗

本病治疗首先应去除发生应激状态的诱因，让患者安静卧床休息，可给流质饮食，必要时禁食。

2.止血措施

(1)抑酸剂：抑酸剂减少胃酸的分泌，防止 H^+ 逆向弥散，达到间接止血作用。如奥美拉唑、西咪替丁、法莫替丁等静脉滴注或口服。

(2)冰盐水：给胃内注入冰盐水 250mL，保留 15～20min 后吸出，可重复 4～5 次。冰盐水可使胃壁血管收缩并使胃酸分泌减少。

(3)药物止血：口服凝血酶、去甲肾上腺素、孟氏液等，如出血量较大可静脉输入巴曲酶、奥曲肽、酚磺乙胺等。

(4)内镜下止血：对上述止血措施效果不理想时，可酌情选用电凝、微波、注射药物或激光止血。

3.胃黏膜保护剂

胃黏膜保护剂如硫糖铝、麦滋林-S 颗粒、得乐胶囊等可阻止胃酸和胃蛋白酶的作用，有助于黏膜上皮再生和防止 H^+ 逆向弥散，促进前列腺素合成，减少黏液中表皮生长因子(ECF)降解，刺激黏液和碳酸氢盐的分泌，增加黏膜血流供应，具有保护黏膜的作用。

4.外科治疗

少数患者经内科24h积极治疗难以控制出血者应考虑手术治疗。

(六)预防

对多器官功能衰竭、脓毒血症、大面积烧伤等应激状态患者应给予 H_2 受体拮抗剂或制酸剂(氢氧化铝凝胶、氢氧化镁等)及黏膜保护剂如硫糖铝等，以预防急性胃黏膜病变。

三、急性化脓性胃炎

急性化脓性胃炎是胃壁受细菌感染引起的化脓性疾病，是一种罕见的重症胃炎，又称急性蜂窝组织性胃炎，本病男性多见，男女之比约为 3:1。

(一)病因和发病机制

本病多发生于免疫力低下，且有身体其他部位感染灶的患者，如脓毒血症、败血症、蜂窝织炎等，致病菌通过血液循环或淋巴播散到胃；或在胃壁原有病变如慢性胃炎、胃溃疡、胃息肉摘除的基础上繁殖，而引起胃黏膜下层的急性化脓性炎症。常见的致病菌为α溶血性链球菌，其他如肺炎球菌、葡萄球菌、铜绿假单胞菌、大肠杆菌、炭疽杆菌、产气夹膜梭状芽孢杆菌等也可引起本病。

(二)病理

急性化脓性胃炎的炎症主要累及黏膜下层，并形成坏死区，严重者炎症可穿透肌层达浆膜层，发生穿孔时可致化脓性腹膜炎。由产气芽孢杆菌引起者，胃壁增厚、胃腔扩张，其组织内有气泡形成。镜下可见黏膜下层有大量的白细胞浸润，亦可见到多数细菌，有出血、坏死、胃小静脉内也可见血栓形成。以化脓性感染范围可分为弥漫型和局限型。弥漫型炎症侵及胃的大部分或全胃，甚至扩散至十二指肠等胃的邻近器官；局限性炎症局限，形成单发或多发脓肿，以幽门区脓肿多见。

(三)临床表现

本病起病急骤且凶险，常有寒战、高热，剧烈的上腹部疼痛，也可为全腹痛，取前倾坐位可使腹痛缓解，称为 Deninger 征，为本病的特征性表现。恶心、频繁呕吐也是本病常见的症状，呕吐物中可见坏死脱落的胃黏膜组织，有时可出现呕血及黑便。部分患者有脓性腹水形成，出现中毒性休克。可并发胃穿孔、血栓性门静脉炎及肝脓肿。

体格检查腹部有明显压痛、反跳痛和肌紧张等腹膜炎的征象。

(四)相关检查

(1)血常规：血白细胞计数一般大于 $10×10^9/L$，以中性粒细胞为主，伴核左移现象。

(2)尿常规：尿常规镜检可见蛋白及管型尿。

(3)便常规：大便潜血试验可呈阳性。

(4)呕吐物检查：呕吐物中有坏死黏膜并混有脓性呕吐物。

(5)X线检查：腹平片示胃扩张，如产气荚膜梭状芽孢杆菌感染者可见胃壁内有气泡形成；伴有穿孔者膈下可见游离气体。钡餐检查相对禁忌。

(6)超声检查：超声检查可见患者胃壁增厚，由产气荚膜梭状芽孢杆菌引起者，胃壁内可见低回声区。

(7)胃镜检查：本病因可诱发穿孔，禁忌行内镜检查。

(五)诊断和鉴别诊断

1.诊断

根据本病有上腹部疼痛、恶心、呕吐、寒战、高热等症状，以及上腹部压痛、反跳痛和肌紧张等体征，结合血常规检查和 X 线检查等可作出诊断。

2.鉴别诊断

急性化脓性胃炎应与急性胰腺炎、急性阑尾炎、急性胆囊炎、胆石症等疾病相鉴别，一般根据临床表现和辅助检查可资鉴别。

(六)治疗

本病治疗的关键在于早期确诊，给予足量抗生素以控制感染，及时行胃壁脓肿切开引流或胃次全切除术，能明显降低死亡率。

四、急性腐蚀性胃炎

急性腐蚀性胃炎是由于误服或自服腐蚀剂(强碱如苛性碱，强酸如盐酸、硫酸、硝酸，以及来苏儿、氯化汞、砷、磷等)而引起胃壁急性损伤或坏死。

(一)病因和发病机制

腐蚀剂进入消化道引起损伤的范围和严重性与腐蚀剂的种类、浓度、数量、胃内有无食物及与黏膜接触的时间长短等相关。轻者引起胃黏膜充血、水肿，重者发生坏死、穿孔。后期出现瘢痕、狭窄而使胃腔变形，引起上消化道梗阻。强酸类腐蚀剂所至损伤主要为胃，尤其是胃窦、幽门和小弯。而强碱类腐蚀剂食管损伤较胃严重。强酸可使蛋白质和角质溶解、凝固，组织呈界限明显的灼伤或凝固性坏死伴有焦痂，受损组织收缩变脆，大块坏死组织脱落造成继发性穿孔、腹膜炎或纵膈炎。强碱由于能迅速吸收组织中的水分，与组织蛋白质结合形成胶冻样物质，使脂肪酸皂化，造成严重的组织坏死，因此，强碱的病变范围多大于其接触面积。

(二)病理

病变程度与吞服的腐蚀剂剂量、浓度、胃内所含食物量及腐蚀剂与黏膜接触的时间长短等有关。轻者引起胃黏膜充血、水肿，重者发生坏死、穿孔，后期可出现瘢痕和狭窄引起上消化道梗阻。

(三)临床表现

临床症状与吞服的腐蚀剂种类有关。吞服后黏膜都有不同程度的损害，多立即出现口腔、咽喉、胸骨后及上腹部的剧烈疼痛，频繁恶心、呕吐，甚至呕血，呕吐物中可能会含有脱落坏死的胃壁组织。严重时因广泛的食管、胃的腐蚀性坏死而致休克，也可出现食管及胃的穿孔，引起胸膜炎和弥漫性腹膜炎。继发感染时可有高热。但也有部分腐蚀剂如来苏儿由于它对表层迷走神经有麻醉作用，并不立即出现症状。此外，各种腐蚀剂吸收后还可引起全身中毒症状。酸类吸收可致严重酸中毒而引起呼吸困难；来苏儿吸收后引起肾小管损害，导致肾衰竭。急性期过后，可出现食管、贲门和幽门狭窄及梗阻的症状。

各种腐蚀剂引起的口腔黏膜灼痂的颜色不同，有助于识别腐蚀剂的类型，硫酸致黑色痂，盐酸致灰棕色痂，硝酸致深黄色痂，醋酸致白色痂，来苏儿致灰白色痂，后转为棕黄色痂，强碱则呈透明的水肿。

(四)诊断

本病根据病史和临床表现，很容易作出诊断和鉴别诊断。急性期一般不做上消化道钡餐和内镜检查，以免引起食管和胃穿孔。待急性期过后，钡餐检查可见胃窦黏膜纹理粗乱，如果腐蚀深达肌层，由于瘢痕形成，可表现为胃窦狭窄或幽门梗阻。

(五)治疗

本病是一种严重的内科急症，必须积极抢救。①一般洗胃属于禁忌，禁食水，以免发生穿孔；尽快静脉补液，纠正水、电解质和酸碱失衡。②去除病因，服强酸者尽快口服牛奶、鸡蛋清或植物油 100～200mL，避免用碳酸氢钠，以免产气过多而导致穿孔，服强碱者给食醋 500mL 加温水 500mL 分次口服，然后再服少量蛋清、牛奶或植物油。③有的学者主张在发病 24h 内应用肾上腺皮质激素，以减少胶原、纤维瘢痕组织的形成，如每日氢化可的松 200～300mg 或地塞米松 5～10mg 静脉滴注，数日后改为口服醋酸泼尼松，使用皮质激素时应并用抗生素。④对症治疗，包括解痉、止吐，有休克时应给予抗休克治疗。⑤积极预防各种并发症。⑥急性期过后，若出现瘢痕、狭窄，可行扩张术或手术治疗。

第三节　克罗恩病

一、概述

克罗恩病(Crohn's disease)是一种病因尚不十分清楚的慢性非特异性消化道炎症性疾病，可累及从口腔到肛门的消化道各个部位，以末段回肠及其邻近结肠的累及最常见，多呈节段性、非对称性分布；消化道以外脏器也时常累及，如肝脏、皮肤、关节等。组织学表现以慢性非干酪性肉芽肿性炎症为特征。临床主要表现为腹痛、腹泻、瘘管、肛周病变等消化道症状，关节炎、皮疹、肝功能损害等肠外表现，以及发热、消瘦等不同程度的全身症状。Crohn 病和溃疡性结肠炎(UC)及未定性肠炎(IC)或炎症性肠病未分型(IBDU)都称为炎症性肠病(IBD)。

二、流行状况

Crohn 病的发病率、患病率因地区及人种而异。全球发病率以北美和北欧最高，达到 7/10 万；中南欧、非洲及澳大利亚次之，为(0.9～3.1)/10 万，南美、亚洲发病率最低，为 0.08/10 万。种族差别表现在犹太人患病率最高，白种人次之，西班牙人、亚洲人最低。但近年来亚洲的患病率有上升趋势。患者男女性别比为(1.1～1.8)∶1，多集中于 15～25 岁和 60～80 岁两个年龄段。城市发病率高于乡村。高收入阶层高于低收入阶层。Crohn 病患者的吸烟率较正常人群高，吸烟者的治疗效果不佳。

三、病因

尽管病因不明，遗传背景在 Crohn 病发病过程中的作用还是得到公认。患者的一级亲属中 10%～15%患病，一级亲属的发病率是正常人群的 30～100 倍。孪生子研究表明，杂合孪生子的共患率与普通兄弟姐妹相同，为 8%，而同卵孪生子的共患率可达 67%。同一家族患者的病变部位、临床表现有一定的相似性。15% Crohn 病患者 NOD2/CARD15 基因发生突变。但亚洲患者中没有发现与北美洲、欧洲类似的突变。

另一个可能的病因是肠道病原体。对类结核分枝杆菌、副黏病毒和某些螺杆菌的研究表明，这些病原体与 Crohn 病的发生、发展可能有关。许多病原菌如沙门菌、志贺菌、弯曲杆菌等感染能诱发疾病。用甲硝唑、环丙沙星等抗生素治疗可缓解病情也支持肠道感染参与疾病发生的假设。遗憾的是，迄今为止没有分离出明确的致病菌。

社会心理因素也与疾病有关。离婚或分居、亲属患病或死亡、人际关系紧张等事件会加重疾病症状。

四、发病机制

病因不明，发病机制也不清楚。目前比较一致的看法是，正常人消化道在受到致病抗原刺激后发生炎症反应，免疫调节功能能够控制炎症反应，使其逐步消退，从而达到组织修复的目的。而具有某种遗传缺陷背景的个体，如 NOD2/CARD15 基因突变者，本身对肠道细菌免疫功能存在缺陷，当这类人受到某些抗原如致病菌甚至可能是正常肠道菌群的刺激时，消化道炎症反应失去控制，大量淋巴细胞、巨噬细胞等炎症细胞持续存在，活化的 Th1 持续产生 IFN-γ、IL-1、IL-6 和 TNF-α等炎症因子，导致疾病持续存在。

五、病理

病变累及胃肠道各个部位的概率不等。30%～40%仅累及小肠，40%～55%同时累及小肠和结肠，15%～25%单独累及结肠。小肠病变中 90%有末端回肠的累及。其他较少累及的部位包括口腔、食管、胃和十二指肠等近段消化道。1/3 患者有肛瘘、肛裂、脓肿、狭窄等肛周病变，肝、胰也可累及。

手术切除标本和内镜中可见到阿弗他溃疡(aphthousulcer，或称口疮样溃疡)，这是 Crohn 病的早期表现。随着疾病的进展，溃疡增大，逐渐融合，形成与肠管纵轴平行或不规则形溃疡。与溃疡性结肠炎连续分布的表浅溃疡相比，Crohn 病的溃疡深，底部可穿透肌层到浆膜层，形成瘘管，炎症可累及肠壁全层，引起肠管节段性增厚、僵硬，管腔狭窄，病灶间黏膜往往正常，肠系膜水肿、增厚。透壁的炎症使肠管粘连成襻，甚至形成内瘘。纵行溃疡、铺路石样外观与病灶节段性分布都是 Crohn 病较具特征性的表现。

炎症部位可以有假性息肉形成。

显微镜下可见黏膜和黏膜下层淋巴细胞增生、聚集，巨噬细胞有聚集倾向。非干酪性肉芽肿不仅可在肠壁各层检出，也可在肠外的淋巴结、肝、胰等部位发现。Crohn 病非干酪性肉芽肿检出率低，手术切除标本只有约 50%，内镜活检组织的检出率更低，增加活检块数可显著提高检出率。非干酪性肉芽肿是 Crohn 病的病理特征，但非 Crohn 病所特有。Crohn 病的肉芽肿往往以数个、十余个组织细胞聚集在一起形成的微肉芽肿多见。临床工作中如能把握微肉芽肿的特点，可提高检出率。

Crohn 病也可以发生局灶性隐窝脓肿，但较溃疡性结肠炎少见。

六、临床表现

多数患者起病隐匿，呈现慢性发生、发展过程，病程中活动期与缓解期交替。Crohn 病可累及消化道的任何部位及肠外的肝、胰等脏器，累及部位不同，临床表现也不同，个体间差异大。有些患者以并发症为首发。多样化或不典型的表现往往延误诊断。

1. 消化道表现

腹痛、腹泻为消化道最常见的症状，常为反复发作的腹部隐痛和间断性腹泻。腹痛部位和病变位置有关。回肠末段和回盲部最常累及，腹痛多位于右下腹，有时餐后明显，便后缓解。右下腹痛如有局部压痛，易误诊为阑尾炎。腹泻多为不成形稀便，排便次数较平时略有增多，如病变位于结肠尤其是直肠，排便次数明显增多，粪便中可伴有黏液脓血，并出现排便紧迫感和里急后重。末端回肠严重受累、病变范围较大及末段回肠切除过多者可出现脂肪泻和胆汁性腹泻。肠道细菌过度生长可加重腹泻。

腹块多位于右下腹，为增厚的肠袢、肠系膜、肿大淋巴结甚至脓肿，发生率为 10%～20%。

瘘管分内瘘和外瘘。内瘘可以在消化道与消化道之间，也可以在消化道与膀胱、输尿管、阴道等空腔脏器之间，外瘘多为消化道通向皮肤，以肛瘘的发生率最高。

肛门/直肠周围病变包括肛瘘、肛周脓肿、肛裂等，较常见。如肛门周围病变持续不愈，应考虑到 Crohn 病可能而安排进一步检查。

2. 全身表现

几乎所有患者都会有不同程度的体重下降，营养障碍也时常发生。低白蛋白血症最常见的缺铁可引起贫血。维生素 D 缺乏、低钙血症和长期使用激素可导致骨质疏松，甚至骨折。烟酸缺乏表现为糙皮病。维生素 B_{12} 吸收不良可引起贫血及神经系统症状。疾病活动时可伴发热。

3. 肠外表现

肠外表现包括多系统多脏器病变，如强直性脊柱炎、骶髂关节炎、硬化性胆管炎、胆石症、脂肪肝、脓皮病、结节性红斑、结膜炎、葡萄膜炎、巩膜外层炎、泌尿系统结石、血栓栓塞、淀粉样变性及胰腺炎等。临床上以关节炎和皮肤损害较多见。

七、并发症

1. 瘘管形成

20%～40%患者发生。大多数表现为肠-肠瘘、肠-腹壁瘘，少数表现为肠-膀胱瘘、肠-阴道瘘、肠-胃瘘。肠-肠瘘通常合并细菌过度生长。肠-膀胱瘘表现为排尿困难、反复膀胱炎，以及气尿、粪尿。性交困难、阴道分泌物恶臭、夹带粪质提示肠-阴道瘘。肠-胃瘘时可呕吐粪质。肠外营养或免疫调节剂治疗有可能使瘘管闭合，但停药后常复发。手术可以切除受累病灶。

2. 肠梗阻

为 Crohn 病患者最常见的手术指征，多发生在小肠。肠壁增厚、痉挛、瘢痕形成以及粘连可引起梗阻，进食纤维素含量多的食物可加重或诱发梗阻。不完全性梗阻可选用口服造影剂、钡剂灌肠或结肠镜证实。完全性梗阻经立位腹部平片肯定梗阻后，应立即胃肠减压，静脉滴注类固醇激素治疗。如缓解，可采用胃肠道造影或内镜发现梗阻部位。如不缓解，应剖腹探查。手术前可试用 CT 或 MRI 估计梗阻部位。炎症急性活动引起的梗阻，经激素治疗可缓解。如果激素及保守治疗无效，必须手术治疗。

3. 肛周病变

病变累及肛管，形成局部脓肿、瘘管。肛周脓肿的疼痛因排便、行走、坐位而加重，影响生活质量。瘘管可开口于肛周、腹股沟及外阴部。肛周病变迁延不愈，可破坏括约肌功能，引起排便失禁。治疗目的在于减轻症状，保留肛门括约肌功能。高锰酸钾粉及甲硝唑坐浴、外引流都是可行的治疗手段。

4. 脓肿形成

为常见并发症，15%～20%的患者发生。病变累及肠壁全层后，肠内容物漏出肠外，形成脓肿，多见于回肠末段。典型表现为发热、局部腹痛和腹块（多位于右下腹）、压痛，外部血白细胞增多。CT 及超声检查可以确诊。广谱抗生素治疗有效。穿刺引流能改善症状，但肠腔与脓肿间有交通，效果往往不理想，最终还是需要手术切除病变肠段。

5. 肠穿孔

发生率为 1%～2%，部位多在回肠。患者突然发生剧烈腹痛，体检有腹部压痛，立位腹部平片显示膈下游离气体，提示穿孔发生。中毒性巨结肠也可并发穿孔。应立即手术，切除穿孔肠段。

6. 肿瘤形成

结肠累及的 Crohn 病患者结/直肠肿瘤的发生率明显增加，必须结肠镜随访。如发现异型增生或肿瘤，应手术治疗。此外，还要警惕非霍奇金淋巴瘤、皮肤鳞癌及小肠肿瘤的发生。

八、辅助检查

1. 实验室检查

无特异性。贫血常见；活动期外部血白细胞轻度增多，升高明显提示脓肿或细菌感染发生。红细胞沉降率和 C 反应蛋白升高可用来随访疾病的活动性。可以有低蛋白血症、低钙血症、低镁血症及凝血障碍。

血清抗中性粒细胞胞质抗体(p-ANCA)和 ASCA 的联合检测可能有助于区别 Crohn 病和 UC，其特异性可达 97%。p-ANCA 阳性率在 UC 患者为 60%～70%，CD 患者为 5%～10%，正常人群为 2%～3%；ASCA 阳性率在 Crohn 病患者、UC 患者及正常人群中分别为 60%～70%、10%～15%和＜5%。

2. 影像学表现

与疾病活动没有相关性。X 线检查可见黏膜皱襞增粗紊乱、溃疡、铺路石样表现、息肉、狭窄和瘘管等，以及肠壁增厚、相邻肠管管腔间距离增宽、病灶节段性分布。由于病变肠段激惹或痉挛，钡剂很快通过，不能停留，称跳跃征。钡剂通过后遗留线显影，呈"线样征"。阿弗他溃疡表现为散在钡剂残留，边缘有透光晕。

CT、MRI 及超声检查有助于评价脓肿、淋巴结肿大、腹水形成及肠壁增厚程度。目前CT、MRI 的清晰度越来越高，而这些影像学检查本身对患者的要求不高，体弱、老人、伴肠梗阻者均可使用，因此关于 CT、MRI 的研究非常活跃。

食管、胃、十二指肠病变可以通过胃/十二指肠气钡双对比造影，结肠病变可以通过钡剂灌肠，小肠病变可以通过胃肠钡餐或小肠钡餐检查发现病灶。Crohn 病为肠壁全层炎，X线不仅能完成全消化道检查，还能显示肠壁及肠壁外病变，钡剂造影比内镜更能发现瘘管，因此影像学检查在 Crohn 病的诊断中不可缺少。其不足之处在于显示病变间接，不能取活检。在内镜广泛开展、操作水平不断提高的前提下，多用于内镜检查不能到达或不能耐受的情况，其中以小肠病变的检查应用最多。

3. 内镜表现

可直接显示阿弗他溃疡、纵形溃疡、炎性息肉、肠腔狭窄、铺路石样改变及正常的溃疡间或病灶的节段性分布。溃疡可以向纵行或横行融合扩大，呈地图状、不规则形，溃疡间正常黏膜消失，此时与溃疡性结肠炎鉴别困难。直肠可以受累。溃疡性结肠炎中常见的弥漫性充血水肿、颗粒样病变在 Crohn 病中很少看到。

近年来内镜检查发展迅速，胃镜、肠镜已成为胃肠病科常用的检查手段，用于检查十二指肠降部以上和回肠末段以下的病灶。十二指肠降部以下和回肠末段之间的小肠以往只有小肠钡餐检查，现在胶囊内镜可以无痛苦地通过，双气囊小肠镜可以从口腔或肛门两个方向进入，直观地完成全小肠的检查，并取活检，其图像较胶囊内镜清晰。目前此两种方法已为越来越多的患者所接受。

九、诊断

Crohn 病的诊断是排除性诊断，首先必须排除有类似表现和明确病因的疾病，再结合临床症状、体征、实验室检查、组织病理学、影像学、内镜表现，作出初步诊断。长期随访中观察药物的治疗反应、有无新症状或体征的出现，对确定诊断非常重要。

十、鉴别诊断

Crohn 病的鉴别诊断必须在诊断确立前完成。

1. 溃疡性结肠炎

确切病因不明，也需要进行排除性诊断，因此与 Crohn 病的鉴别经常发生困难，目前仅能从临床表现、实验室检查、组织病理学、影像学、内镜等方面的表现与 Crohn 病不同而进行鉴别。当鉴别有困难时，长期随访非常重要。随访中部分患者可出现新的临床或内镜、影像学表现，使诊断确立。仍无法诊断的患者可考虑以下可能。

（1）未定性肠炎（IC）：指结肠已切除，经病理医生彻底检查仍无法确定是 UC 或 CD。

（2）炎症性肠病未分型（IBDU）：指临床和内镜表现显示慢性炎症性肠病，有结肠而无小肠累及，无明确的病理或其他证据支持 UC 或 CD 的诊断。此时应首先排除感染性肠炎。

治疗药物与 Crohn 病相似，主要是水杨酸类、类固醇激素或免疫调节类药物。

2.肠道感染性炎症

各种能引起肠道感染的细菌(包括结核杆菌)、真菌、病毒、寄生虫等病原体都可有类似 Crohn 病的表现。在中国，回盲部肠结核与 Crohn 病的鉴别尤其重要。肠结核的患者多有肺结核病史，可以伴有结核毒血症的表现，结核菌素试验阳性，肠镜中溃疡没有纵行和节段性分布的特点，活检组织中检出的肉芽肿有干酪性坏死。如果鉴别困难，可以先行诊断性抗结核治疗 1～3 个月，考察疗效。个别患者甚至需要手术探查，切除肠段进行病理检查后才能获得确诊。

3.肠道非感染性炎症

包括缺血性肠炎、憩室炎、直肠孤立性溃疡、阑尾炎、放射性肠炎、嗜酸细胞性胃肠炎、Bechet 病、胶原性肠炎、淋巴细胞性肠炎等，可以通过病史、内镜表现和组织学检查进行鉴别。

4.肠道肿瘤

淋巴瘤、肠道腺癌、肠道转移性肿瘤等及各种结/直肠息肉，组织学检查可以确诊。

5.药物或化学性物质

非甾体抗炎药、泻药、金制剂、口服避孕药、可卡因及化疗药物都可以出现类似表现。采集病史时应仔细询问药物服用史。

十一、治疗

治疗目标：控制发作，维持缓解。在改善生活质量的同时，注意药物长期使用的不良反应。

(一)营养支持

多数患者存在各种营养成分经胃肠道丢失和摄入不足的状况，必要的营养支持是治疗的组成部分，尤其对于伴肠梗阻者和生长发育中的儿童。研究表明，全胃肠外营养和要素饮食都可以减轻肠道的炎症反应，其中要素饮食有利于保存肠道功能，没有全胃肠外营养副作用。

(二)药物治疗

1.水杨酸类制剂

适用于轻、中度结肠或回、结肠 Crohn 病的治疗。常用制剂为柳氮磺胺吡啶和 5-氨基水杨酸(5-ASA)。

口服柳氮磺胺吡啶在结肠内经细菌分解成磺胺吡啶和 5-ASA。5-ASA 不被吸收，直接在肠腔内起作用。作用机制不完全清楚，可能通过抑制花生四烯酸代谢过程中的某一环节，减少白三烯、前列腺素的合成而发挥消炎作用。疗效与剂量相关，治疗剂量大于等于 4g/d。服药后 2～3 周起效，某些患者需要观察 4 周或更长时间。剂量相关的副作用如头痛、恶心、呕吐和腹部不适等与血清磺胺吡啶浓度有关，而超敏反应如皮疹、发热、白细胞减少、肝炎、再生障碍性贫血、胰腺炎、肾毒性及自身免疫性溶血等与药物浓度无关。柳氮磺胺吡啶可引起精子数量及形态改变，造成可逆性不育。它还会影响叶酸的吸收，因此推荐补充叶酸 1～

2mg/d。

新型水杨酸类制剂包括以无不良反应的载体取代磺胺，如苯丙氨酸，2个5-ASA分子通过氮键连接，进入结肠后被细菌分解起效。5-ASA控释剂可控制药物在pH>7的结肠及末端回肠释放；缓释剂在小肠内释放35%，在结肠内释放余下的65%。

5-ASA也可用于灌肠或作为栓剂使用。直接口服迅速失效。

2. 肾上腺皮质激素

轻、中度患者口服，中、重度患者静脉使用。标准初始剂量为泼尼松40～60mg/d，起效后逐渐减量。开始减量较快，4～5周内可由40mg/d减至20mg/d，此后约每2周减5mg，数月后停药。减药到某个剂量，有些患者出现病情反复，称为激素依赖。对大多数患者而言，上午顿服泼尼松和分开服药同样有效。合并未引流脓肿者禁用。疾病缓解期激素维持不能预防复发。激素使用过程中必须注意全身不良反应。布地奈德是一种不被吸收的新型制剂，全身不良反应轻，治疗效果略逊于泼尼松龙，适用于回肠、盲肠Crohn病患者。

3. 免疫调节剂

最常用的是硫唑嘌呤(AZA)及其代谢产物巯嘌呤(6-MP)，不仅可控制Crohn病的活动性，而且可维持缓解。标准起始剂量分别为2.0～2.5mg/kg和1.0～1.5mg/kg，起效时间通常需要数周到数月。这类药物用于激素治疗无效或依赖者。与激素同时使用，激素减量时作用显现。如果用来诱导缓解，则可以维持用药数年。不良反应多见，骨髓抑制引起外部血白细胞减少发生率最高，其他有胰腺炎(3%～4%)、恶心、发热、皮疹、肝炎，是否增加淋巴瘤的发生率尚有不同看法。

甲氨蝶呤肌内或皮下注射每周25mg，可诱导Crohn病缓解，减少激素用量。每周15mg可用于维持缓解。不良反应主要有外部血白细胞减少和肝纤维化。其他免疫调节剂还有环孢素、他克莫司、沙利度胺、阿达木单抗、那他珠单抗等。

4. 抗生素

如果Crohn病合并脓肿等感染情况，引流的同时必须使用敏感抗生素治疗。常用于Crohn病的抗生素有甲硝唑(每日10～20mg/kg)和环丙沙星(500mg，每日2次)等。这些抗生素不仅具有抗感染作用，可能还通过目前尚不知道的途径消除Crohn病的炎症。

5. TNF-α单克隆抗体

最常用的是英夫利昔单抗，第0、2、6周5～10mg/kg诱导缓解，有效者以后每8周输注1次。适用于水杨酸类、糖皮质激素、免疫调节剂均无效或合并瘘管的Crohn病患者。与免疫调节剂合用，减少机体因种属不同而产生的抗体。禁用于合并梗阻、感染和结核者。不良反应有过敏反应、关节痛、发热、肌痛、疲倦等。

(三)外科手术

适应证为药物治疗无效、合并肠梗阻、瘘管形成、脓肿、预防或并发肿瘤者。与溃疡性结肠炎不同，Crohn病病变部位复杂，手术后无法取得治愈效果，并且有重复手术的可能，因此对手术时机、手术方式、切除范围必须慎重考虑。

(四)分期治疗

1. 活动期

轻、中度结肠、回肠、结肠病变首选水杨酸类药物，可同时使用抗生素；如果无效，且能排除脓肿等严重感染，加用糖皮质激素。小肠型 CD 首选糖皮质激素。激素起效后逐渐减量，先快后慢。如果减量过程中症状反复，必须加量，此时最好加用免疫调节剂，激素继续减量至停用。对于免疫调节剂也无效者，可试用英夫利昔单抗。如果经积极内科治疗仍不能控制疾病活动性且有手术指征者，应考虑手术治疗。只要患者肠道条件许可，鼓励胃肠道要素饮食，否则考虑全胃肠外营养。

2. 缓解期

通过糖皮质激素或手术缓解病情的患者需口服水杨酸类药物维持治疗。激素依赖或免疫调节剂诱导缓解者，需维持免疫调节剂治疗。英夫利昔单抗诱导缓解者继续使用维持治疗。糖皮质激素不用于维持治疗。

十二、预防和预后

Crohn 病的自然史随着治疗策略的改善而不断变化，每例患者对治疗的反应不同，预后也不尽相同，因此无法预测。经治疗症状控制者，若 1～2 年内复发，则接下来的 5 年内也容易复发。

结肠 Crohn 病与溃疡性结肠炎的结肠癌罹患率同样明显升高，因此需随访结肠镜。有报道 5-ASA 能预防结肠癌的发生，机制不明。

Crohn 病的死亡率比正常人群轻度升高。大多数死亡发生在起病最初 5 年内。近端小肠受累者死亡率高，回肠或回盲肠受累者较低。

第四节　溃疡性结肠炎

溃疡性结肠炎是一种慢性非特异性的结肠炎症性疾病。病变主要累及结肠的黏膜层及黏膜下层。临床表现以腹泻、黏液脓血便、腹痛和里急后重为主，病情轻重不一，呈反复发作的慢性过程。

一、流行状况

该病是世界范围的疾病，但以西方国家更多见，亚洲及非洲相对少见。不过，近年我国本病的发病率呈上升趋势。该病可见于任何年龄，但以 20～30 岁最多见，男性稍多于女性。

二、病因与发病机制

该病病因与发病机制至今仍不清楚，可能与如下因素有关。

1. 环境因素

该病在西方发达国家发病率较高，而亚洲和非洲等不发达地区发病率相对较低。在中国，随着经济的发展，生活水平的提高，该病也呈逐年上升趋势，这一现象提示环境因素的变化在 UC 发病中起着重要作用。其可能的解释是：生活水平的提高及环境条件的改善，使机体暴露于各种致病原的机会减少，致使婴幼儿期肠道免疫系统未受到足够的致病原刺激，以至于成年后针对各种致病原不能产生有效的免疫应答。此外，使用非甾体抗炎药，口服避孕药等均可促进 UC 的发生，相反，母乳喂养、幼年期寄生虫感染、吸烟和阑尾切除等均能不同程度降低 UC 的发病率。这些均提示环境因素与 UC 的发生发展有关。

2. 遗传因素

本病发病呈明显的种族差异和家庭聚集性。白种人发病率高，黑种人、拉丁美洲人及亚洲人发病率相对较低，而犹太人发生 UC 的危险性最高。在家庭聚集性方面，文献报道 29% 的 UC 患者有阳性家族史，且患者一级亲属发病率显著高于普通人群。单卵双胎共患 UC 的一致性也支持遗传因素的发病作用。近年来，遗传标记物的研究，如抗中性粒细胞胞质抗体在 UC 中检出率高达 80% 以上，更进一步说明该病具有遗传倾向。不过该病不属于典型的孟德尔遗传病，而更可能是多基因遗传病。近年，对炎症性肠病易感基因位点定位研究证实：位于 16 号染色体上的 CARD15/NOD$_2$ 基因与克罗恩病的发病有关，而与 UC 的发病关系不大，提示遗传因素对炎症性肠病的影响，在克罗恩病中较 UC 中更为明显。

3. 感染因素

微生物感染在 UC 发病中的作用长期受到人们的关注，但至今并未发现与 UC 发病直接相关的特异性病原微生物的存在。不过，近年动物实验发现大多数实验动物在肠道无菌的条件下不会发生结肠炎，提示肠道细菌是 UC 发病的重要因素。临床上使用抗生素治疗 UC 有一定疗效也提示病原微生物感染可能是 UC 的病因之一。

4. 免疫因素

肠道黏膜免疫反应的异常目前被公认为在 UC 发病中起着十分重要的作用，包括炎症介质、细胞因子及免疫调节等多方面。其中，各种细胞因子参与的免疫反应和炎症过程是目前关于其发病机制的研究热点。人们将细胞因子分为促炎细胞因子(如 IL-1、IL-6、TNF-α等)和抗炎细胞因子(如 IL-4、IL-10 等)。这些细胞因子相互作用形成细胞因子网络参与肠黏膜的免疫反应和炎症过程。其中某些关键因子，如 IL-1、TNF-α的促炎作用已初步阐明。近年采用抗 TNF-α单克隆抗体治疗炎症性肠病取得良好疗效更进一步证明细胞因子在 UC 发病中起着重要作用。参与 UC 发病的炎症介质主要包括前列腺素、一氧化氮、组胺等，在肠黏膜损伤时通过环氧化酶和脂氧化酶途径产生，与细胞因子相互影响形成更为复杂的网络，这是导致 UC 肠黏膜多种病理改变的基础。在免疫调节方面，T 细胞亚群的数量和类型的改变也起着重要的作用，Th1/Th2 比例的失衡可能是导致上述促炎因子的增加和抗炎因子下降的关键因素，初步研究已证实 UC 的发生与 Th2 免疫反应的异常密切相关。

三、病理

病变可累及全结肠，但多始于直肠和乙状结肠，渐向近端呈连续性、弥漫性发展及分布。

1. 大体病理

活动期 UC 的特点是：①连续性弥漫性的慢性炎症，病变部位黏膜充血、水肿、出血，呈颗粒样改变。②溃疡形成，多为浅溃疡。③假息肉形成，并可形成黏膜桥。缓解期 UC 的特点为：黏膜明显萎缩变薄，色苍白，黏膜皱襞减少，甚至完全消失。

2. 组织病理学

活动期 UC 炎症主要位于黏膜层及黏膜下层，较少深达肌层，所以较少发生结肠穿孔、瘘管或腹腔脓肿等。最早的病变见于肠腺基底部的隐窝，有大量炎症细胞浸润，包括淋巴细胞、浆细胞、单核细胞等，形成隐窝脓肿。当数个隐窝脓肿融合破溃时，便形成糜烂及溃疡。在结肠炎症反复发作的慢性过程中，肠黏膜不断破坏和修复，导致肉芽增生及上皮再生，瘢痕形成，后期常形成假息肉。慢性期黏膜多萎缩，黏膜下层瘢痕化，结肠缩短或肠腔狭窄。少数患者可发生结肠癌变。

四、临床表现

(一)症状和体征

多数起病缓慢，少数急性起病，病情轻重不等，病程呈慢性经过，表现为发作期与缓解期交替。

1. 消化系统症状

(1)腹泻：见于大多数患者，为最主要的症状。腹泻程度轻重不一，轻者每天排便 3~4 次，重者可达 10~30 次。粪质多呈糊状，含有血、脓和黏液，少数呈血水样便。当直肠受累时，可出现里急后重感。少数患者仅有便秘，或出现便秘、腹泻交替。

(2)腹痛：常有腹痛，一般为轻度至中度，多局限于左下腹或下腹部，亦可涉及全腹，为阵发性绞痛，有疼痛-便意-便后缓解的规律。

(3)其他症状：可有腹胀、厌食、嗳气、恶心和呕吐等。

2. 全身症状

中重型患者活动期常有低热或中度发热，重度患者可出现水、电解质平衡紊乱，贫血、低蛋白血症、体重下降等表现。

3. 体征

轻中型患者或缓解期患者大多无阳性体征，部分患者可有左下腹轻压痛，重型或暴发型患者可有腹部膨隆、腹肌紧张、压痛及反跳痛。此时若同时出现发热、脱水、心动过速及呕吐等应考虑中毒性巨结肠、肠穿孔等并发症。部分患者直肠指检可有触痛及指套带血。

4. 肠外表现

UC 患者可出现肠外表现，常见的有骨关节病变、结节性红斑、皮肤病变、各种眼病、口腔复发性溃疡、原发性硬化性胆管炎、周围血管病变等。有时肠外表现比肠道症状先出现，常导致误诊。国外 UC 的肠外表现的发生率高于国内。

(二)临床分型与分期

1. 临床类型

(1)初发型：指无既往史的首次发作。

(2)慢性复发型：发作期与缓解期交替出现，此型临床上最多见。

(3)慢性持续型：症状持续存在，可有症状加重的急性发作。

(4)暴发型：少见，急性起病，病情重，血便每日 10 次以上，全身中毒症状明显，可伴中毒性巨结肠、肠穿孔、脓毒血症等。

上述各型可互相转化。

2. 严重程度

(1)轻度：腹泻每日 4 次以下，便血轻或无，无发热，脉搏加快或贫血，红细胞沉降率正常。

(2)中度：介于轻度与重度之间。

(3)重度：腹泻每日 6 次以上，伴明显黏液血便，有发热(体温＞37.5℃)，脉速(＞90次/分钟)，血红蛋白下降(＜100g/L)，红细胞沉降率＞30mm/h。

3. 病情分期

分为活动期及缓解期。

4. 病变范围

分为直肠、乙状结肠、左半结肠(脾曲以远)、广泛结肠(脾曲以近)、全结肠。

(三)并发症

1. 中毒性巨结肠

见于暴发型或重度 UC 患者。病变多累及横结肠或全结肠，常因低钾、钡剂灌肠、使用抗胆碱能药物或阿片类制剂等因素而诱发。病情极为凶险，毒血症明显，常有脱水和电解质平衡紊乱，受累结肠大量充气致腹部膨隆，肠鸣音减弱或消失，常出现溃疡肠穿孔及急性腹膜炎。本并发症预后极差。

2. 结肠癌变

与 UC 病变的范围和时间长短有关，且恶性程度较高，预后较差。随着病程的延长，癌变率增加，其癌变率病程 20 年者为 7%，病程 35 年者高达 30%。

3. 其他并发症

有结肠息肉、肠腔狭窄和肠梗阻、结肠出血等。

五、实验室及其他检查

1. 血液检查

中重度 UC 常有贫血。活动期常有白细胞计数增高，血沉加快和 C 反应蛋白增高，血红蛋白下降多见于严重或病情持续病例。

2. 粪便检查

肉眼检查常见血、脓和黏液，显微镜下可见红细胞和白细胞。

3. 免疫学检查

文献报道，西方人血清抗中性粒细胞胞质抗体(p-ANCA)诊断 UC 的阳性率为 50%～70%，是诊断 UC 较特异的指标。不过对中国人的诊断价值尚需进一步证实。

4. 结肠镜检查

可直接观察肠黏膜变化，取活检组织行病理检查并能确定病变范围，是诊断与鉴别诊断的最重要手段。但对急性期重度患者应暂缓检查，以防穿孔。活动期可见黏膜粗糙呈颗粒状，弥漫性充血、水肿、血管纹理模糊、易脆出血、糜烂或多发性浅溃疡，常覆有黄白色或血性分泌物。慢性病例可见假息肉及桥状黏膜、结肠袋变钝或消失、肠壁增厚，甚至肠腔狭窄。

5. X 线检查

在不宜或不能行结肠镜检查时，可考虑行 X 线钡剂灌肠检查。不过对重度或暴发型病例不宜做钡剂灌肠检查，以免加重病情或诱发中毒性巨结肠。X 线钡剂灌肠检查可见结肠黏膜紊乱，溃疡所致的管壁边缘毛刺状或锯齿状阴影，结肠袋形消失，肠壁变硬呈水管状，管腔狭窄，肠管缩短。低张气钡双重结肠造影则可更清晰显示病变细节，有利于诊断。

六、诊断和鉴别诊断

(一)诊断

由于该病无特异性的改变，各种病因均可引起与该病相似的肠道炎症改变，故该病的诊断思路是：必须首先排除可能的有关疾病，如细菌性痢疾、阿米巴痢疾、慢性血吸虫病、肠结核等感染性结肠炎以及结肠克罗恩病、缺血性肠病、放射性肠炎等，在此基础上才能作出本病的诊断。国内 UC 诊断标准如下。

1. 临床表现

有持续或反复发作的腹泻、黏液脓血便伴腹痛、里急后重和不同程度的全身症状，病程多在 4～6 周甚至以上。可有关节、皮肤、眼、口和肝胆等肠外表现。

2. 结肠镜检查

病变多从直肠开始，呈连续性、弥漫性分布，表现为：①黏膜血管纹理模糊、紊乱或消失、充血、水肿、易脆、出血和脓性分泌物附着，亦常见黏膜粗糙，呈细颗粒状。②病变明显处可见弥漫性、多发性糜烂或溃疡。③缓解期患者可见结肠袋囊变浅、变钝或消失以及假息肉和桥形黏膜等。

3. 钡剂灌肠检查

①黏膜粗乱和(或)颗粒样改变。②肠管边缘呈锯齿状或毛刺样，肠壁有多发性小充盈缺损。③肠管短缩，袋囊消失呈铅管样。

4. 黏膜组织学检查

活动期和缓解期的表现不同。活动期：①固有膜内有弥漫性、慢性炎症细胞和中性粒细胞、嗜酸性粒细胞浸润。②隐窝有急性炎症细胞浸润，尤其是上皮细胞间有中性粒细胞侵润和隐窝炎，甚至形成隐窝脓肿，可有脓肿溃入固有膜。③隐窝上皮增生，杯状细胞减少。④可见黏膜表层糜烂、溃疡形成和肉芽组织增生。缓解期：①中性粒细胞消失，慢性炎症细胞减少。②隐窝大小、形态不规则，排列紊乱。③腺上皮与黏膜肌层间隙增宽。④Paneth 细胞化生。

可按下列标准诊断：①具有上述典型临床表现者为临床疑诊，安排进一步检查。②同时具备以上条件 1 和 2 或 3 项中任何一项，可拟诊为本病。③如再加上 4 项中病理检查的特征性表现，可以确诊。④初发病例、临床表现和结肠镜改变均不典型者，暂不诊断为 UC，需随访 3～6 个月，观察发作情况。⑤结肠镜检查发现的轻度慢性直、乙状结肠炎不能等同于 UC，应观察病情变化，认真寻找病因。

(二)鉴别诊断

1.急性感染性结肠炎

包括各种细菌感染，如痢疾杆菌、沙门菌、直肠杆菌、耶尔森菌、空肠弯曲菌等感染引起的结肠炎症。急性发作时发热、腹痛较明显，外部血白细胞增加，粪便检查可分离出致病菌，抗生素治疗有效，通常在 4 周内消散。

2.阿米巴肠炎

病变主要侵犯右半结肠，也可累及左半结肠，结肠溃疡较深，边缘潜行，溃疡间黏膜多属正常。粪便或结肠镜取溃疡渗出物检查可找到溶组织阿米巴滋养体或包囊。血清抗阿米巴抗体阳性。抗阿米巴治疗有效。

3.血吸虫病

有疫水接触史，常有肝脾大，粪便检查可见血吸虫卵，孵化毛蚴阳性。急性期直肠镜检查可见黏膜黄褐色颗粒，活检黏膜压片或组织病理学检查可见血吸虫卵。免疫学检查亦有助鉴别。

4.结直肠癌

多见于中年以后，直肠指检常可触及肿块，结肠镜和 X 线钡剂灌肠检查对鉴别诊断有价值，活检可确诊。须注意 UC 也可引起结肠癌变。

5.肠易激综合征

粪便可有黏液，但无脓血，镜检正常，结肠镜检查无器质性病变的证据。

6.其他

出血坏死性肠炎、缺血性结肠炎、放射性肠炎、过敏性紫癜、胶原性结肠炎、白塞病、结肠息肉病、结肠憩室炎以及人类免疫缺陷病毒(HIV)感染合并的结肠炎应与本病鉴别。此外，应特别注意因下消化道症状行结肠镜检查发现的轻度直肠、乙状结肠炎，需认真检查病因，密切观察病情变化，不能轻易作出 UC 的诊断。

七、治疗

活动期的治疗目的是尽快控制炎症，缓解症状；缓解期应继续维持治疗，预防复发。

1.营养治疗

饮食应以柔软、易消化、富营养少渣、足够热量、富含维生素为原则。牛乳和乳制品慎用，因部分患者发病可能与牛乳过敏或不耐受有关。对病情严重者应禁食，并予以完全肠外营养治疗。

2.心理治疗

部分患者常有焦虑、抑郁等心理问题，积极的心理治疗是必要的。

3.对症治疗

对腹痛、腹泻患者给予抗胆碱能药物止痛或地芬诺酯止泻时应特别慎重，因有诱发中毒性巨结肠的危险。对重度或暴发型病例，应及时纠正水、电解质平衡紊乱。贫血患者可考虑输血治疗。低蛋白血症患者可补充人血白蛋白。对于合并感染的患者，应给予抗生素治疗。

4. 药物治疗

氨基水杨酸类制剂、糖皮质激素和免疫抑制剂是常用于 IBD 治疗的三大类药物对病变位于直肠或乙状结肠者，可采用 SASP、5-ASA 及激素保留灌肠或栓剂治疗。

在进行 UC 治疗之前，必须认真排除各种"有因可查"的结肠炎，对 UC 做出正确的诊断是治疗的前提。根据病变部位、疾病的严重性及活动度，按照分级、分期、分段的原则选择治疗方案。

5. 手术治疗

手术治疗的指征为：①大出血。②肠穿孔。③肠梗阻。④明确或高度怀疑癌变。⑤并发中毒性巨结肠经内科治疗无效。⑥长期内科治疗无效，对糖皮质激素抵抗或依赖的顽固性病例。手术方式常采用全结肠切除加回肠造瘘术。

6. 缓解期的治疗

除初发病例，轻度直肠、乙状结肠 UC 患者症状完全缓解后可停药观察外，所有 UC 患者完全缓解后均应继续维持治疗。维持治疗时间目前尚无定论，可能是 3～5 年或终身用药。糖皮质激素无维持治疗的效果，在症状缓解后应逐渐减量，过渡到氨基水杨酸制剂维持治疗。SASP 和 5-ASA 的维持剂量一般为控制发作剂量的一半，并同时口服叶酸。免疫抑制剂用于 SASP 或 5-ASA 不能维持或糖皮质激素依赖的患者。

八、预后

初发轻度 UC 预后较好，但大部分患者反复发作，呈慢性过程。急性暴发型，并发结肠穿孔或大出血，或中毒性巨结肠者，预后很差，死亡率高达 20%～50%。病程迁延漫长者有发生癌变的危险，应注意监测。

第五节　小肠菌群紊乱

一、小肠菌群过度生长综合征

小肠菌群过度生长综合征系指由于近端小肠内细菌数目增加而引起消化吸收障碍的一种疾病。因本病多发生于空肠憩室、狭窄及外科所致的盲袢，过去亦称盲袢综合征、小肠淤滞综合征或淤积袢综合征。临床主要表现为慢性腹泻和小肠吸收不良。

(一)病因和发病机制

正常人的小肠近端常是无菌的，这是因为胃及小肠内存在调控正常菌群分布的机制，如胃酸、胆汁和胰液的杀菌作用、胃肠黏膜的正常保护机制、肠内细菌之间的生存竞争机制及回盲瓣的解剖学作用等均可抑制细菌过度生长。如果上述因素发生改变，则可导致小肠内细菌过度生长。小肠憩室、小肠远端狭窄及小肠结肠瘘等小肠结构异常亦是小肠菌群过度生长的原因之一。某些引起小肠动力障碍的疾病也可引起小肠细菌过度生长，如假性肠梗阻、糖尿病、系统性硬化症、淀粉样变性等。

(二)临床表现

临床上多以腹泻、吸收不良、低蛋白血症为首发症状。腹泻可为脂肪泻或水样泻，多伴腹胀、腹痛。其他症状还有消瘦、水肿、贫血、毛发脱落、夜盲、黏膜出血及低钙血症等。

(三)实验室检查及特殊检查

(1)实验室检查：血常规可有贫血，多为巨细胞性贫血。血清白蛋白、胆固醇、甘油三酯、微量元素及矿物质等均可降低。口服柳氮磺胺吡啶或多巴胺，经肠内细菌分解为磺胺吡啶或间羟苯乙酸，尿中可查见这两种物质增多。

(2)呼气试验：患者口服某种药物后，该物质可在肠道内由细菌分解，其产物由口中呼出。通过测定分解产物的含量可间接判断肠内细菌的数量。

(3)小肠液检查：该检查是小肠菌群过度生长综合征的最直接最可靠的一种诊断方法，可明确细胞内感染的情况，通过小肠插管从肠管中吸出小肠液进行细菌学检查，并可测定间接胆汁酸和挥发性脂肪酸，有助于小肠菌群过度生长的判断。

(4)其他检查：消化道钡餐透视及小肠活组织检查亦有助于诊断。

(四)诊断和鉴别诊断

对于有胃肠手术史、胃酸缺乏、糖尿病、硬皮病等病史的患者，如出现脂肪泻、吸收不良、贫血、低蛋白血症、体重减轻等症状时即应怀疑本病。进一步行相关辅助检查，可作出初步诊断。本病需与菌群失调、小肠吸收不良综合征、短肠综合征等相鉴别。

(五)治疗

小肠细菌过度生长综合征的治疗原则：①积极消除病因，纠正可能存在的结构或生理异常。②纠正营养缺乏。③应用抗生素抑制细菌过度生长。

1.一般治疗

存在小肠结构异常者，如肠瘘、小肠憩室可行手术治疗，恢复小肠正常功能。饮食上以高蛋白、高热量、低脂肪食物为宜，少量多餐，同时注意维生素、微量元素及矿物质的补充。必要时可行全胃肠外营养(TPN)。

2.药物治疗

(1)抗菌药物：对小肠内过度生长的细菌，原则上选用敏感性高、不良反应小、抗菌谱广、对需氧菌和厌氧菌都有效的抗生素，如头孢菌素、青霉素、甲硝唑、左氧氟沙星等。疗程为7～10d。

(2)促胃肠动力药：促胃肠动力药可有助于肠道细菌的清除，如甲氧氯普胺、莫沙必利等。对于常规的促胃肠动力药物效果不明显时，可应用奥曲肽及其类似物，50μg，睡前注射，每天1次。

(3)微生态制剂：微生态制剂是一类活的细菌制剂，对肠道菌群失调引起的腹泻有较好疗效。一般不宜与抗生素同时服用。

本病经有效抗生素治疗后，预后较好。

二、抗生素相关性小肠炎

抗生素相关性小肠炎，亦称假膜性肠炎是一种主要发生于结肠、小肠，也可累及的急性肠黏膜纤维素渗出性炎症，黏膜表面有假膜形成。临床上常发生于应用抗生素治疗之后。现已有证据表明，抗生素相关性小肠炎的病原体是艰难梭菌。

(一)病因和发病机制

本病的致病菌是艰难梭菌，该菌为革兰阳性菌，其产生的肠毒素是主要的致病因子，引起局部肠黏膜血管通透性增加，炎性细胞浸润、出血和坏死，黏液分泌增加。

随着近年来抗生素应用越来越广泛，抗生素相关性肠炎的发生也相应增加，其机制可能为：①对肠道黏膜的直接刺激和损害，引起肠黏膜充血、水肿、糜烂、出血和坏死，发生的部位主要在十二指肠。②抗生素，如林可霉素、阿莫西林、第3代头孢菌素等的不合理应用，使肠道正常微生物的生长受到抑制，而使另一些微生物，特别是艰难梭菌过度增殖，最终导致肠道菌群失调。艰难梭菌产生肠毒素，引起一系列的病理生理改变而致病。③抗生素尚可引起血管和凝血功能的改变，继而造成肠道黏膜异常。

(二)临床表现

一般发生于50岁以上人群，女性多于男性。发病急，患者多有胃肠手术或其他严重疾患病史，并有长期或近期应用抗生素史。

本病最主要的症状是腹泻，90%～95%为水样便，程度和次数不等，多者每日10～20次，少者可每日1～2次。轻者可于停用抗生素后自愈，重者粪便中可见斑片状或管状假膜排出。多有下腹部疼痛，可为钝痛、绞痛或胀痛，伴腹胀、恶心等。腹部可有压痛、反跳痛和腹肌紧张，易误诊为急腹症。部分患者可出现毒血症症状，如发热、谵妄、低血压、休克，年老体弱者常常发生脱水、电解质酸碱平衡紊乱等。

(三)实验室检查及特殊检查

(1)实验室检查：血常规显示周围血白细胞增多，多在$20×10^9$以中性粒细胞为主。大便常规可见脓细胞和白细胞，潜血实验呈阳性，但肉眼血便少见。疑诊病例应至少送两份大便标本，进行细菌的培养，毒素鉴定为致病菌可确诊。

(2)内镜检查：内镜检查能直接明确病变的性质、范围和程度。急性期内镜检查应注意预防肠黏膜出血和穿孔，动作应轻柔、谨慎小心。抗生素相关性肠炎内镜下表现为肠壁充血水肿、糜烂，黏膜表面坏死、斑点状或地图状假膜形成，不易脱落，部分假膜脱落后可形成浅表溃疡。

(3)活组织检查：可见肠黏膜上黏液附着，炎症区有炎性细胞浸润、出血和坏死。假膜由纤维素样物质、坏死细胞、多核白细胞及细菌菌落组成。血管腔内可见血栓形成。

(4)影像学检查：腹部平片可见无特殊发现，部分可见肠扩张、积气，由于结肠增厚水肿，可出现广泛而显著的指印征。气钡灌肠双重对比造影有助于诊断，但可加重病情，有发生肠穿孔的危险，故一般不主张施行。

(四)诊断和鉴别诊断

根据胃肠手术及抗生素应用的病史，临床上出现腹泻、腹痛、发热等症状，结合实验室和辅助检查，可作出初步诊断。本病需与溃疡性结肠炎、克罗恩病、艾滋病性肠炎及真菌性肠炎等相鉴别。

(五)治疗

抗生素相关性肠炎的治疗包括停用相关抗生素，给予支持对症治疗，促进肠道正常菌群生长，应用抗艰难梭菌药物治疗。

1.一般治疗

立即停用相关抗菌药物，同时避免应用抑制肠蠕动的药物，减少毒素的吸收。加强支持对症治疗，给予静脉营养支持，纠正水电解质失衡。

2.药物治疗

对于中、重度病例，应给予抗艰难梭菌抗生素治疗。本病首选万古霉素或甲硝唑。万古霉素或去甲万古霉素，1.0～2.0g/d，口服。甲硝唑每次 0.25～0.5g，每日 3～4 次，口服，疗程均为 7～10d，大多数患者治疗反应良好。杆菌肽，亦可用于本病，25000U，每日 4 次，口服 7～10d。应用微生态制剂可恢复肠道正常菌群，如金双歧、乳酸杆菌片、培菲康等。

3.其他治疗

对于内科保守治疗无效或出现严重并发症，如肠梗阻、中毒性巨结肠、肠穿孔时，应考虑行手术治疗。

(六)预后

大多数病例经治疗后可获痊愈，轻症病例在停用相关抗生素后，有的可自愈，个别患者经治疗后仍可再度发生腹泻。重症病例，如出现严重并发症如肠梗阻、肠穿孔时，病死率可达 16%～22%。

第六节　肠易激综合征

肠易激综合征(IBS)为一种与胃肠功能改变有关，以慢性或复发性腹痛、腹泻、排便习惯和大便性状异常为主要症状而又缺乏胃肠道结构或生化异常的综合征，常与胃肠道其他功能性疾病如胃食管反流性疾病和功能性消化不良同时存在。临床上根据其症状可分为：①腹泻型。②便秘型。③腹泻-腹胀型。④腹泻-便秘交替型。以前两种为主。

一、流行状况

IBS 在世界各地的发病率差别很大。据西方统计，IBS 约占成年人群的 14%～22%，男女比例 1∶1.1～1∶2.6，其中只有 50%的 IBS 患者就医。另有资料显示欧美人群的患病率为 7.1%～13.6%。在我国的发病率为 0.8%～5.6%，18～30 岁是高发患者群，目前认为与学习和工作压力过大、生活节奏过快有关，50 岁以上发病率减少。其发病普遍女性多于男性；白种人发病高于有色人种，犹太人高于非犹太人。学生、知识分子和领导干部高于工人、农民，城市患者明显多于农村。

二、病因和发病机制

病因尚不明确，与精神神经因素、肠道刺激因素包括食物、药物、微生物(贺氏杆菌等)等有关。目前认为，IBS 的病理生理学基础主要是胃肠动力学异常和内脏感觉异常，肠道感染后和精神心理障碍是 IBS 发病的重要因素。

(1)胃肠动力学异常：最近一些研究显示 IBS 患者结肠电慢波及小肠电慢波与正常人无显著差异，结肠电慢波主频率为每分钟 3～5 周次，小肠电慢波主频率为每分钟 9～12 周次。

但是对 IBS 患者的肛门直肠测压结果显示 IBS 患者的直肠运动和压力有异常改变。腹泻型 IBS(D-IBS)患者的直肠肛管静息压和最大缩榨压升高，便秘型 IBS(G-IBS)患者的最大缩榨压降低，为 IBS 直肠动力异常提供了新的依据。

(2)内脏感知异常：IBS 患者除腹泻便秘症状外同时可伴有腹痛及腹部不适，单纯用胃肠动力异常解释不了。IBS 患者的结肠肌肉在轻微的刺激下就会发生痉挛，结肠敏感性以及反应性均比正常人高。

(3)精神因素：心理应激对胃肠运动有明显影响。大量调查表明，IBS 患者存在个性异常，焦虑、抑郁积分显著高于正常人，应激事件发生频率亦高于正常人。

(4)分泌异常：IBS 患者小肠黏膜对刺激性物质的分泌反应增强，结肠黏膜分泌黏液增多。

(5)感染：越来越多的研究提示部分患者 IBS 症状发生于肠道感染治愈之后，其发病与感染的严重性与应用抗生素的时间有一定相关性。

(6)脑-肠作用：近年来，对 IBS 更多的关注在脑肠轴研究方面，IBS 的发病机制是否与肠神经系统或中枢神经系统的生理或生化异常有关，有报道 C-IBS 患者肠壁内一氧化氮能神经成分增加，D-IBS 患者减少；最近更发现感染后肠道肌层神经节数量减少，内分泌细胞增多，这种变化持续 1 年以上，并引起 IBS 的一系列症状。精神心理因素在 IBS 发病机制中的作用也被认为是 IBS 脑-肠作用机制的证据之一。

(7)其他：约 1/3 患者对某些食物不耐受而诱发症状加重。

三、临床表现

(一)肠道症状

(1)腹痛、腹部不适：常沿肠管有不适感或腹痛，可发展为绞痛，持续数分钟或数小时，排气排便后可缓解。腹痛可为局限性或弥散性，多位于左侧腹部，以左下腹为重，无反射痛，患者多难以准确定位腹痛部位。腹痛不进行性加重，睡眠时不发作。

(2)腹泻或不成形便：常于餐后，尤其是早餐后多次排便。亦可发生在其余时间，但不发生在夜间。大便次数可达 10 次以上。腹泻或不成形便与正常便或便秘相交替。

(3)便秘：每周排便 1～2 次，偶尔 10 余天 1 次。早期多间断性，后期可持续性而需服用泻药。

(4)排便过程异常：患者常出现排便困难、排便不尽感或便急等症状。

(5)黏液便：大便常常带有少量黏液，偶尔有大量黏液或者黏液管型排出。

(6)腹胀：肠道气体有 3 个可能的来源：①进食或逆时吞入的气体。②肠道细菌产气，IBS 患者特殊的肠道菌群增多。③结肠黏膜吸收减少。腹胀白天明显，夜间睡眠后减轻，一般腹围不增大。

(7)非结肠性胃肠道症状：包括消化不良、上腹烧灼样痛、胃灼热症、恶心呕吐等。

(二)肠外症状

纤维肌痛综合征、非心源性胸痛、腰背痛、慢性疲劳综合征、痛经、尿频或排尿困难、性交困难、偏头痛等，特别是泌尿功能失调表现较突出，可用于支持诊断。以上症状出现或者加重与精神因素和一些应激状态有关。

(三)体征

胃肠和乙状结肠常可触及，盲肠多呈充气肠管样感觉，乙状结肠常呈条样痉挛肠管或触及粪便。所触肠管可有轻度压痛，但压痛不固定，持续压迫时疼痛消失，部分患者直肠指检有痛感，且有括约肌张力增高的感觉。行肠镜检查时，患者对注气反应敏感，肠道极易痉挛而影响操作。在体查时，患者由于迷走神经紧张性增强而有乏力、多汗、失眠、脉快、血压升高等自主神经功能紊乱的表现。

四、辅助检查

(一)实验室检查

粪便呈水样便、软便或硬结，可有黏液，无其他异常。

(二)X 线钡剂灌肠检查

常无异常发现，少数病例因肠管痉挛出现"线征"，其他无特异性的表现，也有结肠袋加深或增多等。

(三)乙状结肠镜、纤维结肠镜检查

肉眼观察黏膜无异常，活检也无异常，但在插镜时可引起痉挛、疼痛，或在充气时引起疼痛，如疑有脾区综合征，也可在检查时慢慢注入 100～200mL 气体，然后迅速将镜拔出，嘱患者坐起，在 5～10min 后可出现左上腹痛，向左肩反射，这可作为脾区综合征的指标。

(四)测压检查

(1)肛管直肠测压：常见的方法有气囊法、导管灌注法和固态压力传感器法。目前临床应用较普遍的是 Arndofer 系统导管灌注法。

(2)结肠测压：这是目前应用最多的检测结肠运动功能的方法，可以采用液体灌注导管体外传感器法和腔内微型压力传感器法及气囊法进行检测，以前者最为常用。

(五)其他相关检查

(1)结肠转运试验：这是检验结肠动力异常第 1 线检查方法，通过将不被肠道吸收的物质引入到结肠内，随着结肠的蠕动而向前传送，在体外连续监测整个过程，计算局部或整段结肠通过时间，以评估结肠的运转和排空功能是否异常。

(2)结肠肌电图：这是间接反应结肠运动状况的功能性检查手段。因此在 IBS 患者的应用中需与结肠运转试验、直肠测压等检查方法配合。

(3)功能性脑成像：包括正电子体层扫描术(PET)和功能性磁共振成像技术(fM-RI)。

(4)超声检查：由于 IBS 多发于女性，容易产生骨盆痛，可经阴道超声检查乙状结肠支持诊断 IBS，这是新的 IBS 诊断方法。

五、治疗

治疗 IBS 应在以下前提下进行：①确诊。②患者诊疗程序的考虑。③药物与安慰剂均须经过严格的评估。④应用食物纤维。⑤持续照料。⑥分级治疗。

(一)心理治疗

心理学因素在本病发病中十分重要，且常是促使患者就诊的直接原因。亲切询问患者，

可使问诊进入患者的生活,而为治疗提供重要线索。瑞典一项研究表明,心理治疗 8 个月后,患者的症状、躯体病态、心理状况的改善较对照组明显,且疗效可持续 1 年以上。而这种心理治疗无需特殊条件和心理医生的参与。可选用地西泮 10mg 每日 3 次,或多虑平 25mg 每日 3 次。

(二)调整食物中纤维素的含量

使用富含纤维类的食物治疗便秘应予重视。燕麦片具有降脂、营养与促进肠蠕动的作用;水果中的香蕉、无花果,特别是猕猴桃富含维生素 C,也有通便作用,亦可食用黑面包,杂粮面包,均应足量方有效。

(三)药物治疗

能治疗本病的药物很多,但总的说来并无过硬的证据证实任何药物在 IBS 总体治疗中有效。根据临床经验,一些药物在缓解患者各种症状、提高生活质量上有所裨益,主要是根据症状来选择药物,并尽量做到个体化。

(1)解痉药品:抗胆碱能药物:如阿托品 0.3mg 每日 3～4 次治疗以腹痛为突出症状者,有时也引起腹胀加重。钙通道阻滞剂:如匹维溴胺 40mg 每日 3 次。选择性作用于胃肠道,可解除胃肠道平滑肌的痉挛,减弱结肠张力,对腹痛、腹泻、排便不畅、便急、排便不尽感和由于痉挛引起的便秘有效。吗啡衍生物:如曲美布汀,可松弛平滑肌,解痉止痛。

(2)胃肠动力相关性药物:西沙必利 5～10mg 每日 3 次通过对 $5-HT_4$ 受体的激动增加肌间神经丛后纤维的乙酰胆碱释放,对全胃肠道动力起促进作用,对便秘型 IBS 治疗有效。红霉素强效衍生物,可能有类似西沙必利促动力作用。洛派丁胺又名易蒙停,此药作用于肠壁的阿片受体,阻止乙酰胆碱与前列腺素的释放,故不仅减缓肠蠕动,减少小肠的分泌,还增强肛门括约肌的张力,且不透过血脑屏障,如非假性腹泻,此药不会造成反应性便秘。成人开始剂量为 2 粒,5 岁以上儿童为 1 粒,以后调节维持量至每日解便 1～2 次即可。此药不宜用于 5 岁以下的儿童。一旦发生便秘、腹胀甚至不完全性肠梗阻,应立即停药。对腹泻型 IBS 有效。

(3)激素和胃肠肽制剂:如生长抑素、CCK 拮抗剂、5-HT 受体拮抗剂等正在研究中,有报道可减慢运动,减轻疼痛等。

(4)消除胃肠胀气剂:如二甲基硅油和活性炭,可吸收气体,减轻肠胀气,大豆酶可有助于寡糖的吸收,减少某些碳水化合物产气。

(5)泻药:以便秘为主要症状的 IBS 患者,不主张用刺激性泻剂(如酚酞类、大黄、番泻叶等),因刺激肠道运动可加重便前腹痛,久用则肠道自主运动功能减弱,反而使便秘加重。高渗性泻药(如山梨醇、乳果糖)可加重腹胀。可选用液体石腊等润滑性泻剂以及中药麻仁丸、四物汤治疗。另吸附性止泻药思密达,具有双八面体蒙脱石组成的层状结构,有广阔的吸附面,可以吸附水分及致病菌并能提高肠道黏膜保护力,促进其修复,还能调整结肠运动功能,降低其敏感性,适用于腹泻伴腹胀患者,常用量为 3g,每日 3 次。

(6)双歧因子:部分 IBS 患者存在肠道菌群紊乱,补充肠道主菌群的双歧杆菌,有时能收到好的疗效。对于腹泻型有一定疗效。

(7)精神药物:对有抑郁、精神紧张、焦虑等精神因素者,可给予三环类抗抑郁药,即使腹痛不明显，合用此类药物也有好处。如阿密替林 25mg，睡前一次，每隔 4～5d 逐渐增加剂量直至出现疗效，一般很少超过 100mg，此药可出现抗胆碱能或镇静的不良反应，严重心脏病、高血压、前列腺肥大、青光眼患者禁用。TCA 药物由于不良反应较多，可选择使用选择性 5-羟色胺再摄取抑制剂(SSRI)，代表药为盐酸氟西丁，不良反应小。

六、预后

IBS 不是致命性疾病，但是会严重降低患者的生活质量，需积极治疗。

第七节　慢性胰腺炎

慢性胰腺炎(CP)是由不同因素造成的胰腺组织和功能的持续性损害，其病理特征为胰腺纤维化，最终导致胰腺内、外分泌功能永久性丧失。临床症状无特异性，但以反复发作的上腹疼痛和胰腺外分泌功能不全为主要症状，可伴有胰腺内分泌功能不全、胰腺实质钙化、胰管结石和假性囊肿形成。早期诊断困难。临床分类尚无统一标准。

一、病因和发病机制

长期过量饮酒、胆道疾病和胰腺外伤为主要病因，分别占 35.4%、33.9% 和 10.5%。

(一)胆管疾病

我国的 CP 中，以胆道疾病为病因者占 36%～65%。其中以胆囊、胆管结石为主(约占77.2%)，其次为胆囊炎、胆道狭窄、肝胰壶腹括约肌功能障碍和胆道蛔虫等。胆道疾病可诱发频发的胰腺炎，继而胰腺弥漫性纤维化，胰管狭窄、钙化，最后导致 CP。胆囊炎还可通过淋巴管炎而引起 CP。

(二)慢性酒精中毒

是发达国家 CP 的最主要病因。有 60%～70%的 CP 患者有长期的酗酒史；以 35～50 岁的男性最为常见，在我国酒精 CP 从 20 世纪 50～80 年代由 6.1%上升到 26.5%～29.4%，目前已上升至 34.58%～35.4%，成为我国 CP 最主要病因。这些患者的纯酒精摄入量多 70～80g/d，嗜酒史 5～15 年。酒精性 CP 是由于酒精本身及(或)其代谢产物的毒性和低蛋白血症，造成胰实质进行性的损伤和纤维化；也可能是由于酒精刺激胰腺分泌，增加胰腺对胆囊收缩素(CCK)刺激的敏感性，使胰液中胰酶和蛋白质含量增加，钙离子浓度增高，形成一些小蛋白栓阻塞小胰管，导致胰腺结构发生改变，形成 CP。酒精性 CP 胰腺钙化较多。

(三)自身免疫因素

约占 2.8%。

(四)营养因素

多见于热带地区，故又称为热带性胰腺炎。病因尚未完全明了，可能与低脂肪、低蛋白饮食，硒、铜等微量元素缺乏，维生素 A、维生素 B_6 等不足有关。本型中国罕见。

(五)遗传因素

如阳离子胰蛋白酶原(PRSSI)基因、酒精代谢酶基因、胰蛋白酶抑制因子基因突变等与遗传性胰腺炎有关。本型 CP 国内少见。

（六）高钙血症

有 8%～12% 的甲状旁腺功能亢进患者发生 CP。其始动因素是高钙血症。其机制有：①钙沉积形成胰管内钙化，阻塞胰管。②钙能促进无活性的胰蛋白酶转变成活性胰蛋白酶，促发自身消化。③钙可直接影响胰腺腺泡细胞的蛋白分泌。高钙血症也见于维生素 D 中毒、甲状旁腺癌、多发性骨髓瘤等疾病。本型 CP 在欠发达地区较为多见。

（七）高脂血症

家族性高脂血症中 I、IV、V 型患者易致胰腺炎反复发作。其机制可能为：①过高的乳糜微粒血症使胰腺的微血管阻塞或胰腺中发生黄色瘤。②胰腺毛细血管内高浓度的甘油三酯被脂肪酶大量分解，所形成的大量游离脂肪酸引起毛细血管栓塞或内脱损伤致胰腺炎发生。

（八）其他因素

①上腹部手术后，可致肝胰壶腹部括约肌痉挛、狭窄、胰腺损伤或供血不良而引起胰腺炎。②尸检发现，约 1/3 的肝硬化和血色病患者，伴有胰腺纤维化和色素沉着。③胰供血动脉硬化，邻近脏器病变及胃十二指肠后壁穿透性溃疡等，均可引起 CP。④近年来认为急性胰腺炎也可向 CP 演变。

（九）特发性

占 6%～37.5%，多见于年轻人（15～30 岁）和老年人（50～70 岁），发病率无明显性别差异。随着诊断手段的不断提高，其所占比例将逐渐下降。如肝胰壶腹括约肌压力测定的应用，发现一部分"特发性 CP"与肝胰壶腹括约肌功能异常有关。

二、病理

病程早期的发作期，胰腺因水肿、脂肪坏死和出血而肿大，但基本病理倾向是纤维化，胰管扩张，胰管内偶见结石形成。在静止期，覆盖胰腺的腹膜增厚、不透光，表面有结节状隆起的白点。CP 后期，胰腺变细、变硬，或呈不规则结节样硬化，有弥漫性纤维组织增生和钙质沉着，可有假性囊肿、胰管扩大及胰管内碳酸钙结石，胰腺小叶大小不一，结构模糊。

显微镜下可见程度不等的纤维化和炎症代替了腺泡和胰岛组织，偶有小脓肿。愈合的坏死区有纤维化和异物反应及潴留性囊肿。主胰管及其分支有不同程度的狭窄和扩张，管腔内有稠厚黏液与组织碎屑，胰管可有鳞状上皮化生。

三、临床表现

临床表现轻重不一。轻度可无症状或有轻度消化不良，而中度以上的 CP 可有腹痛、腹胀、黄疸等胰腺炎急性发作症状，胰腺内、外分泌功能不足表现，腹水、感染等。

（一）腹痛

占 60%～100%，其中半数患者腹痛甚剧，部位常在上腹部，可放射至左、右季肋部、左侧肩部及背部。开始时，持续几小时到几天，随疾病进展，腹痛日趋频繁，持续时间增加。腹痛在仰卧位时加剧，坐位、前倾位、屈膝位或俯卧位时缓解；饮酒、进食油腻食物可诱发腹痛。劳累可使腹痛加重。机制尚未完全明白。可能与反复胰腺炎症、炎症压迫或浸润腹腔神经丛、胰管狭窄、结石等引起胰管梗阻、胰管内压力增加有关。另外，与并发症如假性囊肿、血管栓塞或十二指肠阻塞也有一定关系。

(二)胰腺外分泌不足的表现

轻到中度 CP 患者仅有食欲减退、腹胀等消化不良症状。当脂肪酶的排量降低到正常的 10%以下时，患者才会出现脂肪泻；同样，胰蛋白酶的排泄低于正常的 10%时才会有粪便中蛋白丢失。患者排出大量恶臭有油脂的粪便。由于害怕疼痛而进食很少，体重减轻加重，并有多种维生素特别是脂溶性维生素缺乏的表现。少数患者有低蛋白血症，出现全身性水肿，皮肤皱褶增多，头发枯萎等表现。

(三)胰腺内分泌不足的表现

6%～46%患者有糖尿病或糖耐量异常。糖尿病常在出现临床症状后的 5～10 年内发生。

(四)黄疸

发生率为 1%(2/230 例)～28.2%(69/245 例)。主要是由于胰头部肿胀或假性囊肿压迫胆总管所致。

(五)腹水及胸水

少数患者伴有腹水，腹水量多少不一。蛋白含量常超过 25g/L，炎细胞较少，腹水淀粉酶高于血液淀粉酶。长期 CP 且有严重营养不良的患者，也可因低蛋白血症而引起全身水肿和腹水。另有少数患者可出现胸水，多位于左侧胸腔，胸水中含有高浓度的淀粉酶，其原因可能与假性囊肿破裂有关。有时，影像学检查时可见胰腺-胸膜瘘形成。

(六)其他

肿大的胰腺假性囊肿压迫胃、十二指肠、胆总管或门静脉时，可引起上消化道梗阻、阻塞性黄疸或门静脉高压等。胰腺纤维化累及周围组织时，可造成消化道梗阻和门静脉高压。有时腹部体检可能扪及巨大的胰腺假性囊肿和肿大的脾。

典型病例可出现五联征：上腹疼痛、胰腺钙化、胰腺假性囊肿、糖尿病和脂肪泻。但临床上常以某一或某些症状为主要特征。

四、并发症

CP 患者除脂肪泻和糖尿病或糖耐量减退外，还有其他一些并发症。

(一)上消化道出血

可出现呕血和黑便。其病因：①脾静脉受压及血栓形成引起脾大，胃底静脉曲张破裂出血。②胰腺假性囊肿壁的大血管或动脉瘤受胰腺分泌的消化酶的侵蚀而破裂出血。③胰腺分泌碳酸氢盐减少并发消化性溃疡和出血。

(二)胰腺假性囊肿形成

胰管梗阻、胰液排泄不畅可引起胰腺假性囊肿。

(三)胰腺癌

约 4%患者在 20 年内并发胰腺癌。

(四)其他

少数患者可有胰性脑病，表现为情绪抑郁，有恐惧感，焦虑不安等；胰腺与脾粘连或胰腺假性囊肿侵蚀脾促发脾破裂；皮下脂肪坏死和骨髓脂肪坏死，可出现皮下的硬结节和骨痛、股骨头无菌性坏死等。

五、实验室及辅助检查

(一)实验室检查

1. 粪便的显微镜检查

粪便中含有未消化的肌肉纤维和脂肪滴。

2. 胰腺外分泌功能测定

有直接试验和间接试验两大类。

(1)直接试验：有促胰泌素试验等，对 CP 诊断的敏感性为 75%～90%，特异性为 80%～90%。但轻度胰腺外分泌功能障碍时，试验结果正常，因此无助于 CP 的早期诊断；同时由于其有创性等原因患者较难接受，影响临床广泛应用。

(2)间接试验：有 Lundh 试餐试验、血、尿苯甲酰-酪氨酰-对氨基苯甲酸(BT-PA-BA)试验、桂酸试验(PLT)、粪便试验(苏丹三染色、粪便脂肪定量测定和糜蛋白酶测定)及核素胰腺外分泌功能试验(^{131}I-甘油三脂/油酸吸收试验、双标记 Schilling 试验及 UC 呼气试验)等。但目前用于临床上主要有尿 BT-PABA 试验、PLT 和粪便苏丹三染色等。BT-PABA 试验主要反映胰腺分泌糜蛋白酶的能力，是诊断中、重度胰腺外分泌功能不全敏感性较高的方法，但难以和小肠吸收障碍性疾病相区别。PLT 则反映胰腺分泌芳香酯酶的能力，较BT-PA5BA 试验可能更敏感和特异，但方法较复杂。13C-呼气试验对判断胰腺外分泌功能有一定价值，其优点是非侵入性、简单易行、重复性好、结果稳定，但对轻度胰腺外分泌功能不全诊断的敏感性较差。

3. 胰腺内分泌功能测定

(1)血清 CCK 测定：正常为 30～300pg/mL，CP 患者可高达 8000pg/mL。这是因为胰腺外分泌功能减退，对 CCK 的反馈抑制作用减弱所致。

(2)血浆胰多肽(PP)测定：PP 主要由胰腺的 PP 细胞分泌，正常空腹血浓度为 8～313pmol/L。餐后血浆 PP 浓度迅速升高，而 CP 患者明显下降。

(3)血浆胰岛素浓度测定：本病患者空腹血浆胰岛素水平大多正常，口服葡萄糖或甲苯磺丁脲(D860)、静脉注入胰高糖素后，血浆胰岛素不升高者，提示胰腺内胰岛素储备减少。

(二)影像学检查

1. 腹部平片

胰腺钙化是 CP 特征性的征象，对诊断有重要价值。

2. 超声及其相关技术

实时超声检查可见胰腺体积增大或萎缩，边缘不整，质地不匀；胰腺纤维化时，胰腺内部回声增强，胰管有不规则扩张及管壁回声增强；有结石或钙化时可见光团及声影；有囊肿时可见液性暗区。实时超声对 CP 的敏感性为 48%～96%。特异性为 80%～90%。由于无创且较经济，可列为首选的检查方法，并可在随访中反复应用。

(1)内镜超声(EUS)：避免了肠道气体和肠壁脂肪的干扰，克服了体外超声诊断胰腺疾病的不足，它不仅能显示主胰管异常、胰石和(或)钙化灶，而且对炎性假瘤也有很高的诊断符合率。EUS 诊断 CP 的敏感性和特异性均＞85%，其阳性预测值(PPV)94%，阴性预测值(NPV)75%，经 EUS 行细针穿刺细胞学检查，不仅可提高其敏感性和特异性，而且 PPV 和 NPV 也提高为 96% 和 100%。但 EUS 对 CP 的早期诊断尚不敏感。

(2)胰管内超声(IDUS)：将超声探头经十二指肠乳头逆行插至主胰管中，对主胰管内有局灶性狭窄的病变进行鉴别诊断，对 CP 有诊断价值。

3.胰腺 CT 检查

胰腺失去正常结构，呈现弥漫性增大或萎缩，密度不均，有时可在胰头部见到局部肿块，表面有分叶，胰管扩张或粗细不匀，有时还可在胰管内见到结石或钙化征象。合并假囊肿时，CT 呈低密度占位病灶。CT 诊断的敏感性为 75%～90%，特异性 49%～100%。

4.MRI 检查

MRI 对 CP 的诊断价值与 CT 相似，但对钙化和结石显示不如 CT 清楚。

5.胰胆管影像学检查

包括内镜逆行胰胆管造影术(ERCP)和磁共振胰胆管造影术(MRCP)，是诊断 CP 的重要依据。主要表现为主胰管边缘不规则、胰管扩张、粗细不匀呈串珠状改变；部分有不规则狭窄或中断；有时可显示胰管内的结石或钙化影；还可发现有无副胰管。轻度 CP：胰管侧支扩张/阻塞(超过 3 支)，主胰管正常；中度 CP：主胰管狭窄或扩张。重度 CP：主胰管阻塞、狭窄、钙化，有假性囊肿形成。MRCP 与 ERCP 相比，两者的符合率基本相符，但 MRCP 不能收集胰液，无法行胰管内造影及活检等，因此尚不能完全替代 ERCP。

6.胰管镜检查

可直接观察胰管内病变，如狭窄、结石、阻塞等，并能明确病变部位。同时还能进行活检、收集胰液及细胞学活检等，对不明原因的胰腺损害有鉴别诊断价值，特别是对胰管口径有改变而胰腺实质无损害的患者尤为适用。

7.PET（正电子发射体层成像）

采用核素 ^{18}氟标记的氟脱氧葡萄糖(FDG)-PET 对不明原因的胰腺肿块进行检查有助于与胰腺癌相鉴别，胰腺癌及其转移灶可表现为核素浓聚区，但在 CP 合并急性炎症时可出现假阳性结果。

六、诊断和鉴别诊断

(一)诊断

我国 2005 年慢性胰腺炎诊治指南提出，在排除胰腺癌的基础上，建议将下述 4 项作为 CP 的主要诊断依据：①典型的临床表现(腹痛、胰腺外分泌功能不全症状)。②病理学检查。③影像学上有 CP 的胰胆改变征象。④实验室检查有胰腺外分泌功能不全依据。其中第③项为诊断所必需，第②项阳性可确诊，①+②可基本确诊，①+④为疑似患者。

(二)鉴别诊断

1.胰腺癌

两者鉴别甚为困难。可用的方法：①血清 CA19-9、CA125、CA50、CA242，在胰腺癌中阳性率较高，有一定参考价值，但有假阳性。②胰液检查：通过 ERCP 获取胰液，病理检查如发现癌细胞，则诊断肯定；同时胰液 CA19-9 检查及 K-ras 基因检测有一定鉴别诊断价值。③实时超声及 EUS 导引下细针胰腺穿刺：如发现癌细胞，可确诊，但阴性不能否定诊断。④EUS、CT、MRI 和 PET 有助于鉴别。

2. 消化性溃疡

十二指肠球部后壁穿透性溃疡可与胰腺粘连而引起顽固性疼痛。内镜检查可鉴别。

3. 原发性胰腺萎缩

多见于 50 岁以上的患者。无腹痛、脂肪泻、体重减轻、食欲减退和全身水肿等临床表现。超声及 CT 检查等一般能鉴别。

七、治疗

(一)内科治疗

1. 戒酒和积极治疗胆道疾病

这是 CP 的两大主因，去除病因至关重要。如戒酒能使半数以上酒精性胰腺炎患者疼痛缓解，并可停止或延缓胰实质破坏的进展。

2. 止痛

(1)止痛剂：尽量使用非成瘾性止痛剂，如必需使用成瘾性止痛剂时，应避免长期大量应用，以防成瘾。吗啡能使肝胰壶腹部括约肌痉挛，应避免使用。

(2)H_2 受体拮抗剂或质子泵抑制剂。可降低胰液的分泌量。降低胰管内压以减轻疼痛，另外还能增加胰酶制剂的疗效，因为保持胰酶活性的最佳 pH 应＞6.0。

(3)胰酶制剂：CP 患者外分泌不足可使 CCK 对胰腺的刺激加重，使疼痛加剧。胰酶可抑制 CCK 的释放和胰酶分泌，使疼痛得到缓解。CCK 受体拮抗剂(丙谷胺 600mg/d)也有一定疗效。如经治疗，疼痛无改善甚至加重者，可试用生长抑素衍生物奥曲肽治疗，每次餐前 100～200μg，皮下注射，症状减轻后改为中、晚餐前或仅在中餐前注射 1 次，以后再改为口服胰酶制剂。

(4)腹腔神经丛麻醉或内脏神经切除。

3. 胰酶不足的替代治疗

胰酶制剂有助于改善消化吸收不良、脂肪泻。比较理想的胰酶制剂应是肠溶型、微粒型、高脂酶含量、不含胆酸。目前常用的有胰酶肠溶胶囊、复方消化酶胶囊、米曲菌酶肠溶胶囊等。

4. 内分泌不足的替代

主要是糖尿病的治疗。

5. 营养

营养不良者给予足够的热能、高蛋白、低脂饮食(脂肪摄入量限制在总热量的 20%～50%以下，一般不超过 75g/d)，严重脂肪泻患者可静脉给予中长链三酰甘油(MCT/LCT)。少量多餐加上胰酶制剂。补充脂溶性维生素 A、维生素 D、维生素 K 及水溶性维生素 B_{12}、叶酸等。有条件者可应用要素饮食或全肠外营养。

(二)外科治疗

手术的目的为解除胰管梗阻、缓解疼痛及保证胰液和胆汁流出的通畅。手术指征：①反复发作的顽固性腹痛。②胰腺假性囊肿或囊肿形成。③可能合并胰腺癌。④有胸膜瘘且经内科治疗无效。⑤胆总管受肿大胰腺压迫出现黄疸。⑥有脾静脉血栓形成和门脉高压引起出血。

(三)经内镜的介入治疗

内镜下治疗简单、有效、微创、能重复应用，可作为大多数 CP 的首选方法。①在胰管狭窄段放置支架以扩张胰管。②胰管括约肌切开以利于胰管内结石排出。③在假性囊肿和肠腔间放置支架，使囊肿内液体流入肠道。④对胆总管梗阻者，可放置支架解除梗阻。⑤超声内镜下腹腔神经丛阻滞，以缓解疼痛。⑥胰瘘的治疗。

八、预后及预防

CP 诊断后的 20～25 年内死亡率为 50%，15%～20%的患者死于并发症，如严重营养不良、糖尿病、大约有 4%患者发展为胰腺癌。积极治疗胆管疾病，不饮含酒精饮料，补充营养和使用胰酶制剂，控制糖尿病等对改善患者的生活质量及预后是有益的。

第四章　肾小管疾病

第一节　肾小管性酸中毒

肾小管性酸中毒是由于肾小管 HCO_3^- 重吸收障碍或分泌 H^+ 障碍或两者同时存在引起的一组酸碱转运缺陷综合征，表现为阴离子间隙正常的高氯性代谢性酸中毒。临床上分为 4 型，分述如下。

一、近端肾小管酸中毒（Ⅱ型）

(一)病因与病理

致病本质为近曲小管重吸收 HCO_3^- 功能缺陷，机制包括上皮细胞受损、Na^+-K^+-ATP 酶活性降低或碳酸酐酶缺乏。这些机制引起代谢性酸中毒和尿 HCO_3^- 增加。

近端肾小管酸中毒的病因较为复杂。除了遗传性疾病和影响碳酸酐酶活性，一般很少单纯影响 HCO_3^- 重吸收。

(二)临床表现

1. 骨病

其骨病的发生较Ⅰ型 RTA 患者多见。在儿童中，佝偻病、骨质疏松、维生素 D 代谢异常等较常见，成年人为骨软化症。

2. 继发性甲状旁腺功能亢进症

部分患者尿磷排泄增多，出现血磷下降和继发性甲状旁腺功能亢进症。

3. 继发性醛固酮增多症

促进 K^+ 的排泄，可出现低钾血症，但程度较轻。

4. 肾结石及肾钙沉着症

较少发生。

(三)辅助检查

1. 酸负荷试验

如尿 pH≤5.5 应怀疑本病。

2. 碱负荷试验

口服碳酸氢钠法：从 1mmol/(kg·d) 开始，逐渐加量至 10mmol/(kg·d)，酸中毒被纠正后，测血、尿 HCO_3^- 浓度与肾小球滤过率，计算尿 HCO_3^- 排泄分数。

尿 HCO_3^- 排泄分数=尿[HCO_3^-]×血[肌酐]/血[HCO_3^-]×尿[肌酐]。

正常人尿 HCO_3^- 排泄分数为零；Ⅱ型、混合型 RTA＞15%，Ⅰ型 RTA3%～5%。

(四)诊断与鉴别诊断

(1)存在慢性高氯性代谢性酸中毒。

(2)碳酸氢钠负荷试验尿 HCO_3^- 排泄分数＞15%。

(3)肾排钾增高，在 HCO_3^- 负荷时更为明显。

(4)可有高磷尿症、低磷尿症、高尿酸、低尿酸血症、葡萄糖尿、氨基酸尿、高枸橼酸尿症、高钙尿症及少量蛋白尿。

(5)鉴别诊断须与氮质潴留所致酸中毒的其他疾病和其他类型肾小管性酸中毒鉴别。

(五)治疗

(1)纠正酸中毒：Ⅱ型 RTA 补碱量较Ⅰ型 RTA 大，因此症多见于婴幼儿，以儿童为例，其补 HCO_3^- 的量为 10～20mmol/(kg·d)，此后以维持血中 HCO_3^- 浓度于正常范围调整剂量。

(2)噻嗪类利尿药：可适当使用。当 HCO_3^- 的剂量用至 22mmol/(kg·d)而酸中毒不能被纠正时，氢氯噻嗪有助于纠正酸中毒。开始剂量为 1.5～2mg/(kg·d)，分 2 次口服。治疗中应注意低血钾的发生。

(3)补充维生素 D_3 及磷。

(六)预后

视病因不同各异。常染色体显性遗传和合并眼病的常染色体隐性遗传近端小管酸中毒需终身补碱。散发性或孤立性原发性近端小管酸中毒多为暂时性的，随着发育可能自行缓解，一般 3～5 年或以后可以撤药。

二、远端肾小管酸中毒（Ⅰ型）

(一)病因与病理

远端肾小管酸中毒主要由于远端肾小管酸化功能缺陷，在管腔液和管腔局液间无法形成 H^+ 浓度梯度，在全身酸刺激下仍然不能排泄 H^+，使尿 pH 下降到 5.5 以下。其可能的机制包括：①远端小管氢泵衰竭。②非分泌缺血性酸化功能障碍。

(二)临床表现

(1)轻者无症状。

(2)典型病例可表现为：①常有酸中毒，可有烦渴、多饮、多尿。②低血钾表现。③骨病：儿童可有骨畸形、侏儒、佝偻病。成年人可有软骨病。④泌尿系结石。

(三)辅助检查

1.血液化验

血氯升高，血 HCO_3^- 降低，血钾正常或降低。

2.尿液化验

尿中无细胞成分，尿 pH＞5.5，尿钾排泄量增加。正常人尿铵排泄量约为 40mmol/d，Ⅰ型 RTA 尿铵排泄量＜40mmol/d。

3.负荷试验

(1)氯化铵负荷试验：酸血症时，正常人远端小管排 H^+ 增加，而Ⅰ型肾小管性酸中毒(RTA)不能排 H^+ 使尿液 pH 不能降至 5.5 以下。对可疑和不完全性Ⅰ型 RTA 常用氯化铵负荷试验，以提高诊断敏感性。试验方法为：分 3 次口服氯化铵 0.1g/(kg·d)，连用 3d。第 3 天每小时留尿 1 次，测尿 pH 及血 HCO_3^-，当血 HCO_3^- 降至 20mmol/L 以下而尿 pH≥5.5 时，有诊断价值。有肝病者改用氯化钙，方法与阳性结果的判定同氯化铵负荷试验。

(2)尿 PCO_2 测定：在补充碳酸氢钠条件下，尿 HCO_3^- 可达到 30～40mmol/L，这时如果

远端小管排 H^+ 正常，远端小管液的 H^+ 和 HCO_3^- 可形成 H_2CO_3。由于远端小管刷状缘缺乏碳酸酐酶，尿 H_2CO_3 不能很快进入循环而进入肾盂，进入肾盂后才释放生成 CO_2。因为肾盂面积小，CO_2 不能被吸收而进入尿液排出体外。因此，新鲜尿液中 CO_2 可以反映远端小管排 H^+ 能力。静脉滴注 5%碳酸氢钠，维持 0.5h 以上。静脉滴注过程中检测尿 pH，一旦尿液呈碱性，无论血 HCO_3^- 浓度是否恢复正常，只要尿 $PCO_2 < 9.3kPa(69.8mmHg)$，可认为分泌 H^+ 的能力正常。

（3）尿、血 PCO_2 差值［$(U-B)PCO_2$］测定：其原理同尿 PCO_2 测定。正常人 $(U-B)$ $PCO_2 > 2.67kPa(20mmHg)$，Ⅰ型 RTA 者则 $< 2.67kPa(20mmHg)$。

4.特殊检查

X 线平片或静脉肾盂造影(IVP)片中可见多发性肾结石。

(四)诊断与鉴别诊断

（1）凡有引起Ⅰ型 RTA 的病因者。

（2）典型临床表现。

（3）高氯血症代谢性酸中毒。

（4）原因未明的尿崩症，失钾或周期性瘫痪，肾结石，佝偻病，骨或关节痛，均应疑及本病。

（5）阴离子间隙正常，尿铵 $< 40mmol/d$，氯化铵负荷试验尿 pH>5.5，碳酸氢钠负荷试验，尿、血 $PaCO_2$ 差值 $(U-B)PaCO_2 < 2.67kPa(20mmHg)$，可诊断本病。

（6）本病应与肾小球疾病所致的代谢性酸中毒鉴别，后者常有肾小球滤过率下降，氮质血症的临床表现。

(五)治疗

1.病因治疗

Ⅰ型 RTA 患者多有病因可寻，如能针对病因治疗，其钾和酸分泌障碍可得以纠正。

2.纠正代谢性酸中毒

Ⅰ型 RTA 碱性药物的剂量应偏小，剂量偏大可引起抽搐。因肝脏能将枸橼酸钠转化为碳酸氢钠，故常给予复方枸橼酸合剂即 Shohl 溶液（枸橼酸 140g，枸橼酸钠 98g，加水至 1000mL），50～100mL/d，分 3 次口服。

3.电解质紊乱的治疗

低钾者常用枸橼酸钾合剂。补钾亦应从小剂量开始，逐渐增大。禁用氯化钾，以免加重高氯血症酸中毒。

4.骨病的治疗

针对低血钙、低血磷进行补充治疗。

（1）纠正低钙血症：可口服碳酸钙 2～6g/d，同时需补充维生素 D 类药物，常用维生素 D_2 或维生素 D_3 30 万 U。当血钙为 2.5mmol/L 或血清碱性磷酸酶恢复正常时则停用，以避免高钙血症，应用维生素 D 时必须与碱性药物同用。

（2）纠正低磷血症：低磷者给予无机磷 1.0～3.6g/d，分次口服，或磷酸盐合剂（磷酸二氢钠 18g 加磷酸氢二钠 145g，加水至 1000mL），每次 10～20mL，每日 4 次口服。

（六）预后

Ⅰ型 RTA 早期诊断及治疗，一般较好。有些患者可自行缓解，但也有部分患者可发展成为慢性肾衰竭。

三、混合型肾小管酸中毒（Ⅲ型）

混合型肾小管酸中毒为Ⅰ型和Ⅱ型的混合类型。

四、高钾型肾小管酸中毒（Ⅳ型）

（一）病因与病理

此型 RTA 多为获得性。醛固酮分泌不足或远端小管对醛固酮反应减弱是主要机制。尽管远端小管泌 H^+ 功能正常，但分泌胺的能力很低，总排酸能力下降。

（二）临床表现

(1)存在高氯性酸中毒。

(2)尿钾排泄明显减少，血钾高于正常。

(3)尿中不含氨基酸、糖和磷酸。

（三）辅助检查

1.血液生化检查

动脉血气分析为高氯性代谢性酸中毒合并高钾血症。

2.尿液化验

尿 pH＞5.5，血浆 HCO_3^- 浓度正常时，肾脏对 HCO_3^- 重吸收下降(15%)。

（四）诊断与鉴别诊断

(1)临床确诊依据为高氯性代谢性酸中毒合并高钾血症，高钾血症和肾功能不平行。

(2)存在慢性肾脏疾病或肾上腺皮质疾病。

(3)持续的高钾血症，应疑及此病。

(4)排除肾功能不全导致的高钾血症。

（五）治疗

1.一般治疗

(1)限制饮食中钾的含量，避免应用易致高钾的药物。

(2)限制饮食中钠的含量尽管对此类患者有益，但应避免长期限制钠的摄入。

2.病因治疗

需针对原发性病因进行治疗。

3.药物

(1)原发病的治疗。

(2)纠正酸中毒：给予小量的 $NaHCO_3$ 1.5～20mmol/(kg·d)。

(3)氟氢可的松：剂量为 0.1～0.3mg/d，适用于低肾素、低醛固酮或肾小管对醛固酮反应低的患者，以增加肾小管对钠的重吸收，尿钾及净酸排泄增加。常用超生理剂量，故有高血压及心功能不全者应慎用。

(4)呋塞米：可抑制氯的重吸收，增加钾和氯离子的分泌，增加血浆醛固酮的含量，有纠酸和对抗高钾的作用。常用剂量为 20～40mg，每日 3 次，口服。禁用螺内酯、氨苯蝶啶、吲哚美辛等。

(5)离子树脂：口服能结合钾离子的树脂，可减轻高钾血症和酸中毒。

(6)透析治疗：经上述处理高钾血症不能缓解者，可考虑透析治疗。

第二节　肾性糖尿

葡萄糖可以自由滤过肾小球，原尿中尿糖水平接近血糖浓度。近端小管的葡萄糖转运体通过 Na^+-K^+-ATP 酶协同，可重吸收原尿中全部葡萄糖。但如果血糖水平增高或肾小管葡萄糖转运功能障碍，滤过的葡萄糖超过了肾小管上皮的重吸收能力，即超过肾小管葡萄糖最大重吸收率(TmG)，尿中将出现葡萄糖，尿糖阳性时的血糖水平称为肾糖阈，通常为 8.9～10.0mmol/L。由于肾小管因素导致的尿糖阳性称为"肾性尿糖"。肾性尿糖的常见原因包括原发性肾性糖尿、葡萄糖-半乳糖吸收不良综合征、范科尼综合征和妊娠。葡萄糖-半乳糖吸收不良综合征往往有空肠上皮葡萄糖-半乳糖转运障碍，新生儿期即发生水样腹泻，而肾脏损伤轻微。

原发性肾性糖尿又称家族性肾性糖尿(FRG)或良性糖尿，以单纯性尿糖阳性为主要特征，血糖水平正常。

一、流行状况

该病为常染色体显性遗传性疾病，多有家族史。纯合子为重型，杂合子为轻型，并有隐性遗传的报道。

二、临床分型

应用葡萄糖滴定试验可将本病分为 A 型、B 型和 O 型 3 型。前两种类型肾糖阈均下降，但 A 型 TmG 下降，血糖不高时，肾小管对葡萄糖的重吸收率也低于正常，为真性糖尿；B 型 TmG 正常，为假性糖尿。O 型在任何情况下，肾小管都不能重吸收葡萄糖，其遗传机制还不清楚。

三、临床表现

患者一般没有症状，尿糖一般<30g/d，个别可达 100g/d。少数可伴随水钠丢失，轻度消瘦以及基础态的血浆肾素和血清醛固酮水平升高。少数人群可以伴随选择性氨基酸尿。

四、辅助检查

空腹血糖及餐后 2h 血糖、血浆胰岛素、游离脂肪酸和糖基化血红蛋白；多次尿常规干化学法检测尿糖、24h 尿葡萄糖定量；疑诊者应进行其他尿糖特殊检测，包括尿 Bial 反应（盐酸二羧基甲苯）检测戊糖、尿 Selivanoff 反应(间苯二酚)检测果糖、尿纸上层析法(色谱法)检查乳糖、半乳糖和甘露庚糖。

五、鉴别诊断

1.糖尿病

肾性尿糖可为糖尿病的前期表现。血糖检测或葡萄糖耐量试验可鉴别。

2.其他尿糖

包括果糖、戊糖、半乳糖、乳糖、蔗糖、麦芽糖和庚酮糖。鉴别方法参见辅助检查中的特殊检验方法。

3.继发性肾性糖尿

包括慢性肾盂肾炎、肾病综合征、多发性骨髓瘤、范科尼综合征及某些毒性物质导致的肾损害,如重金属。

六、治疗

不需要特殊治疗,但应避免长期饥饿,尤其是大量尿糖及妊娠者。对某些可能发生低血糖和酮症的患者应给予治疗。

七、并发症和预后

该病临床预后良好,无特殊并发症。

第三节　肾性氨基酸尿

氨基酸可以从肾小球自由滤过进入原尿,人体每天约有 50g 氨基酸进入原尿。除了丝氨酸、甘氨酸、组氨酸和牛磺酸,原尿中的氨基酸几乎均能被肾小管完全重吸收。肾性氨基酸尿是机体氨基酸代谢正常,但肾小管重吸收氨基酸功能障碍的一类肾小管疾病。

目前发现至少有 6 种独立的氨基酸转运系统,包括二羧基氨基酸、二碱基氨基酸、亚氨基氨基酸、中性氨基酸、β-氨基酸和胱氨酸-半胱氨酸转运系统。随着分子生物学的进展,这些转运系统和发病之间的关系会有新的认识。

一、胱氨酸尿

(一)流行病学

临床罕见,Levy 统计其发生率为 1/7000 新生儿。男女患病率相似,但男性症状较重。

(二)病因病理

以 SLC3A1 和 SLC7A9 两个基因突变最常见。前者为常染色体隐性遗传(染色体 2p21),杂合子携带者不发病。相反,后者为常染色体显性遗传(染色体 19q13.11),大多数杂合子会产生轻中度尿氨基酸异常。其编码的转运体主要将胱氨酸和二碱基氨基酸(包括赖氨酸、精氨酸和鸟氨酸)从管腔转运到上皮细胞内。

由于尿中胱氨酸水平显著升高,尿胱氨酸水平>1mmol/L(pH<7.0)可沉积形成结石,导致尿路结石和肾钙化。病情较重的纯合子患儿可能由于氨基酸缺失影响生长发育。

(三)临床分型

最初按氨基酸吸收障碍特征,将胱氨酸尿症分为Ⅰ型、Ⅱ型和Ⅲ型。随着遗传分子学进展，目前主要根据致病基因不同分为 A、B 和 AB(SLC3A1 和 SLC7A9 混合基因突变)共 3 个亚型。

(四)临床表现

儿童期泌尿系胱氨酸结石是主要表现。

(五)辅助检查

尽管钙含量低，胱氨酸结石并不透光，但是 X 线平片可见双侧尿路有多发性、阴影淡薄、大小不等的结石。常可发现膀胱结石。儿童的膀胱结石应注意胱氨酸尿的可能。尿氰化硝普盐试验显示为品红色提示胱氨酸尿，但特异性不高。尿检可能发现典型的胱氧酸六面体结晶。离子交换色谱检测尿和血浆胱氨酸、L-精氨酸、L-赖氨酸和 L-鸟氨酸是最可靠的方法。

(六)诊断与鉴别诊断

尿胱氨酸显著升高，可高于正常 50 倍(正常胱氨酸排泄量<20mg/d)，此外 L-精氨酸、L-赖氨酸和 L-鸟氨酸水平也可以升高。血浆这些氨基酸正常或偏低水平具有诊断意义。

血浆胱氨酸显著升高要考虑胱氨酸贮积症，该病的全身表现：①全身(角膜、眼结膜、淋巴结、内脏)胱氨酸沉积。②无肾结石及胱氨酸尿。③10 岁以前损害近端肾小管，可出现范科尼综合征。④早期出现肾衰竭。同时检测血浆和尿氨基酸水平可鉴别。

(七)治疗

(1)饮水疗法维持较大的尿量，使尿中胱氨酸浓度降低。每日饮水(或输入液)量在 5～7L，夜间入睡时补液量相当于当日入水量的 1/3。

(2)碱化尿液在 pH≥7.5 时，胱氨酸溶解度明显增加，常用枸橼酸以碱化尿液。

(3)适当限制蛋白质饮食。低蛋氨酸饮食，减少胱氨酸前体物质的摄入。

(4)青霉胺：应用后与半胱氨酸混合形成二硫化物，使半胱氨酸的溶解度明显增大，可阻止新结石的形成和促进结石的溶解。常用量为每日 1～3g。由于该药有较严重的不良反应，故只适用于单独水疗法无效和无肾衰竭的患者。

(5)手术治疗：用于肾结石药物治疗无效者。

(6)透析治疗：适用于合并肾衰竭者。

(八)预后

既往胱氨酸尿患者 50%死于肾衰竭。若能早期诊断及治疗，同时防治结石以及防治尿路梗阻及感染，保持肾功能正常，患者多能较长期存活。

二、赖氨酸尿蛋白质不耐受症

(一)流行状况

发生率极低，在一些人群中发生率最高可达到 1/5 万出生儿。

(二)病因与病理

染色体 SLC7A7 突变致病，为常染色体隐性遗传。SLC7A7-SLC3A2 介导二碱基氨基酸跨上皮细胞转运到基底膜侧，包括赖氨酸、精氨酸和鸟氨酸。这些氨基酸重吸收相当部分是以二肽、三肽的形式，在上皮细胞内代谢为氨基酸再被转运到基底膜侧。因此本病丢失二碱基氨基酸的程度要比胱氨酸尿症明显得多。肾脏排泄二碱基氨基酸增多，但尿胱氨酸水平正常。由于精氨酸和鸟氨酸的不足，难以维持鸟氨酸(尿素)循环，故产生高氨血症，同时由于对外源性蛋白质耐受低，易发生氨中毒。

(三)临床表现

蛋白饮食后出现腹泻和高氨血症，血氨在餐后迅速升高，数小时后恢复正常。少数患者发生肺泡蛋白沉着症，表现为间质性肺炎。也可发生肝脾大和肝硬化、严重骨质疏松和累及骨髓。可因为免疫功能紊乱发生肾小球肾炎。

(四)辅助检查

血浆尿胱氨酸、赖氨酸、精氨酸和鸟氨酸，以及血浆乳清酸和高瓜氨酸水平检查。血氨检查。儿童应进行营养、生长发育和智力评估。

(五)诊断与鉴别诊断

由于表型变异以及缺乏特殊临床表现，该病容易误诊为其他引起尿素循环和溶酶体储存紊乱的疾病，包括 B 型尼曼-皮克病、戈谢病、乳糜泻或自身免疫性疾病。进食蛋白后腹泻有助于本病诊断。

尿二碱基氨基酸增多具有诊断意义。多数患者尿胱氨酸正常或轻度升高(升高 2～3 倍)。赖氨酸尿蛋白质不耐受症和胱氨酸尿症的区别在于其血浆赖氨酸、精氨酸和鸟氨酸往往低于正常。血浆乳清酸和高瓜氨酸升高也有助于鉴别尿素循环缺陷。

(六)治疗

(1)限制蛋白质的摄入。

(2)适当补充精氨酸，同时补充赖氨酸及鸟氨酸。因有肠道转运障碍，氨基酸的补充不应口服。瓜氨酸是精氨酸和鸟氨酸前体，补充瓜氨酸可改善尿素循环障碍。

三、中性氨基酸尿（Hartnup 病）

1956 年在英国伦敦的 Hartnup 家族中发现，故名。

(一)流行状况

1/15000 存活出生儿。

(二)病因与病理

染色体 SLC6A19 突变致病，为常染色体隐性遗传。空肠黏膜及近端肾小管上皮细胞对单氨基单羧基氨基酸转运障碍，其中最重要的是色氨酸。

(三)临床表现

有多种临床表现，影响症状的因素包括突变基因杂合情况、影响肾小管和肠上皮程度和饮食习惯的差异。在第二次世界大战时期，由于食物供给困难使这一病症尤为突出，但是现在这种疾病在多数国家的发病罕见。

症状常见于儿童期，成年后可自行缓解，呈间歇发作。包括：①糙皮病样的皮肤损害(包括光敏性皮炎)。②各种各样的神经症状，以发作性小脑性共济失调为特征。③身材矮小，智力一般正常或有轻度损害。④氨基酸尿。

（四）辅助检查

尿中性氨基酸（甘氨酸、丙氨酸、亮氨酸、异亮氨酸、半胱氨酸、色氨酸、苏氨酸、丝氨酸、苯丙氨酸、甲硫氨酸、酪氨酸、缬氨酸）检测。

尿中吲哚代谢产物，如尿蓝母、吲哚基-3-乙酸等检测。

粪便中可发现色氨酸，还有大量支链氨基酸，苯丙氨酸及其他氨基酸等。

（五）诊断与鉴别诊断

（1）尿中氨基酸含量增高：谷氨酰胺、丙氨酸、色氨酸、酪氨酸、丝氨酸及支链氨基酸可较正常值升高 5～10 倍。脯氨酸和甘氨酸分泌不增加。

（2）血浆氨基酸通常在正常范围。

（3）诊断必须排除范可尼综合征：儿童范可尼综合征原因是胱氨酸沉积症，这种溶酶体储积病是可以治疗的。

（六）治疗

高蛋白饮食和补充烟酰胺是常规治疗方法。但是在蛋白质摄入已经过饱和的国家和地区，这种疾病是否需要治疗还有争议。

（七）预后

预后良好。

第四节　肾性尿崩症

尿崩症是指肾脏重吸收水分减少引起的尿浓缩障碍，排出大量稀释性体液而出现多饮、多尿和烦渴等症状。这种过量摄水和低渗性多尿的状态，可能是由于正常的生理刺激不能引起抗利尿激素（ADH）释放所致（中枢性或神经性），或肾脏对抗利尿激素不起反应即肾性尿崩症。本节主要介绍后者。

一、病因与病理

1. 抗利尿激素

下丘脑分泌的抗利尿激素是调节水平衡的关键调控因子，在人类为精氨酸加压素（AVP）。肾小球每天滤过 180L 的水，其中约 80% 和 15% 分别被近端小管和远端小管重吸收。因此每天有 9L 低渗尿到达集合管，AVP 作用于集合管促进原尿重吸收，是人类尿液浓缩的主要机制。

AVP 通过控制远曲小管和集合管上皮细胞水通道的数量来控制水分重吸收。AVP 通过特异性受体发挥作用，其受体包括 V1R、V2R 和 V3R 三种类型，V2R 具有高度组织特异性，仅在肾脏髓襻和集合管表达，而集合管 V2R mRNA 的表达为髓襻的 10 倍。AVP 和 V2R 结合后，第二信使 cAMP 升高，促进水通道蛋白（AQP）-2 在主细胞管腔侧形成，原尿中水经 AQP2 进入主细胞使尿液浓缩。AVP/V2R/AQP2 之间的环节发生异常，均可导致水调节紊乱和尿崩症。

2.肾性尿崩症原因

病因包括先天遗传性和获得性。先天性肾性尿崩症是一种罕见病，90%为X-连锁隐性遗传病，<10%是由于常染色体隐性或显性遗传。超过90%的先天性遗传性肾性尿崩症都是由 AVP V2R 病变引起的。获得性肾性尿崩症是由于肾脏或全身疾病(如低钾血症或高钙血症)对集合管或者肾间质破坏，引起精氨酸加压素(AVP)不敏感或肾间质渗透压梯度受损。部分患者对精氨酸加压素(AVP)尚存一定反应，为不完全性抗血管加压素尿崩症。

二、临床表现

主要表现为烦渴多饮、多尿，严重者可达 16～24L/d。昼夜尿量相当。由于夜尿次数增多，出现睡眠不足表现。

先天性肾性尿崩症出现症状者主要为男性，多为完全表现型。女性症状轻微或没有症状。多数在出生后不久即发生症状，表现为易啼哭，授乳或饮水即安静，伴发热，补液后退热。可因为脱水出现便秘、厌食，甚至影响生长发育。部分患者因为尿量增多导致输尿管积液或膀胱增大。

三、辅助检查

1.是否为尿崩症

尿量和尿渗透压检查，一般认为 24h 尿量超过 50mL/kg 体重和尿渗透压<300mOsm/$(kg \cdot H_2O)$为尿崩症标准。

2.是否存在"溶质性利尿"

包括血糖、尿素氮检查，24h 溶质清除率[24h 尿渗透压×24h 尿量(单位为升)]<15mOsm/kg。

3.区分尿崩症病变部位

包括高渗盐水试验和血管加压素试验。

四、诊断与鉴别诊断

(一)诊断实验

1.高渗盐水试验无反应

以 0.1mL/$(kg \cdot min)$速度滴注 3%生理盐水，持续 1～2h，当血浆渗透压>295mOsm/$(kg \cdot H_2O)$或血钠>145mmol/L 时测定一次血浆 AVP 水平。实验完毕根据滴注盐水绘制图形，可以区分部分中枢性尿崩症、部分肾性尿崩症和精神性烦渴，后两者 AVP 对高渗盐水的反应是正常的。

2.血管加压素试验无反应 (不完全表现型者可有部分反应)

当血浆渗透压为 280mmol/L 时，精氨酸加压素不能显著增高血浆渗透压。也有提出禁水-血管加压素试验，但禁水可增加脱水危险。

(二)诊断要点

1.典型病例

根据临床表现、实验室检查结果及阳性家族史，一般可诊断。

2. 非典型病例

①幼儿如反复出现失水、烦渴、呕吐。②发热、抽搐及发育障碍。③尤其在失水的情况下，尿仍呈低张性尿。上述表现对确诊有一定价值。

(三)鉴别诊断

1. 垂体性尿崩症

(1)多见于青年。

(2)起病突然，多尿、烦渴症状较重。

(3)有下丘脑-神经垂体损害征象。

(4)对血管加压素试验反应良好。

2. 精神性烦渴

(1)多见于成年女性。

(2)先有烦渴多饮后出现多尿。

(3)尿量波动大且与精神因素有密切的关系。

(4)对血管加压素及高渗盐水试验反应迅速。

3. 其他

糖尿病亦可出现多饮、多尿，但血糖升高及糖耐量异常可与之鉴别。

五、治疗

1. 病因治疗

获得性肾性尿崩症如能及时纠正低钾血症、高钙血症、间质性肾炎及自身免疫性疾病等因素，可能有效缓解症状。目前针对先天性遗传性原因者尚无临床可行的办法。

2. 氢氯噻嗪

抑制远端肾小管重吸收钠和水，引起中度低血容量症，刺激近端小管重吸收水。动物实验提示氢氯噻嗪也可能促进肾髓质集合管重吸收水，这一效应并不依赖 AVP。可给予氢氯噻嗪 25～50mg，每日 3 次，可减少尿量约 50%。可配合低钠饮食、阿米洛利或前列腺素阻断药。治疗期间应注意电解质平衡。

3. 吲哚美辛

减少肾脏血流量及对抗前列腺素抑制 cAMP 的作用，与氢氯噻嗪并用效果更好，常用 25mg，每日 3 次。

4. 加压素类药物

主要应用于中枢性尿崩症，对肾性尿崩症疗效有限，可短期试用。常用去氨加压素。

5. 对症治疗

主要是对症治疗补足水分，维持水平衡，减少糖、盐等溶质的摄入。

六、并发症

脱水和电解质紊乱。

七、预后

早期诊断预后较好，有 5%～10%的患者在幼儿期死于失水。

第五节　范科尼综合征

范科尼综合征是在 1931 年由 Fanconi 首先报道的一组以近端肾小管多种转运功能缺陷的疾病，可导致氨基酸尿、磷酸盐尿、葡萄糖尿、低分子蛋白尿，合并肾小管性酸中毒和肾性尿崩症等多种近端肾小管损害。

一、病因与病理

引起范科尼综合征的原因很多，其病理生理学机制尚未完全阐明。

二、辅助检查

(1)针对胱氨酸沉积症：儿童范科尼综合征应检查外部血白细胞中胱氨酸含量并进行裂隙灯检查，发现半胱氨酸水平升高和角膜结晶有助于诊断胱氨酸沉积症。

(2)针对半乳糖血症：尿葡萄糖氧化实验中，半乳糖不发生反应。细胞内半乳糖-1-磷酸尿苷酰转移酶检查有诊断意义。在某些国家，如美国，新生儿筛查半乳糖血症是常规项目。

(3)Wilson 病患者应行裂隙灯检查角膜色素沉着。检测尿、肝、血浆铜含量及血清游离铜。

三、临床表现

(1)肾性尿糖。

(2)肾性氨基酸尿。

(3)蛋白尿轻微，以低分子选择性蛋白尿为主。

(4)磷酸盐尿在血磷酸盐高时才发生。

(5)高氯性代谢性酸中毒，即Ⅱ型肾小管酸中毒。

(6)低钠低钾可继发高醛固酮血症。

(7)血容量减少。

四、诊断与鉴别诊断

儿童范科尼综合征要警惕胱氨酸沉积病，诊断依靠外部周围血白细胞中胱氨酸含量，患儿半胱氨酸水平通常超过 2nmol/mg(蛋白)，而正常人含量＜0.2nmol/mg(蛋白)。裂隙灯检查发现角膜结晶有助于诊断。

半乳糖血症的诊断主要通过红细胞内半乳糖-1-磷酸尿苷酰转移酶和尿半乳糖检查。

Wilson 病诊断依靠尿、肝脏、血浆铜含量及血清游离铜检测。角膜 K-F 色素沉着环有助于诊断。

糖原贮积症诊断依赖 DNA 检查或肝穿刺明确。

酪氨酸血症的诊断依据为血浆或尿中升高的琥珀酰丙酮。

五、治疗

(1)调节水、电解质平衡。

(2)补充维生素 D。

(3)针对特殊氨基酸紊乱补充氨基酸,如半胱胺(巯基乙胺,cysteamine)降低白细胞内胱氨酸浓度。

(4)肾功能不全者按慢性肾脏病原则治疗。

(5)特殊饮食:半乳糖血症患者需进食无半乳糖饮食。遗传性果糖不耐受者需限制果糖和蔗糖饮食。酪氨酸血症应给予低苯丙氨酸和酪氨酸饮食,对肾功能保护有作用,但无法改善肝硬化。

第五章　痛 风

一、病因及发病机制

(一)嘌呤与尿酸代谢及其调节

嘌呤和尿酸代谢异常是痛风的重要生化基础。人体内的嘌呤包括腺嘌呤、鸟嘌呤、黄嘌呤及次黄嘌呤等,其中以腺嘌呤、鸟嘌呤为主。主要以嘌呤核苷酸的形式存在,在作为能量供应、代谢调节(第二信使 cAMP 和 cGMP 分子)及组成辅酶(NAD,FAD 和 CoA)等方面起着十分重要作用。

1.嘌呤核苷酸的合成途径

食物中的核酸,主要以核蛋白的形式存在,在胃酸的作用下分解成核酸和蛋白质,核酸进入小肠后在各种水解酶的作用下依次生成核苷酸和核苷而被吸收,在肠道内最终被氧化生成尿酸。因此,食物来源的嘌呤主要生成尿酸,很少被机体利用。生理学研究表明,人体内的核苷酸仅有少量(20%)来自食物中核酸消化产物的吸收,大部分(80%)由机体细胞自身合成。嘌呤核苷酸的合成有以下两个途径。

(1)第一途径即经典的从头合成途径:利用磷酸核糖、氨基酸、一碳单位及 CO_2 等简单物质,经过一系列复杂的酶促反应,合成嘌呤核苷酸。这是 20 世纪 50 年代由 John Bychanan 和 Robert Greenberg 实验室发现的。上述合成过程十分复杂,简述如下:①5-磷酸核糖经过磷酸核糖焦磷酸合成酶的作用,活化生成磷酸核糖焦磷酸(PRPP)。②PRPP 在磷酸核糖焦磷酸酰胺转移酶(APRT)催化下生成 5-磷酸核糖胺(PRA)。③PRA 经过一系列的反应生成次黄嘌呤核苷酸(IMP)。④IMP 在腺苷酸代琥珀酸合成酶及裂解酶的作用下生成一磷酸腺苷(AMP),后者在激酶的作用下形成 ADP 和 ATP。IMP 在脱氢酶的作用下,氧化成黄嘌呤核苷酸(XMP),然后在鸟苷酸合成酶的作用下生成一磷酸鸟苷(GMP),后者又可转化成二磷酸鸟苷(GDP)和三磷酸鸟苷(GTP)。现已证明,肝脏、小肠黏膜及胸腺是从头合成嘌呤核苷酸的主要器官,并且合成部位主要位于胞质内。

(2)第二合成途径又称补救合成途径:细胞利用现成的嘌呤碱和嘌呤核苷重新合成嘌呤核苷酸,这一途径较为简单。腺嘌呤、次黄嘌呤和鸟嘌呤分别在腺嘌呤磷酸核糖转移酶(APRT)和次黄嘌呤-鸟嘌呤磷酸核糖转移酶(HGPRT)催化下,利用第一途径合成的 PRPP,生成 AMP、GMP 和 IMP。补救合成的意义在于一方面机体可节省一些能量消耗,另一方面体内某些组织器官如脑、骨髓等由于缺乏有关酶,不能从头合成嘌呤核苷酸,他们只能利用由红细胞从肝脏运送来的游离嘌呤碱和嘌呤核苷补救合成嘌呤核苷酸。

2.嘌呤核苷酸的分解与尿酸的生成

次黄嘌呤核苷酸(IMP)在腺苷脱氨酶的作用下生成次黄苷,次黄苷再依次转化为次黄嘌呤和黄嘌呤。GMP 进一步生成鸟苷、鸟嘌呤及黄嘌呤。AMP 也可依次生成腺苷和次黄苷,最终也转化为黄嘌呤。共同产物黄嘌呤在黄嘌呤氧化酶作用下氧化后形成尿酸。尿酸是嘌呤核苷酸分解代谢的最终产物,合成部位主要发生在肾脏、小肠及肝脏,大部分尿酸经肾脏排泄,极小部分以涎液、胃液、肠液、胆汁及胰液分泌形式进入肠腔,进一步分解成尿囊素和尿素,最终由肠道排出。

3.代谢调节因素

嘌呤核苷酸的从头合成是体内提供嘌呤核苷酸的主要来源,机体对其合成速度进行着精细的调节,一方面满足机体对嘌呤核苷酸的需要,同时又不会供过于求。调节机制主要在下列环节:①PRPP 和谷氨酰胺的含量。②GMP、IMP 和 AMP 对磷酸核糖焦磷酸酰胺转移酶(APRT)的负反馈抑制作用,该转移酶是限速反应酶。HGPRT 和 PRPP 合成酶也是嘌呤合成中起重要作用的酶。综合起来,人体内至少有 6 种酶参与尿酸的生成过程,其中 5 种酶均促进尿酸生成。它们包括:APRT 或 HGPRT、IMP 脱氢酶、腺苷酸代琥珀酸合成酶、PRPP 合成酶及黄嘌呤氧化酶。当这些酶活性增加时,尿酸合成即增加,反之,尿酸的合成则减少。上述酶中以黄嘌呤氧化酶最为重要。HGPRT 的活性增强可抑制尿酸的生成,活性减弱时则尿酸生成增加。痛风患者绝大多数是由于遗传缺陷,导致上述促进尿酸合成的酶活性增强所致,如 PRPP 合成酶活性异常升高、HGPRT 缺陷等,其中大多数为黄嘌呤氧化酶活性增强。痛风患者虽有上述酶活性的异常,但测定这些酶的活性的方法较为复杂,只限于临床研究中使用,而不能作为临床常规检测。目前,临床上仍以血尿酸作为痛风诊断和治疗的一项参数指标。

据估算,正常男性成年人的血尿酸值平均为 1200mg,体内尿酸的含量是尿酸生成与排泄动态平衡的结果。尿酸的化学分子式为 2,6,8-三氧嘌呤,弱酸性,解离常数 5.7。在正常生理条件下,尿酸几乎全部以尿酸盐的形式存在,部分与白蛋白结合而存在,因而尿酸在血中有游离型和结合型两种形式。游离型尿酸易于在组织内沉积,而结合型必须先与血浆蛋白解离后才可在组织内沉积。血浆蛋白尤其是白蛋白浓度有明显变化时,可对血中尿酸的测定结果产生明显的影响。由于尿 pH 值较低,因此大部分以游离尿酸的形式存在。

(二)痛风性肾病的发病机制

尿酸生成过多及(或)肾脏排泄减少造成高尿酸血症时,尿酸盐在肾脏内引起的病变,称为痛风性肾病或高尿酸血症肾病,临床上主要有以下几种表现形式:①急性高尿酸血症肾病。②慢性高尿酸血症肾病。③尿酸性肾结石。据统计,痛风患者 20%～25%有尿酸性肾病。

正常人 2/3 的尿酸经肾脏排出。肾脏功能正常时,肾小管分泌尿酸量与血尿酸水平成正比。当肾功能不全时,即可发生明显的高尿酸血症。目前认为,慢性高尿酸血症的原因约 90%系尿酸排泄障碍所致,而尿酸排泄障碍中约 80%与尿酸分泌不足有关。影响肾脏尿酸排泄的因素主要有:①酸性尿液,当尿 pH<5.0 时,尿酸不易溶解而形成结晶,特别在远曲小管和集合管的尿液呈酸性时,更容易形成结晶并沉淀于肾实质。据研究,痛风患者肾小管细胞内的谷氨酰胺酶活性降低,不能正常利用谷氨酰胺中的氨以中和尿中的 H^+。②肾小管有机酸分泌过多,一方面竞争性抑制尿酸的分泌,另一方面有机酸在肾小管抑制 Na^+-K^+-ATP 酶和 ATP 的合成,进而增加尿酸盐的吸收,这种情况多见于乳酸及酮症酸中毒、饥饿与脱

水、妊娠、酗酒、骨髓增生病、放化疗以及危重患者等。③脱水或血容量不足，肾小管对水分吸收增加，使尿酸在肾小管的浓度增加，促使尿酸盐结晶沉积。④某些利尿药，特别是噻嗪类，虽然由于利尿而促进尿酸的排泄，但更主要的是它能减少肾小管对尿酸的分泌，最终导致血尿酸升高。

慢性尿酸性肾病主要指持续性高尿酸血症，经过数年或更长时间，20%可先后出现肾小管和肾小球受损，少部分发展至尿毒症。其发生率仅次于痛风性关节损害，与病程和治疗有密切关系，但与痛风性关节炎的严重程度无关，即轻度的关节炎患者也可有肾病变，而严重的关节炎患者不一定有肾脏异常。病理改变：尸检证实，几乎100%的痛风患者有肾病变，病理上表现为髓质内尿酸盐结晶的沉积，越往髓质部越明显。沉积的结晶在局部引起炎症反应，炎细胞的浸润和间质血管的纤维化，最后发生肾小管的阻塞、肾血管硬化、肾小球基底膜纤维化和增厚。

在短时间内血尿酸急剧升高而造成大量尿酸结晶沉积在集合管、肾盂或输尿管，引起尿路阻塞，产生肾内外梗阻，使肾小管内压力增高，肾小球滤过压降低，最终造成肾功能不全，进而出现少尿、无尿、氮质血症和急性肾衰竭等一系列表现，称为急性高尿酸性肾病。主要见于核蛋白分解增加，尿酸生成增加，使血尿酸明显升高时。发生原因多为继发性，如淋巴和骨髓增生病，恶性肿瘤放疗或化疗及严重创伤和手术，引起关节炎时称为继发性痛风。

(三)尿酸结石发病机制

由于血中尿酸的排泄主要通过肾脏，加上尿液的pH一般偏酸性，所以痛风患者易于在泌尿系发生结石。尿酸结石是指尿酸结晶沉积在肾及尿路形成泥沙样或较大结石。原发性痛风患者尿酸结石的发生率与血尿酸呈正相关，血尿酸在 $774\mu mol/L(13mg/dL)$ 以上者，发生率达50%。40%的尿酸结石发生在痛风性关节炎之前。

发病机制：①尿液中尿酸浓度升高：见于各种原因引起的尿酸产生过多或应用促尿酸排泄药物时，使尿酸在尿中排出增加。此外，由于皮肤大量出汗失水或胃肠道水分丢失增加，使尿量减少，尿液中的尿酸浓度相对增加。据统计，当24h尿尿酸排出量超过1000mg时，50%的患者发生肾结石。②尿液pH降低：尿酸是一种弱酸，其解离常数pKa为5.75。在pH4.75时，91%的尿酸呈非游离状态，易于以结晶形式沉积。尿pH6.75时，大部分尿酸为游离状态，易于从尿中排出。有研究认为痛风患者尿液pH值持续呈酸性、并缺乏节律变化。③尿量：尿量少则尿酸不易溶解，尿量多则溶解度高，故对尿酸排泄十分有利。因此痛风患者每日尿量应在2000mL左右。④肾功能：当肾脏功能受损时，尿酸也容易在肾内沉积而导致肾结石。泌尿系统感染和畸形患者，由于尿液排泄不畅、肾盂积水而易致尿酸盐沉积形成结石。

Gutman和Yu认为，痛风患者尿pH值降低是由于肾小管上皮内谷氨酰胺酶活性降低，谷氨酰胺产生的氨减少，可使尿pH值降低。但在某些尿酸结石患者，血清和尿尿酸水平均正常，肾小管上皮内谷氨酰胺酶活性也可正常。因此，痛风患者或尿酸结石的患者pH值变化的机制尚不十分清楚。有人统计，尿酸结石患者中仅有25%的患者合并痛风，多数没有痛风和高尿酸血症。因此，尿酸结石的形成是多种因素造成的。

尿酸结石发生在泌尿系管腔内可造成梗阻以上的积水，以不完全梗阻较多见。结石形成后，常常出现难以治愈的感染、加速结石的生长和肾损害，可发生肾盂肾炎、肾积脓且肾局部脓肿。尿酸结石停留在肾盂、肾盏，可刺激上皮脱落，出现溃疡、白细胞浸润和纤维组织增生。移行上皮增生，有可能诱发鳞状上皮癌。在肾髓质内，由于大量的尿酸盐结晶沉积，可出现慢性间质性肾炎、肾小球和肾小管纤维化。尿酸结石可加重这一过程。可导致慢性肾功能不全和尿毒症。

二、临床表现

(一)痛风性肾病

临床表现：慢性高尿酸血症通常经过 10～20 年才发展成氮质血症，临床表现与慢性肾小球肾炎十分相似。主要表现为：①腰痛及水肿，早期可仅有轻度腰痛，随着病情进展可出现水肿。②高血压的发生率占 40%～45%，多为中度高血压，用一般降压药能够控制。③蛋白尿占 85%，往往出现较早并且程度较轻，尿蛋白一般为+～++，早期很少有大量的蛋白尿。④血尿约占 54%，系结晶的刺激损伤所致。⑤当出现继发泌尿系感染时，患者可有发热、尿频、尿急或尿痛等肾盂肾炎表现。⑥由于尿酸盐结晶首先沉积于肾髓质，随着病情的发展以后才累及肾小球，因此，早期的患者几乎全部出现肾小管功能受损的症状，表现为尿的浓缩和稀释功能下降，尿渗透压下降。晚期可出现内生肌酐清除率低下直至尿毒症。通常，随着病程的延长，肾损害的发生率也升高。但在家族性高尿酸血症患者，不仅肾损害发生的年龄较轻，而且即使治疗，也不能阻止肾损害的进展，肾脏病变广泛而且严重，预后较差。临床上，高尿酸血症患者一般先出现痛风性关节炎急性发作，关节病变明显时表现为肾脏损害，少数患者也可始终没有痛风性关节炎急性发作病史，并且在肾损害晚期出现尿毒症时，关节炎发作往往较轻。另外，值得注意的是，耳郭或关节附近皮下尿酸盐沉积形成的痛风结节，其大小与肾损害的程度也不成比例，即当有大的痛风结节时肾损害反而减轻，没有结节者肾损害也可较重。

急性高尿酸性肾病主要为在短时间内肾功能不全，进而出现少尿、无尿、氮质血症和急性肾衰竭等一系列表现。常见于淋巴和骨髓增生病，恶性肿瘤放疗或化疗及严重创伤和手术时发生。

(二)尿酸结石

尿酸结石的临床表现因结石的大小、形状、部位及有无感染等并发症而有所不同。较小的结石可自动从尿中排出，较大者可引起疼痛、血尿、感染和梗阻等表现。当结石进入肾盂输尿管连接处和输尿管时，可出现腰部及上腹部发作性疼痛，疼痛常突然发作，呈绞痛、钝痛、胀痛或隐痛，严重如刀割样，一般位于病侧并向同侧腹股沟或外阴部放射，患者呈急性病容，严重者面色苍白，全身出冷汗，脉细快，血压可降低，呈虚脱状态，常需解痉药治疗后可缓解。结石接近膀胱处可伴有尿频、尿急及尿痛症状。疼痛发作时，常伴有肉眼血尿或镜下血尿。当患者伴发尿路感染时，可有发热、膀胱刺激症状等表现。由于结石较大而发生尿路梗阻时，可出现排尿困难、尿流中断，甚至尿闭。

三、诊断与鉴别诊断

(一)诊断

1.痛风

目前国内外大多采用美国风湿病协会 1977 年制订的诊断标准：①急性关节炎发作一次以上，在 1d 内即达到发作高峰。②急性关节炎局限于个别关节。整个关节呈暗红色。第一拇趾关节肿痛。③单侧跗骨关节炎急性发作。④有痛风石。⑤高尿酸血症。⑥非对称性关节肿痛。⑦发作可自行停止。凡具备以上条件三项以上患者，除外继发性痛风者即可确诊。

2.痛风性关节炎

中老年男性肥胖者，突然出现第一跖趾关节或踝关节或足背等单关节红肿剧痛，并在发作后 24～48h 达到高峰，对秋水仙碱治疗有效，7d 左右症状缓解，伴有或不伴有血尿酸增高可诊断为急性痛风性关节炎。关节滑液或结节活检证实的尿酸盐结晶为确诊本病的依据。

3.痛风性肾病

一般慢性高尿酸血症患者先有关节病变，又发现肾病变时很容易确定痛风性肾病诊断。但当患者没有关节病变或关节病变较轻时须与慢性肾小球肾炎引起的高尿酸血症相鉴别。后者的主要临床特点有：①高尿酸血症先于肾功能损害。②男女发病率无显著差异。③发病年龄较早，可在任何年龄。④先出现肾小球损害表现，然后再出现肾小管损害表现，血尿酸水平升高十分明显，大多数在 595μmol/L（10.0mg/dL）以上。⑤24h 尿尿酸排出较少。当患者出现肾盂肾炎的表现时，应仔细追问血尿、肾绞痛病史，测定血尿酸水平及查尿结石成分是否是尿酸盐，从而区别于慢性肾盂肾炎。

4.尿酸结石

根据典型的疼痛性质、部位和放射特点，通过询问既往痛风病史、血尿酸持续升高史及类似疼痛反复发作病史，进行必要的体检和 X 线、B 超及实验室等检查，一般均可得到确诊。X 线检查可显示肾外形、结石大小、数目、形态、部位。泌尿系平片可发现含钙的阳性结石，95% 以上均可显影。静脉肾盂造影可显示纯尿酸阴性结石，结石部位表现为透明区。当患者有结石梗阻和肾功能较差时，可选择膀胱镜检查及逆行性尿路造影。超声检查方便快速，可发现整个泌尿系结石，并可估计肾盂积水的程度和肾实质的厚薄。当取得结石标本时，结石成分的理化分析有助于进一步确诊及指导治疗。对结石进行偏振光显微镜检查、红外线光谱分析、X 线衍射分析及电子显微镜检查，均可显示尿酸及尿酸盐特征。用紫尿酸铵法也可确定尿酸结石。方法是将结石研成粉末，置于蒸发皿中，加浓硝酸 1 滴，小心加热至干，显橙黄色，继续加热至红色；加氢氧化铵 1 滴呈紫红色，即为尿酸铵。

(二)鉴别诊断

1.蜂窝织炎及丹毒

痛风性关节炎急性发作时因关节及其周围红肿，常被误诊为蜂窝织炎或丹毒。但后者主要表现为感染症状如畏寒、发热及白细胞增多等全身症状较为突出，局部皮下软组织肿胀明显而关节无疼痛、肿胀和触痛，不经治疗症状不会自行消失，以及对秋水仙碱治疗无效等特点，能和痛风性关节炎区别开。

2.其他结晶性关节炎

此类关节炎系由结晶所致的一组关节病变，多见于老年人。除了尿酸盐结晶外，还有焦磷酸钙(Calcium Pyrophosphate Dihydrate，CPPD)、磷灰石、胆固醇、类固醇，以及较少见的夏科-雷登(Charcot-Leyden)结晶体。

3.银屑病关节炎

银屑病关节炎有少关节型及典型的累及手和足的远端指(趾)间关节型，同时约有20%的患者伴血尿酸增高，故须与痛风性关节炎鉴别。但前者为慢性经过，受累关节及关节周围无大范围发红和发热区，无剧痛及无症状间歇期，以及有银屑病疹和不同于痛风性关节炎的X线改变，不难将二者区别。

4.急腹症

尿酸结石诊断时尚需与急腹症的常见疾病如阑尾炎、胆囊炎和胆石症以及胆道蛔虫症等相鉴别。

四、治疗和预后

(一)治疗

痛风的治疗方法是综合性的，主要包括一般治疗、急性痛风性关节炎发作期的治疗、间歇期的治疗、慢性关节炎期和痛风结节的治疗以及痛风并发症的治疗等方面。

1.一般治疗

(1)低嘌呤饮食：虽然外源性嘌呤不是痛风发病的主要原因，用低嘌呤饮食7d后也仅能使血尿酸值降低59.5～119μmol/L(1～2mg/dL)，但高嘌呤饮食常可使血尿酸暂时增加，可诱发关节炎急性发作。因此，控制含嘌呤高的食物，减少关节炎的急性发作次数仍然是必需的。高嘌呤食品主要包括动物内脏、水产品如沙丁鱼、虾、蟹和肉类等。另外，火锅中的肉类、海鲜和青菜等混合涮食，由于嘌呤具有很高的亲水性，汤汁内含有极高的嘌呤。低嘌呤食品主要有牛奶、鸡蛋、蔬菜和谷类制品等。饮食控制只能作为一项辅助治疗措施而不能取代必要的药物治疗。

(2)严格忌酒：乙醇在体内产生乳酸，可降低尿酸的排出。啤酒也含有大量的嘌呤，有人统计在啤酒厂工作的人员，可能因啤酒饮用量较大而痛风的发病率也明显上升。多饮水可增加尿量，促使尿酸排出。

(3)多食碱性食物：如油菜、白菜、胡萝卜与瓜类等，此类黄绿色蔬菜呈碱性，可使尿pH值升高，促进尿液中尿酸溶解，增加尿酸排出量，防止形成尿酸性结石。

(4)休息：在痛风性关节炎急性期应注意休息，直至症状明显缓解。一般来说，在间歇期应多活动及锻炼，有利于减轻体重。

(5)避免使用抑制尿酸排泄的药物：如呋塞米、阿司匹林、维生素B_1及维生素B_{12}等。

(6)避免急性痛风性关节炎发作的因素：如过度劳累、紧张、寒冷、穿鞋过紧、走路过多及关节损伤等。

(7)积极治疗与痛风相关的疾病：如高血脂、高血压、冠心病及糖尿病，防止体重超重。对于肥胖的痛风患者尤应强调观察与控制体重。观察并记录体重的变化是判断病情和指导患者治疗不可缺少的指标之一。对于达到标准体重的患者，也应当严格控制高嘌呤食物的摄入，但在每日的热卡供应方面可适当放宽。

2. 急性期的治疗

关节炎的急性发作期应尽早使用抗炎止痛药物，禁用降尿酸药物及影响尿酸排泄的药物，注意休息，多饮水，维持饮食治疗。

(1)一般治疗：卧床休息、抬高患肢，疼痛缓解后方可活动。

(2)抗炎止痛：由于秋水仙碱的毒性较大，而且非甾类抗炎药具有与其相同的疗效，因而目前通常尽早给予非甾类抗炎药，常用的药物有舒林酸(如奇诺力)、萘丁美酮(如瑞力芬)、阿西美辛(如优妥)及双氯芬酸(如扶他林、戴芬或迪克乐克)等都有较迅速的抗炎止痛作用而且不良反应较少。具体用法如：舒林酸 0.2g，口服，每日 2 次；萘丁美酮 1.0g，每日 1 次，晚饭后服；双氯芬酸 25～50mg，每日 3 次，饭前服；阿西美辛 90mg，每日 1 次。以上药物只需选用一种，不应同时服用两种或多种，否则疗效不增加而增加不良反应。通常抗炎止痛药物一两天可收效，症状消失停用，多数患者的疗程不超过 2 周。当关节炎反复发作，症状较重，及对上述药物无效或产生不良反应时可考虑使用肾上腺皮质激素，如泼尼松，10～20mg/d，分 2 次服，症状改善后及时减量或停用。一般认为短期应用皮质激素是安全的。

(3)秋水仙碱：过去将秋水仙碱列为治疗痛风性关节炎急性发作的首选治疗，但由于不良反应较大，且治疗剂量与中毒剂量很相近，容易发生中毒，常常导致明显的胃肠道反应、白细胞降低或骨髓抑制、肝肾功能损害，某些个体还有严重的变态反应，有时甚至危及生命。临床经验证实，对痛风性关节炎急性期的治疗不必拘泥于非用秋水仙碱不可。但对一些难治性患者不排除可以用秋水仙碱的可能性。

(4)降尿酸药物：不仅没有抗炎止痛治疗急性关节炎的药理作用，而且还会因不正确的使用后使血尿酸下降，促使关节内痛风石表面溶解，形成不溶性结晶而加重炎症反应，因此在关节炎的急性期也禁用促进尿酸捧出的药物。

3. 间歇期及慢性期治疗

关节炎发作期过后，对于无痛风石、无泌尿系结石和痛风性肾病患者，不必做特别的药物治疗。但如有其中任何一种表现或有频繁发作的关节炎则需要采用降尿酸治疗。降低血尿酸水平的药物有两类：一类是促进尿酸排泄的药物，另一类是抑制尿酸生成的药物。降低血尿酸药物总的应用原则是先从小剂量开始，根据测定的血和尿酸水平调整药物用量，摸索出最小有效剂量维持治疗，保持血尿酸在正常范围，以减少关节炎发作和治疗痛风石及结石。小剂量逐渐递增给药法可减少药物不良反应，如可以避免大量尿酸盐沉积到肾小管及间质，引起急性尿酸性肾病，同时也可避免血尿酸水平急剧下降而诱发痛风性关节炎的发作，以及便于发现药物不良反应。另外，在肾功能正常或轻度损害时及尿酸排出量减少或正常时，可用促进尿酸排泄药物；在中度以上肾功能损害及(或)尿酸排出过多时，用促进尿酸排泄的药物可增加尿酸盐从肾脏排泄，造成尿酸结石形成，加重肾脏损害。

(1)促尿酸排泄药：此类药物的共同作用机制是阻滞肾小管对尿酸的重吸收，增加尿尿酸的排泄，从而降低血尿酸水平。一般认为，经饮食控制血尿酸仍＞536μmol/L(9mg/dL)，每年关节炎发作在 2 次以上，有痛风石及肾功能正常或仅有轻度损害者可选用此类药物。当血尿酸水平下降至 297μmol/L（5.0mg/dL）或 327μmol/L（5.5mg/dL）以下时，可有效地起到预防急性发作及尿酸结晶的形成。

第二次世界大战期间，由于青霉素的大量使用，人们为节约使用青霉素及提高青霉素在血中的浓度而研制出了丙磺舒。该药能抑制青霉素在肾小管的分泌。随后，Gutman 又发现丙磺舒具有促进尿酸排泄及降低血尿酸的作用，并于 1950 年应用于痛风的治疗。丙磺舒（Probenecid 又称羟苯磺胺 Benemid）是一种有效的促尿酸排泄药，丙磺舒进入胃肠道可被迅速而完全地吸收，服药 1h 后即可在血浆内出现，约 24h 后有 70% 的药物从循环中消失，其生物学半衰期为 6～12h。进入人体丙磺舒的主要的代谢途径是侧链氧化形成羟化或羟化衍生物，在血中大部分与血浆蛋白结合，经肾脏滤过后在远曲小管以非离子扩散的形式被重吸收，从而抑制了尿酸的重吸收。每天 1.0g 可使痛风患者尿酸排泄量增加约 50%，血尿酸水平平均下降 1/3。它既不影响肾小球滤过率，也不影响肾血流量，对电解质的排出也无影响，无抗炎镇痛作用。开始治疗时以丙磺舒 0.25～0.5g，每日 1～2 次，然后每隔 1 周将日量增加 0.25～0.5g，直至 1.0～2.0g/d 维持治疗，最大剂量不超过 3.0g/d。由于多数患者为尿酸排泄不良型，故在肾功能正常或大致正常时，可常规使用，也可根据 24h 尿酸值来确定为排泄不良型。此外，由于本品的作用部位在肾脏，要求患者的肾功能尚属良好（肌酐清除率＞20mL/min，BUN＜14.2mmol/L）。本品的副作用较少，一般可长期使用。大约 5% 的患者出现过敏性皮炎、发热和胃肠道反应，治疗初期由于尿酸盐从沉积部位转移至血中，一些尿酸盐结晶有可能脱落进入滑膜液，可引起转移性急性痛风性关节炎发作。因此，应用丙磺舒时须注意以下几点：①大量饮水。②加用碳酸氢钠或碱性药物，碳酸氢钠 3.0g/d，分 3 次服，有人推荐使用枸橼酸-枸橼酸钠溶液（Shohl's 溶液），20～60mL/d，分 3 次服，或碳酸酐酶抑制药醋唑磺胺 0.25g，每日 3 次，经验介绍效果良好。碱化尿液期间，须经常测定尿 pH 值，根据 pH 值的变化调整碱性药物用量，一般维持尿 pH 值在 6.5 左右，不可超过 7.0，否则容易引起草酸钙或其他结石形成。服药期间禁用抑制尿酸排泄的药物如利尿药等。③伴有活动性溃疡、磺胺药物过敏或肾功能低下及痛风性关节炎急性发作期的患者不宜使用。本品饭后服用，可避免胃肠道反应。④对于非痛风患者，尽管持续给药，几天以后本品的促尿酸排泄作用即消失；而对痛风患者，则表现为持续的促尿酸排泄作用。这种差异主要与尿酸池的容量大小有关，即痛风患者特别是伴有痛风石的患者，其尿酸池明显扩大，只要池中有可溶性尿酸盐，则不断溶解进入血液循环。⑤鉴于本品可竞争性抑制有机弱酸（如青霉素等）的分泌，两者合用时应减少抗生素的使用剂量。

苯溴马隆（Benzbromarone，痛风利仙，苯溴香豆酮）早在 1965 年就已经发现本品有明显的促尿酸排泄作用，在欧洲已应用多年，19 世纪 90 年代才进入我国。单服苯溴马隆 100mg，6h 后血中达到峰值。主要的代谢产物是苯马隆，大部分代谢产物与葡萄糖醛酸结合，并经胆管从粪便排出。本品主要通过抑制近曲小管对尿酸的重吸收而达到排尿酸的作用，它不影响肾小球滤过率，但当肾小球滤过率下降时，苯溴马隆的降尿酸作用也受到影响。用法：苯溴马隆 50mg/d，每日早餐后服用，1～3 周血尿酸仍未下降者可再递增 25～50mg/d，一般维持量可达 50～100mg/d。苯溴马隆的主要不良反应与丙磺舒相似，一般较轻，大部分患者能够耐受，仅有少数患者出现腹泻、绞痛及诱发急性痛风性关节炎发作。

苯磺唑酮(Sulfinpyrazone，Anturone)为保泰松的衍生物，即保泰松的苯环或丁基侧链被一个酸性基团取代，增加了该化合物的酸性，从而增强了排出尿酸的作用。研究表明，口服苯磺唑酮后 1h 血浓度达到峰值，半衰期为 3h，药物全部与血浆蛋白结合，几乎不被肾小球滤过，主要经肾小管分泌排出体外。苯磺唑酮的药理作用和丙磺舒一样，都是促使肾小管对尿酸的重吸收减少。对丙磺舒过敏或不能耐受者，可用苯磺唑酮替代。剂量和用法：苯磺唑酮 0.1g，每日 4 次，以后每周递增 0.1g，直至 0.3～0.4g/d，最大剂量 0.8g/d。苯磺酮的不良反应及注意事项如下：①有一过性皮疹，轻度胃肠道反应和肾毒性。②长期应用可发生血小板和粒细胞减少，一般停药后可很快恢复正常，但仍应注意血象改变。③偶见肾脏毒性反应，重者可致急性肾衰竭。④有轻度的水、钠潴留作用，对慢性心功能不全者要慎用。

(2)抑制尿酸生成药：此类药物目前仅有别嘌醇(Allopurinol，Zyloprin)，本品于 1963 年由 Hitchings 和 Elion 发现，是一种强力的嘌呤氧化酶抑制药。

由于本品是次黄嘌呤的同分异构体，它与黄嘌呤氧化酶的亲和力比次黄嘌呤与黄嘌呤氧化酶的亲和力大，因此可与次黄嘌呤竞争结合黄嘌呤氧化酶，生成氧嘌呤(Oxipurinol)，从而减少黄嘌呤、次黄嘌呤向尿酸的转化。同时，别嘌呤在体内还可经过补救途径，生成别嘌呤核苷酸，消耗了 1-焦磷酸-5-磷酸核糖(PRPP)而使嘌呤核苷酸的从头合成减少，对于次黄嘌呤鸟嘌呤磷酸核糖转移酶(HGPRT)缺乏的尿酸合成过多的患者有特效。别嘌醇的生物半衰期仅 1～3h，其代谢产物氧嘌呤仅有一部分通过肾脏排出。由于本品的作用部位不在肾脏，故对肾脏有损害的患者仍可使用。因为别嘌醇不增加尿酸的排泄，因此一般不会诱发痛风性关节炎急性发作，对伴有肾结石的痛风患者尤其适用。由于别嘌醇的以上特点，它是至今唯一能有效地减少尿酸生成及降低血尿酸水平的药物，其应用十分广泛。用法：别嘌醇 0.1g/d，分 2 次服，以后每 2 周递增 0.1g，直至 0.3g/d，分 3 次服用。调整药物期间检查血尿酸水平如降至正常可以此有效量维持；如尿酸水平仍高，还可递增，但一般剂量不超过 0.6g/d，分 3 次服。一般服药后 1～2d 血清尿酸开始下降，7～10d 明显下降，3～6 个月血清尿酸可达正常。本品有一定的不良反应，以皮疹及药物热等较多见，通常在用药后数周发生，发生率可达 10%～15%，其中以毒性上皮溶解坏死和剥脱性皮炎最严重，病死率高；其次是肝肾功能损害，严重者可发生急性肝细胞坏死。对骨髓也有一定的抑制作用。另外，国外已有多例在服别嘌醇期间发生突然死亡而死因尚未确定的病例。因此，应用本品应以小剂量开始，逐渐递增，其好处之一是每例患者的最小有效量不同；好处之二是便于观察药物的不良反应。另外，应定期复查肝、肾功能、血象和血及 24h 尿尿酸。此外，本品还可增加某些药物如巯嘌呤和硫唑嘌呤等的作用和毒性，在合用时应加以注意。由于痛风患者的尿酸升高多为排泄不良型，别嘌醇不作为常规使用，仅用在 24h 尿尿酸明显升高的尿酸产生过多型，或肾功能有中度以上(肌酐清除率<35mL/min)损害，或血中尿酸升高特别明显或有痛风石及对大剂量的促尿酸排泄药物反应不佳的患者才使用。

另外水杨酸类药物也有降尿酸作用。此类药物包括水杨酸、乙酰水杨酸、二氟尼柳等。临床研究表明，水杨酸盐对肾脏排尿酸的作用具有剂量相关效应，即在小剂量时表现出抑制尿酸盐从肾小管的分泌，在大剂量时则表现为抑制肾小管对尿酸的重吸收而增加尿酸的排出。水杨酸的 pKa 为 3.0，口服后经肾小球滤过，在肾小管既能排泌又能被重吸收。在碱性尿中以水杨酸盐的形式出现。阿司匹林 1.0～1.5g，每日 3～4 次，有降低血尿酸的作用。由于此类药物的不良反应较大，加之现在又有作用更强的促尿酸排泄药物，故已不再作为降低血尿酸的主要药物。

4. 痛风性肾病的治疗

慢性高尿酸性肾病的治疗目的是设法降低血尿酸水平，一般尽量维持 298～327μmol/L（5.0～5.5mg/dL）以下。基本治疗原则包括：①饮食疗法。②应用降低血尿酸药物。③应用碱化尿液药物等。有关的治疗药物详见前述。对于轻度或中度肾功能障碍，尿酸排泄量减少或正常时，可选用促进尿酸排泄药物。对于中度以上的肾功能障碍，用促进尿酸排泄的药物可增加尿酸盐从肾脏排泄，造成尿酸结晶形成，加重肾损害，故不宜使用，而别嘌醇的降低尿酸作用并不是通过增加尿路中尿酸的排泄，也不至于因用药而发生尿路梗阻，可作常规使用。此外，有人建议使用某些利尿药和降压药物，一方面可减轻慢性高尿酸性肾病常伴有的水肿、高血压等症状，另一方面利尿药螺内酯和氨苯蝶啶可分别对抗醛固酮的保钠排钾作用和抑制远曲小管的 H^+-Na^+ 交换，从而促进肾脏对尿酸的排泄。慢性高尿酸性患者高血压的发生率较高(47%～67%)，而且高血压本身又可加重对肾脏的损害，因此，慢性高尿酸性肾病与高血压有着密切的联系。对于这些患者的治疗，选择血管紧张素转化酶抑制药，有助于增加肾脏血流量，既降低了血压，又可促进肾小管的排尿酸作用。呋塞米和噻嗪类利尿药可抑制尿酸的排泄，应该避免使用。β受体阻断药或钙拮抗药可使肾脏血流量减少，不利于尿酸的排泄，因此也不宜使用。总之，对于慢性尿酸盐性肾病的治疗，一方面要设法降低血尿酸，另一方面也要防止尿酸盐在肾髓质和间质沉积，防止尿酸在集合管、肾盂及输尿管形成阻塞，引起急性尿酸性肾病。

急性高尿酸性肾病的处理原则基本与慢性高尿酸性肾病相似，主要区别点：①尽早使用脱水药和利尿药，包括呋塞米和噻嗪类药物。目的在于尽快将尿路中的尿酸清除体外，作为一种应急措施，在短时间内可较大量使用，待病情缓解即停用，尤其是原发性痛风患者，否则将加重肾损害，甚至引起急性肾坏死。②大剂量使用别嘌醇，开始剂量为 8mg/(kg·d)，分 2 次服，3～4d 后改为 200～100mg，每日 1 次。③低嘌呤饮食、大量饮水及碱化尿液，尽可能维持尿 pH 值在 6.5～6.8，可用碳酸氢钠静脉滴注或用乙酰唑胺(醋氮酰胺)提高尿液 pH 值。必要时，可行透析疗法，以去除高尿酸血症。

5. 尿酸结石的治疗

在疼痛发作时可给予解痉止痛药物以减少患者的痛苦。饮食及药物治疗的基本方法及原则与痛风相似，即低嘌呤饮食，碱化尿液及给予别嘌醇，有助于降低结石的发生率。每日大量饮水，尿量维持在 2000～3000mL，特别是睡前饮水以保持夜尿量，同时配合一些利尿解痉药物，可使部分小的结石排出。大部分细小的结石往往经过药物治疗后能自行或溶解后排出体外。对于结石＞1cm 且比较固定者，则可考虑手术取石。近年来，可采用经皮肾镜取石、经尿道输尿管肾镜取石及体外碎石术等，90%的上尿路结石患者不需要传统的开放手术。体外碎石治疗效果好，不良反应小及并发症少。如果结石过大，可分次进行，必要时可用上述几种方法结合进行。据统计，确实需要开放手术的患者不到 10%，其适应证如下：①反复发作的绞痛，上述方法不能排石或取石者。②合并严重梗阻及感染危及肾实质者。③急性梗阻性少尿或无尿。④无功能肾。⑤结石合并肾癌者。不失时机地采用开放性手术治疗，可以提高疗效，有利于保护肾功能。但是，尿酸结石的形成多数与尿酸代谢紊乱有关，这一点有别于其他类型的结石。因此，在选择外科治疗的同时，须强调药物及饮食治疗。

（二）预后

若能及早诊断，并遵医嘱控制饮食，规范治疗，大部分痛风病患者可以正常工作、生活。30岁以前患病者病情重，预后差。合并高血压、糖尿病、高脂血症者，预后差。若病情控制不利，反复发作，损害肾脏者，预后差。

第六章　呼吸系统疾病

第一节　支气管哮喘

支气管哮喘，简称哮喘，是由多种炎症细胞(嗜酸性粒细胞、肥大细胞和淋巴细胞等)介导的气道慢性变态反应性炎症疾病。这种炎症导致气道高反应性，并引起广泛的、可逆的气流阻塞。临床上表现反复发作性的喘息、呼气性呼吸困难、胸闷或咳嗽等症状，常在夜间和(或)清晨发作、加剧，多数患者可自行缓解或经治疗缓解。

全球约有 1.6 亿患者，各国患病率为 0.3%～9.2%，中国患病率为 0.5%～1.0%。一般认为儿童发病率高于成人，成人男女患病率大致相同，约 40%患者有家族史。发达国家高于发展中国，城市高于农村。合理的防治至关重要。全球性哮喘防治创议(GINA)已成为目前防治哮喘的工作指南。

一、病因和发病机制

哮喘的病因和发病机制十分复杂，目前还不十分清楚，大多认为是与多基因遗传有关的疾病，同时受遗传因素和环境因素的双重影响，与变态反应、气道炎症、气道反应性增高及神经等因素相互作用有关。环境因素中主要包括某些激发因素，包括吸入物如二氧化硫、氨气等各种特异和非特异性吸入物；感染，如细菌、病毒、原虫、寄生虫等；食物，如鱼、虾蟹、蛋类、牛奶等；药物，如普萘洛尔、阿司匹林等；气候变化、运动、妊娠等都可能是哮喘的激发因素。

(一)变态反应

外源性变应原(尘螨、花粉、真菌、动物毛屑等)进入具有特异性体质的机体后，可刺激机体通过 T 细胞的传递，由 B 细胞合成特异性 IgE 抗体，与肥大细胞和嗜碱性粒细胞表面的高亲和性 IgE 受体($FC\varepsilon R_1$)结合；IgE 抗体也能结合于某些 B 细胞、巨噬细胞、单核细胞、嗜酸性粒细胞、自然杀伤细胞(NK 细胞)及血小板表面低亲和性 Fc 受体($FC\varepsilon R_2$)。若变应原再次进入体内，与特异性抗体 IgE 结合后，肥大细胞等合成并释放多种活性介质，导致平滑肌收缩、黏液分泌增加、血管通透性增高和炎症细胞浸润等，使支气管腔狭窄。炎症细胞在介质的作用下又可分泌多种介质，炎症浸润增加，使气道病变加重，产生哮喘的临床症状，导致速发型哮喘反应(IAR)。这种 I 型变态反应几乎在吸入变应原的同时立即发生反应，15～30min 达高峰，2h 后逐渐恢复正常。过敏性哮喘的发病与吸入外源性变应原关系密切，哮喘患者血清中 IgE 水平显著增高，且常同时伴有过敏性鼻炎等其他变态反应性疾病，故支持本学说。但临床上支气管哮喘发作持续时间长，而且临床症状重，尚有其他发病机制存在。

(二)气道炎症

哮喘病因的本质是慢性变态反应性气道炎症(allergic airway inflammalion，AAI)。表现为多种炎症细胞特别是肥大细胞、嗜酸性粒细胞和 T 细胞在气道的浸润和聚集。肥大细胞激发后可释放出组胺、嗜酸性粒细胞趋化因子(ECF-A)、中性粒细胞趋化因子(NCF-A)、白三烯(LT)等介质，可把嗜酸性粒细胞、中性粒细胞、淋巴细胞、巨噬细胞等炎症细胞从外周循环血液募集至气道，活化、释放出各种炎症介质。这些细胞相互作用可以分泌出 50 多种炎症介质和 25 种以上的细胞因子，其中以嗜酸性粒细胞释放的主要碱基蛋白(MBP)、嗜酸性粒细胞阳离子蛋白(ECP)、血小板活化因子(PAF)、LT 较为重要，可使气道反应性增高，气道收缩，气道黏膜上皮破坏、黏膜水肿、黏液分泌增加，血管渗出增多，导致迟发相哮喘反应(late asthmatic reaction，LAR)。LAR 约 6h 发病，可达数日，常呈持续性哮喘表现，肺功能损害严重而持久，较 IAR 更具临床意义。不同类型、不同病期和不同严重程度的哮喘均存在 AAI，只是程度不同。

(三)气道高反应性(AHR)

表现为气道对各种刺激因子出现过强或过早的收缩反应，是哮喘发生、发展的另一个重要因素。目前普遍认为气道炎症是导致 AHR 的重要机制之一。当气道受到变应原或其他刺激时，由于多种炎症细胞、炎症介质和细胞因子的参与，气道上皮和上皮内神经的损害等导致 AHR。AHR 常有家族倾向，受遗传因素的影响。AHR 为支气管哮喘患者的共同病理生理特征，然而出现 AHR 者并非都是支气管哮喘，如长期吸烟、接触臭氧、病毒性上呼吸道感染、COPD 等也可出现 AHR。

(四)神经－受体失衡机制

支气管受复杂的自主神经支配。除胆碱能神经、肾上腺素能神经外，还有非肾上腺素能非胆碱能(NANC)神经系统，均包含使气道平滑肌收缩或舒张的受体。哮喘患者的气道中β受体功能低下和迷走神经张力亢进，并可能存在有α肾上腺素能神经的反应性增加。NANC能释放舒张支气管平滑肌的神经介质如血管活性肠肽(VIP)、一氧化氮(NO)，以及收缩支气管平滑肌的介质如 P 物质、神经激肽，两者平衡失调则可引起支气管平滑肌收缩。

(五)遗传机制

目前大多数学者认为哮喘是一种具有多基因遗传倾向的疾病。有人提出哮喘的发病模式为吸入的抗原在易感个体的支气管内引发特异性 T 细胞/嗜酸性粒细胞介导的炎症反应，从而导致哮喘。提示至少在 2 个水平存在遗传基因调控，一个是决定炎症反应的性质；一个是决定气道易感性。许多遗传因素可影响炎症反应的调控；一个(或多个)决定对抗原起反应的辅助性 T 细胞 2(Th2)基因，这可能是由人白细胞抗原(HIA)单倍型、T 细胞抗原受体(TCR)结构或其他目前尚未了解的因素决定；一个(或多个)决定 IgE 及嗜酸性粒细胞水平的基因；一个(或多个)控制炎症消退的基因。气道易感性仍是一个模糊的概念，仅支气管高反应性(BHR)是其一个可能的表型，这种易感性亦可能由一个(或多个)基因调控。

二、病理

哮喘患者气道内主要病理特征为嗜酸性粒细胞浸润为主的变态反应性炎症。疾病早期，因病理的可逆性，肉眼观解剖学上很少有器质性改变。随着疾病发展，病理学变化逐渐明显。肉眼可见肺膨胀及肺气肿，支气管及细支气管内含有黏稠痰液及黏液栓，支气管壁增厚，黏液栓塞局部可见肺不张。显微镜下可见气道上皮下有肥大细胞、嗜酸性粒细胞、淋巴细胞与中性粒细胞浸润，气道黏膜下组织水肿，微血管通透性增加，支气管内分泌物潴留，支气管平滑肌痉挛，纤毛上皮剥离，基底膜露出，杯状细胞增殖及支气管分泌物增加等病理改变。

若哮喘长期反复发作，表现为支气管平滑肌肌层肥厚，气道上皮细胞下纤维化等，致气道重构。初期表现为呼气为主的通气障碍，后期产生不可逆的通气障碍，形成阻塞性肺气肿，甚至肺源性心脏病。

三、临床表现

(一)症状

哮喘发作常有明显的季节性，好发于春、秋季。常伴有过敏性鼻炎、过敏性皮炎等。多数患者发病前有变应原接触(花粉、屋尘、海鲜食品、发霉物品、棉絮等)、吸入冷空气或刺激性气体、上呼吸道感染、过度疲劳、运动及情绪激动等诱因。

1. 先兆症状

典型的哮喘发作可有黏膜过敏的先兆症状，如鼻痒、打喷嚏、流泪、干咳等。常见于吸入花粉及各种刺激性气体等，或由运动或情绪因素诱发。

2. 发作期症状

先兆症状后随即出现胸闷、胸部紧束甚至窒息感，十余分钟后出现以呼气相为主的呼吸困难伴哮鸣音。患者常被迫端坐位，两肩耸起，头向前俯，用力喘息伴出汗。发作可持续几十分钟至数小时，自行或经药物治疗后缓解，此即速发性哮喘反应(IAR)。某些患者数小时后哮喘再次发作或表现为顽固的夜间哮喘，甚至发展为哮喘持续状态，此即迟发性哮喘反应(LAR)。哮喘发作开始缓解时，由于支气管痉挛及黏膜水肿减轻，可咳出较多稀黏痰液或黏性痰栓。一些患者可仅表现为频繁的刺激性干咳或胸闷，通常也有较明显的季节性，常发生于夜间，尤以凌晨多见，这类患者一般无喘息，也无哮鸣音。

(二)体征

哮喘缓解期或不典型哮喘可无明显体征。轻度发作者可仅有两肺呼气延长及散在哮鸣音。重度发作者可有颈静脉怒张、发绀、大汗，两肺广泛哮鸣音，不用听诊器亦可闻及，呼气相明显，重者吸气相亦有。当支气管极度痉挛或广泛的痰栓阻塞，或全身衰竭而呼吸浅慢时哮鸣音反而减少甚至消失即"沉默肺"，不应误为病情好转，应是病情恶化的表现，如合并感染时可有湿啰音。

四、辅助检查

(一)肺功能检查

1. 常规肺功能检查

哮喘发作时，由于气道阻塞，气道提早关闭使肺过度充气，用力肺活量(FVC)、第1秒用力呼气量(FEV_1)、最大呼气流量(PEF)和最大呼气中段流量(MMFR)均降低；功能残气量(FRC)、残气量/肺总量(RV/TLC)增高；动态肺顺应性下降。哮喘缓解后肺功能逐渐恢复正常。

2. 支气管激发试验

气道反应性增高是哮喘的重要特征，绝大多数患者在发作期和缓解期均有AHR。AHR的测定通常采用醋甲胆碱或组胺做吸入激发试验。测试方法不同，评定标准亦不同。潮气呼

吸法采用使 FEV_1 下降 20%所需激发剂的浓度（$PC20-FEV_1$）作为判断指标，$PC20-FEV_1 < 8mg/mL$ 者为气道反应性增高。计量法采用使 FEV_1 下降 20%所需激发剂的累计量（$PD20-FEV_1$）作为判断指标，如组胺 $PD20-FEV_1 < 7.8\mu mol$ 或醋甲胆碱 $PD20-FEV_1 < 12.8\mu mol$ 表示气道反应性增高。亦可做运动试验（踏车法），运动停止后 FEV_1 最大下降率 > 10%为运动试验阳性。对临床表现不典型者，支气管激发试验可作为排除或确诊依据。激发试验可能引起哮喘严重发作，故应严格掌握指征，对肺功能明显障碍或以往有严重哮喘发作者不宜进行检查，检查地点应具备必要的抢救措施。

3.支气管舒张试验

用于哮喘诊断和疗效判断，亦称气道阻塞可逆性测定。先测受试者基础 FEV_1 值，然后用定量雾化器（MDI）吸入 β_2 受体激动剂（如沙丁胺醇 200～400μg），15min 后重复测定 FEV_1 值，计算 FEV_1 改善率［（吸药后 FEV_1 值-吸药前 FEV_1 值）/吸药前 FEV_1 值×100%］，若改善率 ≥12%为试验阳性。支气管舒张试验阳性有助于哮喘的诊断，而结果阴性则不足以否定哮喘的诊断。

4.最大呼气流量（PEF）、昼夜波动率测定

可用微型峰速仪于每日清晨和傍晚分别测定 PEF 值。PEF 昼夜波动率=（日内最高 PEF 值-日内最低 PEF 值)/0.5(日内最高 PEF 值+日内最低 PEF)×100%。PEF 昼夜波动率测定可用于观察病情变化，在连续观察过程中若 PEF 昼夜波动率≥20%（不稳定）或 PEF 曲线有进行性下降趋势，提示近期内可能有急性发作或病情加重的潜在危险。

（二）动脉血气分析

中重度哮喘发作可因通气/血流比例失调导致生理无效腔、静动脉分流增大，使 PaO_2 有不同程度降低。哮喘发作早期可因过度通气，$PaCO_2$ 偏低或正常。当发生严重而广泛的小气道阻塞或呼吸肌过度疲劳而通气不足时，$PaCO_2$ 升高，表示病情危重。重度和危重哮喘急性发作可出现严重低氧血症，合并呼酸和代酸，对不伴 $PaCO_2$ 升高者，不能认为病情不重，因严重低氧血症本身常是导致死亡的原因。

（三）其他

胸部 X 线检查在急性发作期可见肺过度膨胀，肺野透亮度增加。如在短期内出现肺内小块状阴影，提示可能为支气管炎栓引起的局限性肺不张。痰液镜检可见嗜酸性粒细胞、库斯曼螺旋体和夏科-莱登结晶。血嗜酸性粒细胞、总 IgE 和特异性 IgE 可升高。皮肤过敏试验阳性提示患者存在相应抗体。

五、诊断

（一）诊断标准

（1）反复发作喘息，呼吸困难，胸闷或咳嗽，多与接触变应原、冷空气、物理化学刺激、病毒性上呼吸道感染及运动等有关。

（2）发作时双肺可闻及散在或弥漫性、以呼气相为主的哮鸣音，呼气相延长。

（3）上述症状可经治疗后或自行缓解。

（4）对症状不典型者（如无明显喘息或体征），应至少具备以下一项试验阳性：①支气管

激发试验或运动试验阳性。②支气管舒张试验阳性(FEV_1增加 15%以上，且 FEV_1 增加绝对值＞200mL）。③PEF 日内变异率或昼夜波动率≥20%。

(5)排除可引起喘息或呼吸困难的其他疾病。

(二)分型

根据有无变应原和发病年龄，可分为外源性哮喘和内源性哮喘。如难以区分，则称为混合性哮喘。也可根据诱发哮喘的病因不同，分为运动性哮喘、药物诱发性哮喘、心因性哮喘或职业性哮喘。

(三)分期

根据临床表现，支气管哮喘可分为急性发作期、慢性持续期和缓解期。缓解期系指经过治疗或未经治疗，症状、体征消失，肺功能恢复到急性发作前水平，并维持 4 周以上。

(四)支气管哮喘病情的评价

哮喘患者的病情评价应分为 2 个部分。

1. 非急性发作期病情的总评价

许多哮喘患者即使没有急性发作，但在相当长的时间内总是不同频度和(或)不同程度地出现症状(喘息、咳嗽、胸闷)，因此需要依据临床表现、肺功能以及为控制其症状所需用药对其病情进行总的评价。

2. 哮喘急性发作时严重度的评价

哮喘急性发作是指气促、咳嗽、胸闷等症状突然发生，常有呼吸困难，以呼气流量降低为其特征，常因接触变应原等刺激物或治疗不当所致。其程度轻重不一，病情加重可在数小时或数日内出现，偶尔可在数分钟内即危及生命，故应对病情作出正确评估，以便给予及时有效的紧急治疗。

六、鉴别诊断

(一)心源性哮喘

心源性哮喘常见于左心力衰竭，发作时的症状与哮喘相似，但心源性哮喘多有高血压、心脏病病史和体征。阵发性咳嗽，常咳出粉红色泡沫痰，两肺可闻及广泛的湿啰音和哮鸣音，左心界扩大，心率增快，心尖部可闻及奔马律。病情许可做胸部 X 线检查，可见心脏增大、肺淤血征，有助于鉴别。

(二)喘息型慢性支气管炎

实际上为慢性支气管炎合并哮喘，多见于中老年人，有慢性咳嗽史，喘息长年存在，有加重期。有肺气肿体征，两肺可闻及湿啰音。

(三)支气管肺癌

中央型肺癌由于肿瘤压迫导致支气管狭窄或伴发感染时，可出现喘鸣或类似哮喘样呼吸困难，肺部可闻及哮鸣音。

(四)变态反应性肺浸润

致病原为寄生虫、原虫、花粉、化学药品、职业粉尘等，多有接触史，症状较轻，患者常有发热，胸部 X 线检查可见多发性、游走性淡薄斑片浸润阴影，可自行消失或再发。

七、治疗

目前尚无特效的治疗方法。但哮喘症状能得到控制、减少复发乃至不发作。长期使用最少量或不用药物能使患者活动不受限制，并能与正常人一样生活、工作和学习。为此，WHO和我国均相继制订了哮喘管理和预防指南。

(一)脱离变应原

部分患者能找到引起哮喘发作的变应原或其他非特异刺激因素，应立即使患者脱离变应原的接触，这是治疗哮喘最有效的方法。对于尘螨、花粉等无法避免的外源性过敏原，可给予减敏治疗。

(二)药物治疗

治疗哮喘药物因其均具有平喘作用，常称为平喘药。临床上根据它们作用的主要方面分类如下。

1. 支气管舒张药

此类药除主要作用为舒张支气管，也具有抗炎等某些作用。

(1)β_2受体激动剂：是控制哮喘急性发作症状的首选药物。长期应用可引起β_2受体功能下调，因而多不主张长期应用。常用的β_2受体激动剂有沙丁胺醇、特布他林和非诺特罗，属短效β_2受体激动剂，作用时间为4～6h。新一代长效β_2受体激动剂如丙卡特罗、沙美特罗和班布特罗作用时间达12～24h，适用于夜间哮喘。β_2受体激动剂的用药方法有定量吸入、口服或静脉注射，多用吸入给药。

(2)茶碱类：为目前治疗哮喘的有效药物，可口服和静脉用药，长效茶碱可控制夜间哮喘。

(3)抗胆碱药：吸入抗胆碱药有舒张支气管作用。与β_2受体激动剂联合吸入治疗使支气管舒张作用增强外持久，尤其适用于夜间哮喘及多痰的患者。可用 MDI 或用溶液持续雾化吸入。

2. 抗炎药

(1)糖皮质激素：由于哮喘的病理基础是慢性非特异性炎症，糖皮质激素是当前防治哮喘最有效的药物。主要作用机制是抑制炎症细胞的迁移和活化、抑制细胞因子的生成、抑制炎症介质的释放、增强平滑肌细胞β_2受体的反应性。可分为吸入(包括 MDI 或干粉剂)、口服和静脉用药。多主张吸入给药。

(2)色甘酸钠：为一种非甾体抗炎药。可部分抑制 IgE 介导的肥大细胞释放介质，对其他炎症细胞释放介质亦有选择性抑制作用。它能预防变应原引起的速发和迟发反应，以及运动和过度通气引起的气道收缩。可雾化吸入。

(3)其他药物：酮替酚和新一代组胺 H_1 受体拮抗剂阿司咪唑、曲尼斯特、氯雷他定对轻症哮喘和季节性哮喘可能有一定效果，也可用于对β_2受体激动剂有不良反应的患者或联合用药。

(4)LT 调节剂：LT 是哮喘发病过程中重要的炎症介质。它不仅能收缩气道平滑肌，且能促进炎症细胞在气道聚集及促进气道上皮、成纤维细胞等增殖，从而参与气道炎症和重构的过程。LT 拮抗剂有 5-脂氧酶抑制剂和半胱氨酰白三烯受体拮抗剂如扎鲁司特和孟鲁司特，可用于哮喘的预防和长期治疗。

(三)哮喘急性发作期的治疗

急性发作的治疗目的是尽快缓解气道阻塞、纠正低氧血症、恢复肺功能、预防进一步恶化或再次发作、防止并发症。一般根据病情的分度进行综合性治疗。

1. 轻度

吸入短效 β_2 受体激动剂如沙丁胺醇、特布他林。通过 MDI 或干粉剂吸入(200~400μg)后，通常 5~10min 即可见效，疗效维持 4~6h，可间断吸入。效果不佳时可加用口服 β_2 受体激动剂控释片或小量茶碱控释片(200mg/d)，夜间哮喘可以吸入长效 β_2 受体激动剂(如沙美特罗)或口服长效 β_2 受体激动剂(如班布特罗)。每日定时吸入糖皮质激素(200~60μg)或加用抗胆碱药，如异丙托溴铵气雾剂吸入。

2. 中度

规则吸入 β_2 受体激动剂或口服长效 β_2 受体激动剂。加用氨茶碱 0.25g，加入 10%葡萄糖注射液 40mL 中缓慢静脉注射。若仍不能缓解，加用抗胆碱药气雾剂吸入，或加用口服 LT 拮抗剂。同时加大糖皮质激素吸入剂量(>600μg/d)或口服糖皮质激素 60mg/d。

3. 重度至危重度

雾化吸入 β_2 受体激动剂，或静脉滴注沙丁胺醇或氨茶碱。雾化吸入抗胆碱药。静脉滴注糖皮质激素如琥珀酸氢化可的松 100~300mg/d。待病情得到控制和缓解后，再逐渐减量，改为口服给药。口服 LT 拮抗剂。注意补液量一般为 2500~3000mL，维持水、电解质平衡，纠正酸碱平衡；应用抗生素，预防下呼吸道感染；氧疗，如病情恶化、缺氧不能纠正时，进行机械通气。如有严重并发症如气胸、纵隔气肿，在切开引流气体后仍可机械通气。

(四)哮喘非急性发作期的治疗

一般哮喘经过急性期治疗后症状得到控制，但哮喘的慢性炎症病理生理改变仍然存在，因此必须制订哮喘的长期治疗方案。主要目的是防止哮喘再次急性发作。根据哮喘非急性发作期的病情评价，按病情不同程度选择合适的治疗方案。

1. 间歇至轻度

根据个体差异吸入 β_2 受体激动剂或口服 β_2 受体激动剂以控制症状。小剂量茶碱口服也能达到疗效。亦可考虑每日定量吸入小剂量糖皮质激素(≤20μg/d)。在运动或环境中对已知抗原接触前吸入 β_2 受体激动剂或色甘酸钠。

2. 中度

除按需吸入 β_2 受体激动剂，效果不佳时改用口服 β_2 受体激动剂的控释片，口服小剂量控释茶碱外，可加用 LT 拮抗剂口服。此外可加用抗胆碱药。每日定量吸入糖皮质激素(200~600μg/d)。

3. 重度

应规律吸入 β_2 受体激动剂或口服 β_2 受体激动剂或茶碱控释片，或 β_2 受体激动剂联用抗胆碱药或加用 LT 拮抗剂口服，每日吸入糖皮质激素量>600μg/d。若仍有症状，需规律口服泼尼松或泼尼松龙；长期服用者，尽可能将剂量维持于≤10mg/d。

以上方案为基本原则，但必须个体化，联合应用，以最小量、最简单的联合，不良反应最少，达到最佳控制症状为原则。每3～6个月对病情进行一次评估，然后再根据病情调整治疗方案，或升级或降级治疗。此期患者还可选用一些确有疗效的中药配合治疗，防止发作。

八、教育和管理

哮喘患者的教育与管理是提高疗效、减少复发、提高患者生活质量的重要措施。包括：①通过适当的治疗可以控制哮喘发作。②了解哮喘的诱发因素，避免诱因。③了解哮喘的本质和发病机制。④熟悉哮喘发作先兆表现及相应处理办法。⑤自行监测病情变化，掌握峰流速仪的使用方法，记录哮喘日记。⑥哮喘发作时进行简单的紧急自救。⑦了解常用平喘药物的作用、正确用量、用法、不良反应。⑧掌握正确的吸入技术（MDI或spacer用法）。⑨何时去医院就诊。⑩与医生共同制订出防止复发、保持长期稳定的方案。

哮喘管理成功的目标：①尽可能控制、消除有关症状，包括夜间症状。②预防、控制哮喘发作，使去医院就诊的次数达到最低限度。③使肺功能尽可能接近正常水平。④保证患者能参加正常活动，包括体育锻炼，将因病误工、误学时间减少到最低限度。⑤β_2受体激动剂用量最少，乃至不用也能控制病情。⑥任何药物不良反应减至最少（或无）。⑦预防发展为不可逆性气道阻塞。⑧预防患者发生猝死。

2006年改版的"全球哮喘防治创议"更是以哮喘的控制程度分级为哮喘治疗的依据，分为五步治疗法。哮喘患者可以参照其哮喘的控制分级表客观评价自己的哮喘治疗效果，同时争取哮喘早日达到控制级别。

九、预后

哮喘的转归和预后因人而异，通过正规的治疗可控制哮喘的症状，以达到哮喘的控制和临床治愈的目的。轻症容易临床治愈，病情重、气道反应性增高明显或伴有其他过敏性疾病者则不易控制。若反复发作，而并发COPD、肺源性心脏病，预后则不良。

第二节　支气管扩张

支气管扩张是一项解剖学定义，是指一支或多支近端支气管和中等大小支气管由于管壁肌肉和弹性支撑组织破坏所导致的扩张，可局限于一个肺叶或者弥漫至整个支气管树。支气管扩张症是指支气管及其周围肺组织的慢性炎症损坏管壁，以致支气管变形和管腔扩张，临床上多表现为慢性咳嗽、大量脓痰和反复咯血。

一、病因

在抗生素和疫苗问世前，支气管扩张症对患者发病和死亡的影响较现在严重得多。麻疹、百日咳、结核病和其他各种儿童呼吸道感染是导致支气管扩张症的诱发因素。随着免疫接种和强而有效的抗生素的应用，上述疾病在支气管扩张症发病中的作用显著减轻，但在发展中国家仍为主要诱因。虽然感染诱因减少，但患者常有一种或多种诱因存在。

(一)支气管阻塞

吸入异物(常见于儿童)、肿瘤阻塞或淋巴结压迫可导致反复的支气管感染,进而出现支气管扩张和破坏性改变,上述病变多为局灶性,而非弥漫性过程。这种因素造成的支气管扩张往往在吸入异物或造成吸入性损伤后数年才出现。阻塞本身并不导致支气管扩张,但它可以干扰支气管的黏液纤毛清除功能,促进感染的发生,加重疾病的进展。另一方面,支气管阻塞可以增加受累气道周围的肺泡内压力,促进支气管扩张的发生。

(二)感染和免疫系统异常

如前所提及的麻疹、百日咳、肺结核等,大多数支气管扩张症继发于儿童和青少年时期的支气管-肺感染,包括反复的病毒和支原体感染。由于此时期支气管尚未发育成熟,管腔较细,管壁相对薄弱,感染损伤管壁组织,尤其是平滑肌和弹性纤维受到破坏,使支气管弹性减弱,咳嗽时支气管管腔内压力增高以及在胸腔负压的持续牵引下,逐渐形成支气管扩张。过敏性支气管-肺曲菌病(ABPA)导致的支气管扩张往往是中心型支气管扩张。免疫系统缺陷也与支气管扩张有关,尤其是体液免疫缺陷时(如低γ球蛋白血症)。类风湿关节炎也可伴随支气管扩张,并因增加感染机会而使死亡率增高。

(三)先天性或遗传性因素

纤毛不动综合征患者的纤毛存在结构异常(动力臂缺失或变异),因而出现纤毛系统的运动异常。该疾病可能为常染色体隐性遗传。纤毛不运动可出现在机体多系统,如在生殖系统导致男性精子不活动而无生殖能力,女性的生殖能力也会降低;如在呼吸道,纤毛运动障碍导致呼吸道致病菌、有害颗粒清除功能的下降,出现反复鼻窦感染和支气管感染,进而导致慢性鼻窦炎和支气管扩张。还存在一些特殊类型的综合征如 Young 综合征,有 1/3~2/3 患者存在支气管扩张,该类患者常合并阻塞性无精症和慢性鼻窦-肺感染,黄指(趾)甲综合征主要表现为下肢淋巴水肿、复发性肺炎、支气管扩张和指(趾)甲变黄,肺部病变可能和感染-阻塞有关。Kartagener 综合征是纤毛不动综合征的一种亚型,除表现有支气管扩张和鼻窦炎外,还存在内脏转位。内脏转位可能在胚胎期内移行时出现。囊性纤维化的支气管扩张是外分泌腺功能障碍所致。叶间隔离肺是一种先天性的肺发育异常,肺内包含由体循环供血的一部分肺组织,与正常肺组织相连,并由同样胸膜包被,反复感染可导致支气管扩张。

二、病理和病理生理

支气管扩张主要累及中等大小支气管,也可累及比较远端的支气管。扩张的支气管可 4 倍于正常大小,其腔内常充满脓性分泌物。受累区域的周围气道常被阻塞。此外,黏稠的分泌物可减慢黏液纤毛系统的清除速度,炎症过程中多形核白细胞的蛋白溶解酶活性增加,可加剧组织破坏。还有证据表明脓性分泌物本身也含有大量蛋白酶(包括弹性蛋白酶、胶原酶和组织蛋白酶 G),也可能部分参与酶介导的组织蛋白降解。黏膜表面可有肿胀、炎症,常合并溃疡和坏死。肉芽组织形成可使支气管上皮内层发生改变,常根据这种改变的外观将其描述为"息肉状",纤毛柱状上皮被立方细胞或纤维组织所替代。

下叶最易受累,左肺多于右肺,其原因可能与远端支气管分叉角度和内径不同导致引流系统解剖学上的差异有关。左下叶支气管扩张几乎总会累及后基底段支气管,尖段很少受累。

根据放射线改变征象，支气管扩张随病情严重程度不同可分为 3 类。柱状或梭状扩张的支气管相对较直，内径增大不明显。静脉曲张状(串珠状)扩张的支气管呈典型扩张，不规则且呈现大疱状，末梢气道扭曲。支气管管腔可被纤维组织完全阻塞，远端气道逐渐由上皮覆盖，并充满液体。袋状或囊状扩张的支气管呈气球样，空腔内充满脓液，当其接近末梢支气管时称为囊泡，此类囊泡的出现提示肺段内支气管树被完全破坏和纤维化。较大的近端肺段支气管除有明显气道壁炎症和上皮内息肉样组织形成外，相对正常。囊状支气管扩张的形态学变化可能与支气管壁炎症波及附近支撑结构和肺实质，使其发生破坏和纤维化有关。支气管黏膜的息肉病变可部分阻塞囊状扩张的支气管近端，导致引流不畅，结果使近端区域被脓液充满、膨胀扩大。鳞状上皮化生常见于囊状支气管扩张，而在其他类型的支气管扩张则少见。

支气管扩张症呼吸功能的改变取决于病变的范围和性质。病变局限，呼吸功能测定可在正常范围，柱状扩张时对呼吸功能的影响较轻微；支气管囊状扩张病变范围广泛时，可并发阻塞性肺气肿及支气管周围纤维化，表现为以阻塞性为主的混合性通气障碍及低氧血症。病情进一步发展，肺毛细血管广泛破坏，肺循环阻力增加可并发肺源性心脏病，甚至心力衰竭。

三、临床表现

支气管扩张可发生于任何年龄，多数患者在童年期有麻疹、百日咳或支气管肺炎迁延不愈的病史，以后常有反复发作的呼吸道感染。症状也可能在若干年后才出现，症状的严重度和特点很大程度上取决于病变范围。多数患者有慢性咳嗽、咳痰，这是最具特征性和最常见的症状，但少数情况下患者初期症状不明显，随病情进展，咳嗽时痰量增多。典型的规律是晨起、傍晚和临睡时或体位变动时症状明显，痰的性质与支气管炎相似，并无特征性。少数病程较长者，痰量多，静置可分成 3 层：上层为泡沫状，中层为绿色且浑浊，底层为稠厚的脓液。咯血常见且可能是首发和唯一的主诉，咯血为毛细血管腐蚀，有时为支气管动脉和动脉吻合引起。若表现为反复咯血，平素无明显咳嗽、咳痰等呼吸道症状，健康状况良好，称为干性支气管扩张。晚期伴慢性支气管炎和肺气肿时，可有喘息、气促、其他呼吸功能不全及肺源性心脏病的表现。

早期支气管扩张可无异常体征。病情进展或继发感染时，病侧肺部可闻及固定性湿啰音，出现并发症时伴随相应体征。病程长、重者可有杵状指(趾)，全身营养状况较差。

四、诊断

除临床表现外，影像学诊断是确诊的必要条件。胸部 X 线检查早期表现为肺纹理增深增多、聚拢。疾病后期可显示沿支气管分布的卷发状阴影，或呈蜂窝状，伴有或不伴有液平面的囊性区，此为囊性支气管扩张的表现，有时也可表现为肺叶或肺段不张。过去曾以支气管造影术确定病变程度和范围，现已被胸部 HRCT(1~2mm 层厚)取代。典型的 CT 改变为扩张的支气管表现为"轨道征""戒指征"，即扩张支气管内腔直径大于邻近血管横断面1.5 倍以上，多个受累区域内的"葡萄串征"。由于肺实质的破坏，这些扩张的中等大小支气管几乎可延伸至胸膜。其他改变为支气管壁增厚、气道阻塞(表现为透亮度降低，如由于黏液嵌塞或气体陷闭)，有时尚有实变。X 线检查还可发现气管或支气管软骨及结缔组织的先天性异常。气管-支气管扩大病（mounier-kuhn 综合征）者，气管的宽度达正常的 2 倍以上。罕见的 Williams-Campbell 综合征患者段支气管远端软骨完全或部分缺如，在婴儿期即出现喘鸣和呼吸困难；支气管镜、CT 可显示受累支气管吸气时呈气囊状，呼气时萎缩。

痰涂片革兰染色检查、痰细菌培养及药敏试验可指导临床选择适合的抗菌药物。在结核性支气管扩张症或化脓性支气管扩张症抗菌药物治疗效果不佳时，应多次进行痰结核杆菌检查，以了解有无结核病重新活动或合并肺结核。

如病变为单侧或在近期内出现，应做纤维支气管镜检查以排除肿瘤、异物、支气管内膜结核或其他局限性支气管内异常，气管镜检查在这类患者中是必需的。肺功能往往提示阻塞性通气障碍，终末期患者 FVC 显著下降。

尚应检查有无相关病变，如囊性纤维化、免疫缺陷和先天性异常。这类检查对有症状的年轻患者及反复发生严重感染的患者尤为重要。如果 X 线显示支气管扩张主要位于肺尖或上叶，须考虑囊性纤维化病。合并胰腺功能障碍多见于儿童，在成人则不常见，而以肺部表现为突出。反复发生慢性鼻窦和肺部症状的男性不育者应考虑 Young 综合征。免疫球蛋白缺陷可通过检测血清 Ig 浓度来确定（如血清蛋白电泳显示低水平γ球蛋白，则需检测血清 IgG、IgA 和 IgM 水平。即使 IgG 或 IgA 总体水平正常，某些 IgG 亚型缺陷亦与鼻窦肺部感染相关，因此对原因不明的支气管扩张症应检测 IgG 亚型）。α_1-AT 缺陷偶可见于支气管扩张症，如α_1球蛋白值低则应考虑α_1-AT 缺陷，并可通过对流免疫电泳分型加以确定。黄指甲综合征系淋巴系统先天性发育不全所致，特点为指甲增厚、弯曲，呈黄灰色，以及原发性淋巴水肿，部分患者有渗出性胸腔积液和支气管扩张症。

变应性支气管肺曲菌病患者除常表现为支气管扩张外，对真菌（曲霉菌）抗原出现风团和红肿反应，血清 IgE 值升高，对烟曲菌或其他真菌的血清沉淀素值升高，常有血和痰嗜酸性粒细胞增高，结合临床症状可作出诊断。

五、治疗

积极防治呼吸道感染（尤其是幼年期）对预防支气管扩张的发生具有重要意义。治疗成功的关键在于保持呼吸道引流通畅和有效的抗菌药物治疗，控制感染。

保持呼吸道通畅可使用祛痰剂和（或）体位引流。后者有时比抗菌药物更为重要。方法是根据病变部位改变体位，使病肺处于高位，引流支气管开口向下，促使痰液顺支气管引流至气管而咳出。如病变在下叶的患者，可采取俯卧位，前胸靠床沿，双手撑地，头向下，进行深呼吸和咳嗽。

支气管扩张急性感染时患者往往咳嗽的痰量增加，并可合并发热等全身症状，此时需要应用抗生素治疗。铜绿假单胞菌和厌氧菌是支气管扩张症的常见病原体，而且容易在支气管病变处形成生物被膜，降低抗生素通透性，影响疗效且易导致耐药。在选择抗菌药物时应考虑这些因素，经验性抗菌治疗应覆盖假单胞菌。目前经研究证实，大环内酯类抗生素可抑制或破坏生物膜中的胞外多糖，增强抗生素对细菌的作用，故有协同作用。

支气管扩张的主要并发症包括咯血，大咯血患者可考虑做支气管动脉栓塞治疗。某些支气管扩张除内科治疗外，病变部位若局限，可行外科手术治疗。反复大咯血和感染，病变范围局限，经药物治疗不易控制，年龄在 40 岁以下，全身情况良好者，可根据病变范围做肺段或肺叶切除术，但同时必须合并使用强有力的抗菌治疗，以防感染播散。某些支气管扩张症晚期患者可行肺移植手术，手术的时机和指征同囊性纤维化。

第三节　慢性阻塞性肺疾病

慢性阻塞性肺疾病（chronic obstructive pulmonary disease，COPD）是常见的慢性呼吸系统疾病，患者数多，呈缓慢进行性发展，死亡率高，社会经济负担重，已成为一个重要的公共卫生问题。COPD 目前居全世界死亡原因的第 4 位。根据 WHO 发表的研究报告，至 2020 年 COPD 将成为世界疾病经济负担的第 5 位。近期对我国 7 个地区 20245 成年人群调查，COPD 患病率占 40 岁以上人群的 8.2%。

一、定义

COPD 是一种具有气流受限特征的可以预防和治疗的疾病。气流受限不完全可逆，呈进行性发展，与肺部对香烟烟雾等有害气体或有害颗粒的异常炎症反应有关。COPD 主要累及肺脏，但也可以引起全身的不良效应。

肺功能检查对确定气流受限有重要意义。在吸入支气管舒张剂后，$FEV_1/FVC < 70\%$ 表明存在气流受限，且不能完全逆转。慢性咳嗽、咳痰常先于气流受限许多年存在，但不是所有有咳嗽、咳痰症状的患者均会发展为 COPD。少数患者仅有不可逆气流受限改变而无慢性咳嗽、咳痰症状。

COPD 与慢性支气管炎、肺气肿密切相关。通常慢性支气管炎是指在除外慢性咳嗽的其他已知原因后患者每年咳嗽、咳痰 3 个月以上，并连续 2 年者。

肺气肿则指肺部终末细支气管远端气腔出现异常持久的扩张，并伴有肺泡壁和细支气管的破坏而无明显的肺纤维化。当慢性支气管炎、肺气肿患者肺功能检查出现气流受限且不能完全可逆时，则能诊断为 COPD。如患者只有"慢性支气管炎"和（或）"肺气肿"而无气流受限，则不能诊断为 COPD。

虽然支气管哮喘和 COPD 都是慢性气道炎症性疾病，但两者的发病机制不同，临床表现和治疗反应均有明显差异。支气管哮喘的气流受限具有显著可逆性，是其不同于 COPD 的重要特征。但是某些患者在患病过程中可能存在 COPD 合并支气管哮喘，表现为气流受限不完全可逆，从而使两种疾病难以区分。

此外，一些已知病因或具有特征病理表现的气流受限疾病如支气管扩张、肺囊性纤维化、弥漫性泛细支气管炎及闭塞性细支气管炎等均不属于 COPD。

二、危险因素

引起 COPD 的危险因素包括个体易感因素及环境因素两个方面，两者相互影响。

（一）个体因素

已知的遗传因素为 α_1 抗胰蛋白酶（α_1-AT）缺乏。重度 α_1-AT 缺乏与非吸烟者的肺气肿形成有关。在我国，α_1-AT 缺乏引起的肺气肿迄今尚未见正式报道。支气管哮喘和气道高反应性是 COPD 的危险因素，气道高反应性可能与机体某些基因、环境因素有关。

(二)环境因素

1. 吸烟

吸烟为 COPD 重要的发病因素。吸烟能使支气管上皮纤毛变短、不规则，纤毛运动发生障碍，降低局部抵抗力，削弱肺泡吞噬细胞的吞噬、灭菌作用，又能引起支气管痉挛，增加气道阻力。吸烟者肺功能的异常率较高，FEV_1 的年下降率较快，吸烟者死于 COPD 的较非吸烟者为多。被动吸烟也可能导致呼吸道症状及 COPD 的发生。孕期妇女吸烟可能会影响胎儿肺脏的生长及在子宫内的发育，并对胎儿免疫系统功能有一定影响。

2. 职业性粉尘和化学物质

职业性粉尘及化学物质(烟雾、过敏原、工业废气及室内空气污染等)的浓度过大或接触时间过久，均可导致与吸烟无关的 COPD 发生。接触某些特殊的物质、刺激性物质、有机粉尘及过敏原能使气道反应性增加。

3. 空气污染

化学气体如氯、氧化氮、二氧化硫等对支气管黏膜有刺激和细胞毒性作用。空气中的烟尘或二氧化硫明显增加时，COPD 急性发作显著增多。其他粉尘如二氧化硅、煤尘、棉尘、蔗尘等也刺激支气管黏膜，使气道清除功能遭受损害，为细菌入侵创造条件。烹调时产生的大量油烟和燃料产生的烟尘与 COPD 发病有关，生物燃料所产生的室内空气污染可能与吸烟有协同作用。

4. 感染

呼吸道感染是 COPD 发病和加剧的另一个重要因素。肺炎链球菌和流感嗜血杆菌可能为 COPD 急性发作的主要病原菌。病毒也对 COPD 的发生、发展起重要作用。儿童期重度呼吸道感染与成年时的肺功能降低、呼吸系统症状发生有关。

三、发病机制

COPD 的发病机制尚未完全明了。目前认为有以下几方面。

(一)炎症机制

COPD 以气道、肺实质和肺血管的慢性炎症为特征，在肺的不同部位有肺泡巨噬细胞、T 细胞(尤其是 CD_8^+)和中性粒细胞增加，部分有嗜酸性粒细胞增多。激活的炎症细胞释放多种介质，包括 LTB_4、IL-8、TNF-α等。这些介质能破坏肺的结构和(或)促进中性粒细胞炎症反应。吸入有害颗粒或气体可导致肺部炎症，吸烟能诱导炎症并直接损害肺脏。COPD 的各种危险因素都可产生类似的炎症过程，从而导致 COPD 的发生。

(二)蛋白酶和抗蛋白酶失衡

肺气肿是由于蛋白酶-抗蛋白酶系统失衡所致。蛋白酶可以消化弹性蛋白和肺泡壁上的其他蛋白结构，主要有中性粒细胞弹性酶(NE)、组织蛋白酶、基质金属蛋白酶(MMP)、颗粒酶及穿透因子等。抗蛋白酶系统能对抗蛋白酶的作用，其中最重要的是 a_1-AT、分泌型白细胞蛋白酶抑制剂(SLPI)、基质金属蛋白酶组织抑制剂(TIMP)。这一系统的失衡是造成吸烟相关的肺组织损伤和形成肺气肿的重要原因。

(三)氧化剂的作用

多项研究提示，吸烟和COPD患者的氧化应激增加。吸烟时烟雾中含有大量的氧化物，每口烟雾含 10^{16} 的氧化物，此类氧化物包括多聚苯氧自由基、半醌基因、醛环氧化物、过氧化物、氮氧化物、烯烃、H_2O_2 及 O_2 等，可使分子氧化，造成肺损伤。另外，吸烟者的吞噬细胞在一定条件下尚可释放更多的氧化物。氧化剂可以下列几种方式参与COPD的病理过程，包括损害血清蛋白酶抑制剂、加强弹性酶活性和增加黏液的分泌。此外，氧化剂还可活化转录因子 NF-κB，NF-κB可以协助转录其他炎症因子，包括 IL-8、TNF-α、诱导型 NO 合成酶和诱导型环氧化酶。氧化剂通过直接氧化作用于花生四烯酸而产生异前列腺素。COPD患者异前列腺素增加，对气道产生多种效应，包括支气管缩窄、增加血浆漏出和黏液过度分泌。

(四)自主神经系统功能紊乱

COPD患者存在自主神经系统的功能紊乱，迷走神经张力的增加与COPD患者气道狭窄及黏液过度分泌有着密切关系。胆碱能张力是COPD患者气道最主要的可逆成分。由于副交感神经节后纤维所释放的乙酰胆碱(Ach)是通过靶细胞上的 M 受体而发挥作用的，因此 COPD患者可能存在气道和肺组织 M 受体的数量或功能异常。COPD患者 M_2 受体比例降低，而 M_1 和 M_3 受体比例增加，正是这种亚型比例的变化在COPD的发病中起重要作用。

COPD患者气道胆碱能神经张力增高可能机制包括：①迷定神经反射增强使 Ach 的释放增加。②气道胆碱能神经末梢突触前膜上对 Ach 释放起反馈抑制作用的 M_2 受体功能异常，导致 Ach 释放增加。③抑制性非肾上腺素能非胆碱能神经功能障碍，减弱了拮抗 Ach 的作用。④基础迷走张力作用增强，COPD患者由于气道黏膜充血水肿，黏液腺肥大，黏液栓塞，导致管腔狭窄，再加上支气管平滑肌负荷减少，使迷走张力作用明显增强。

四、病理

(一)中央气道

在气管、支气管以及内径在 2mm 以上的细支气管，炎症细胞浸润表层上皮；黏液分泌腺增大和杯状细胞增多使黏液分泌增加。

(二)外周气道

内径<2mm 的小支气管和细支气管内，慢性炎症导致气道壁损伤和修复过程反复循环发生。修复过程导致气道壁结构重塑，胶原含量增加及瘢痕组织形成，这些病理改变造成气腔狭窄，引起固定性气道阻塞。

(三)肺实质

典型的肺实质破坏表现为小叶中央型肺气肿，涉及呼吸性细支气管的扩张和破坏。病情较轻时，这些破坏常发生于肺的上部区域，但病情发展，可弥漫分布于全肺，并有肺毛细血管床的破坏。由于遗传因素或炎症细胞、介质的作用，肺内源性蛋白酶和抗蛋白酶失衡，为肺气肿性肺破坏的主要机制，氧化作用和其他炎症后果也起作用。

(四)肺血管

肺血管的改变以血管壁的增厚为特征，这种增厚始于疾病的早期。内膜增厚是最早的结构改变，接着出现平滑肌增加和血管壁炎症细胞浸润。COPD 加重时，平滑肌、蛋白聚糖和胶原的增多进一步使血管壁增厚。

五、病理生理

COPD 特征性病理生理改变主要包括黏液高分泌、纤毛功能失调、气流受限、肺过度充气、气体交换异常、肺动脉高压、肺源性心脏病及全身的不良效应。黏液高分泌和纤毛功能失调导致慢性咳嗽及多痰，这些症状可出现在其他症状和病理生理异常发生之前。呼气气流受限是 COPD 病理生理改变的标志，是疾病诊断的关键，主要是由气道固定性阻塞及随之发生的气道阻力增加所致。肺泡附着的破坏使小气道维持开放的能力受损，但这在气流受限中所起的作用较小。

随着 COPD 的进展，外周气道阻塞、肺实质破坏及肺血管的异常等减少了肺气体交换容量，产生低氧血症，以后可出现高碳酸血症。

长期慢性缺氧可导致肺血管广泛收缩和肺动脉高压，常伴有血管内膜增生，某些血管发生纤维化和闭塞，造成肺循环的结构重组。COPD 晚期出现的肺动脉高压是 COPD 重要的心血管并发症，并进而引起慢性肺源性心脏病及右心力衰竭，提示预后不良。

COPD 可以导致全身不良效应，包括全身炎症和骨骼肌功能不良等方面。全身炎症表现为全身氧化负荷异常增高、循环血液中细胞因子浓度异常增高及炎症细胞异常活化等，骨骼肌功能不良表现为骨骼肌重量逐渐减轻等。COPD 的全身不良效应具有重要的临床意义，它可加剧患者的活动能力受限，生活质量下降，预后变差。

六、临床表现

(一)症状

1. 慢性咳嗽

通常为首发症状。初起咳嗽呈间歇性，早晨较重，以后早晚或整日均有咳嗽，但夜间咳嗽并不显著。少数患者咳嗽不伴咳痰，也有少数患者虽有明显气流受限，但无咳嗽症状。

2. 咳痰

咳嗽后通常咳少量黏液性痰，部分患者在清晨较多，合并感染时痰量增多，常有脓性痰。

3. 气短或呼吸困难

这是 COPD 的标志性症状，是使患者焦虑不安的主要原因，早期仅于劳力时出现，后逐渐加重，以致日常活动甚至休息时也感气短。

4. 喘息和胸闷

不是 COPD 的特异性症状。部分患者特别是重度患者有喘息，胸部紧闷感通常于劳力后发生，与呼吸费力、肋间肌等容性收缩有关。

5. 其他症状

晚期患者常有体重下降、食欲减退、精神抑郁和(或)焦虑等，合并感染时可咳血痰或咯血。

(二)病史特征

包括：①多有长期较大量吸烟史。②职业性或环境有害物质接触史。如较长期粉尘、烟雾、有害颗粒或有害气体接触史。③家族史。COPD有家族聚集倾向。④发病年龄及好发季节。多于中年以后发病，好发于秋、冬季节，常有反复呼吸道感染及急性加重史。随病情进展，急性加重愈渐频繁。⑤慢性肺源性心脏病史。COPD后期出现低氧血症和(或)高碳酸血症，可并发慢性肺源性心脏病和右心力衰竭。

(三)体征

COPD早期体征可不明显。随疾病进展，常有：①视诊及触诊：胸廓形态异常，包括桶状胸、前后径增大、剑突下胸骨下角(腹上角)增宽及腹部膨凸等；常见呼吸变浅，频率增快，辅助呼吸肌如斜角肌及胸锁乳突肌参加呼吸运动，重症可见胸腹矛盾运动；患者不时采用缩唇呼吸以增加呼出气量；呼吸困难加重时常采取前倾坐位；低氧血症者可出现黏膜及皮肤发绀，伴右心力衰竭者可见下肢水肿、肝脏增大。②叩诊：由于肺过度充气使心浊音界缩小，肺肝界降低，肺叩诊可呈过清音。③听诊：两肺呼吸音可减低，呼气延长，平静呼吸时可闻及干啰音，两肺底或其他肺野可闻及湿啰音；心音遥远，剑突部心音较清晰、响亮。

七、辅助检查

(一)肺功能检查

肺功能检查是判断气流受限增高且重复性好的客观指标，对COPD的诊断、严重度评价、疾病进展、预后及治疗反应等均有重要意义。

1.气流受限

以FEV_1和FEV_1/FVC降低来确定。FEV_1/FVC是COPD的一项敏感指标，可检出轻度气流受限。FEV_1占预计值的百分比是中重度气流受限的良好指标，其变异性小、易于操作。吸入支气管舒张剂后$FEV_1/FVC<70\%$者可确定为不能完全可逆的气流受限。PEF及最大呼气流量-容积曲线(MEFV)也可作为气流受限的参考指标，但COPD时PEF与FEV_1的相关性不够强，PEF有可能低估气流阻塞的程度。

2.肺过度充气

气流受限可导致肺过度充气，使TLC、FRC和RV增高，肺活量(VC)减低。TLC增加不及RV增加的程度大，故RV/TLC增高。

3.弥散功能

肺泡隔破坏及肺毛细血管床丧失可使弥散功能受损，一氧化碳弥散量(DL_{CO})降低，DL_{CO}/VA比单纯DL_{CO}更敏感。

4.深吸气量（LC）

为VC和补吸气量(IRV)之和，IC/TLC是反映肺过度膨胀的指标，它在反映COPD呼吸困难程度甚至COPD生存率上具有意义。

5.支气管舒张试验的意义

无论是用支气管舒张剂还是口服糖皮质激素进行支气管舒张试验，都不能预测患者对治疗的反应。患者在不同时间进行支气管舒张试验，其结果也可能不同。但在某些患者(如儿童时期有不典型哮喘、夜间咳嗽、喘息表现)则有一定意义。

（二）胸部 X 线检查

X 线检查对确定肺部并发症及与其他疾病（如肺间质纤维化、肺结核等）鉴别有重要意义。COPD 早期胸片可无明显变化，以后出现肺纹理增多、紊乱等非特征性改变。主要 X 线征为肺过度充气，即肺容积增大、胸腔前后径增长、肋骨走向变平、肺野透亮度增高、横膈位置低平、心脏悬垂狭长、肺门血管纹理呈残根状、肺野外周血符纹理纤细稀少等，有时可见肺大疱形成。并发肺动脉高压和肺源性心脏病时，除右心增大的 X 线征外，还可有肺动脉圆锥膨隆、肺门血管影扩大及右下肺动脉增宽等。

（三）胸部 CT 检查

CT 检查一般不作为常规检查，但当诊断有疑问时高分辨率 CT（HRCT）有助于鉴别诊断。另外，HRCT 对辨别小叶中央型或全小叶型肺气肿及确定肺大疱的大小和数量，有很高的敏感性和特异性，对预计肺大疱切除或外科减容手术等的效果有一定价值。

（四）血气检查

FEV_1＜40%预计值及具有呼吸衰竭或右心力衰竭临床征象者应做血气检查。血气异常首先表现为轻、中度低氧血症。随疾病进展，低氧血症逐渐加重，并出现高碳酸血症。呼吸衰竭的血气诊断标准为海平面吸空气时 PaO_2＜60mmHg，伴或不伴 $PaCO_2$ 增高（≥50mmHg）。

（五）其他检查

低氧血症，即 PaO_2＜55mmHg 时，血红蛋白及红细胞可增高，血细胞比容＞55%可诊断为红细胞增多症。并发感染时，痰涂片可见大量中性粒细胞，痰培养可检出各种病原菌，常见者为肺炎链球菌、流感嗜血杆菌、卡他莫拉菌、肺炎克雷伯杆菌等。

八、诊断和鉴别诊断

COPD 诊断应根据病史、危险因素接触史、体征及实验室检查等资料，综合分析确定。考虑 COPD 的主要症状为慢性咳嗽、咳痰和（或）呼吸困难及危险因素接触史，存在不完全可逆性气流受限是诊断 COPD 的必备条件。肺功能检查是诊断 COPD 的金标准。吸入支气管舒张剂后 FEV_1/FVC＜70%可确定为不完全可逆性气流受限。凡具有吸烟史和（或）环境职业污染接触史和（或）咳嗽、咳痰或呼吸困难史者均应进行肺功能检查。COPD 早期轻度气流受限时可有或无临床症状。胸部 X 线检查有助于确定肺过度充气的程度及与其他肺部疾病鉴别。

COPD 应与支气管哮喘、支气管扩张、充血性心力衰竭、肺结核、闭塞性细支气管炎及弥漫性泛细支气管炎等鉴别，与支气管哮喘的鉴别有时存在一定困难。COPD 多于中年后起病，哮喘则多在儿童或青少年期起病；COPD 症状缓慢进展，逐渐加重，哮喘则症状起伏大；COPD 多有长期吸烟史和（或）有害气体、颗粒接触史，哮喘则常伴过敏体质、过敏性鼻炎和（或）湿疹等，部分患者有哮喘家族史；COPD 时气流受限基本为不可逆性，哮喘时则多为可逆性。然而，部分病程长的哮喘患者已发生气道重塑，气流受限不能完全逆转；而少数 COPD 患者伴有气道高反应性，气流受限部分可逆。此时应根据临床及实验室所见全面分析，必要时做支气管激发试验、支气管舒张试验和（或）PEF 昼夜变异率来进行鉴别。在少部分患者中，两种疾病可重叠存在。

九、分级

(一)COPD 严重程度评估

需根据患者的症状、肺功能异常、是否存在并发症(呼吸衰竭、心力衰竭)等确定,其中反映气流受限程度的 FEV_1 下降有重要参考意义。根据肺功能将 COPD 严重度分为四级。

虽然 FEV_1%预计值对反映 COPD 严重程度、健康状况及病死率有用,但并不能完全反映 COPD 复杂的严重情况,因此除 FEV_1 外,已证明体质指数(BMI)和呼吸困难分级在预测 COPD 生存率方面有意义。

BMI 等于体重(kg)除以身高 $^2(m^2)$,若 BMI$<21kg/m^2$,患者的死亡率增加。

(二)功能性呼吸困难分级

可用呼吸困难量表来评价:0 级,除非剧烈活动,无明显呼吸困难;1 级,当快速行走和上坡时有气短;2 级,由于呼吸困难比同龄人步行得慢,或者以自己的速度在平地上行走需要停下来呼吸;3 级,平地步行 100m 或数分钟后需要停下来呼吸;4 级,明显的呼吸困难而不能离开房屋或者当穿脱衣服时呼吸困难。

如果将 BMI 作为营养状况指标,FEV_1 作为气流阻塞指标,呼吸困难分级作为症状的指标,再加上 6min 步行距离作为运动耐力的指标,将这四方面综合起来建立一个多因素分级系统(BODE),被认为可比 FEV_1 更好地反映 COPD 的预后。

(三)生活质量评估

广泛应用于评价 COPD 患者的病情严重程度、药物治疗的疗效、非药物治疗的疗效(如肺康复治疗、手术)和急性发作的影响等。生活质量的评估还可用于预测死亡风险,而与年龄、FEV_1 及 BMI 无关。常用的生活质量;评估方法有圣乔治问卷(SGRQ)和治疗结果研究(SF-36)等。

此外,患者的急性加重次数也可作为 COPD 严重程度的一项监测指标。

COPD 病程可分为急性加重期和稳定期。COPD 急性加重期是指在疾病过程中,患者短期内咳嗽、咳痰、气短和(或)喘息加重,痰量增多,呈脓性或黏液脓性,可伴发热等炎症明显加重的表现。稳定期则指患者咳嗽、咳痰、气短等症状稳定或症状轻微。

十、治疗

(一)COPD 稳定期治疗

1.治疗目的

COPD 呈进行性发展,在稳定期应根据具体病情严重程度安排计划性长期治疗,其目的为:①减轻症状,阻止病情发展。②缓解或阻止肺功能下降。③改善活动能力,提高生活质量。④降低病死率。

2.教育和管理

通过教育和管理可以提高患者及有关人员对 COPD 的认识和自身处理疾病的能力,更好地配合治疗和加强预防措施,减少反复加重,维持病情稳定,提高生活质量。主要内容包括:①教育与督促患者戒烟。②使患者了解 COPD 的病理生理与临床基础知识。③掌握一般和某些特殊的治疗方法。④学会自我控制病情的技巧,如腹式呼吸及缩唇呼吸锻炼等。

⑤了解赴医院就诊的时机。⑥社区医生定期随访管理。

3.控制职业性或环境污染

避免或防止粉尘、烟雾及有害气体吸入。

4.药物治疗

药物治疗用于预防和控制症状，减少急性加重的频率和严重程度，提高运动耐力和生活质量。根据疾病的严重程度，逐步增加治疗，如果没有出现明显的药物不良反应或病情恶化，应在同一水平维持长期的规律治疗。根据患者对治疗的反应及时调整治疗方案。

(1)支气管舒张剂：支气管舒张剂可松弛支气管平滑肌、扩张支气管、缓解气流受限，是控制 COPD 症状的主要治疗措施。短期按需应用可缓解症状，长期规则应用可预防和减轻症状，增加运动耐力，但不能使所有患者的 FEV_1 得到改善。与口服药物相比，吸入剂不良反应小，因此多首选吸入治疗。

主要的支气管舒张剂有β_2受体激动剂、抗胆碱药物及甲基黄嘌呤类，根据药物的作用及患者的治疗反应选用。不同作用机制与作用时间的药物联合可增强支气管舒张作用、减少不良反应。短效β_2受体激动剂与抗胆碱药异丙托溴铵联合应用与各自单用相比可使 FEV_1 获得较大与较持久的改善；β_2受体激动剂、抗胆碱药物和(或)茶碱联合应用，肺功能与健康状况可获进一步改善。①β_2受体激动剂：主要有沙丁胺醇、特布他林等，为短效定量雾化吸入剂，数分钟内开始起效，$15\sim30min$ 达到峰值，持续疗效 $4\sim5h$，每次剂量 $100\sim200\mu g$(每喷$100\mu g$)，24h 不超过 12 喷。主要用于缓解症状，按需使用。福莫特罗为长效定量吸入剂，作用持续 12h 以上。与短效β_2受体激动剂相比，维持作用时间更长。福莫特罗吸入后 $1\sim3min$起效，常用剂量为 $4.5\sim9\mu g$，每日 2 次。②抗胆碱药：主要有异丙托溴铵气雾剂，可阻断 M 胆碱受体。定量吸入时，开始作用时间比沙丁胺醇等短效β_2受体激动剂慢，但持续时间长，$30\sim90min$ 达最大效果，维持 $6\sim8h$，剂量为 $40\sim80\mu g$(每喷 $20\mu g$)，每日 $3\sim4$ 次。该药不良反应小，长期吸入可能改善 COPD 患者健康状况。噻托溴铵选择性作用于 M_1 和 M_3 受体，为长效抗胆碱药，作用长达 24h 以上，吸入剂量为 $18\mu g$，每日 1 次。长期吸入可增加 IC，减低呼气末肺容积，进而改善呼吸困难，提高运动耐力和生活质量，也可减少急性加重频率。③茶碱类药物：可解除气道平滑肌痉挛，广泛应用于 COPD 治疗。另外，还有改善心排血量、扩张全身和肺血管、增加水盐排出、兴奋中枢神经系统、改善呼吸肌功能以及某些抗炎作用等。但总的来看，在一般治疗量血浓度下，茶碱的其他多方面作用不突出。缓释型或控释型茶碱每日 1 次或 2 次口服可达稳定的血浆浓度，对 COPD 有一定效果。茶碱血浓度监测对估计疗效和不良反应有一定意义。血茶碱浓度>5mg/L 即有治疗作用；>15mg/L 对不良反应明显增加。吸烟、饮酒、服用抗惊厥药和利福平等可引起肝脏酶受损并缩短茶碱半衰期；老人、持续发热、心力衰竭和肝功能明显障碍者，同时应用西咪替丁、大环内酯类抗生素(红霉素等)、氟喹诺酮类药物(环丙沙星等)和口服避孕药等都可使茶碱血浓度增加。

(2)糖皮质激素：COPD 稳定期长期应用糖皮质激素吸入治疗并不能阻止其 FEV_1 的降低趋势。长期规律地吸入糖皮质激素较适用于 $FEV_1<50\%$预计值(Ⅲ级和Ⅳ级)且有临床症状以及反复加重的 COPD 患者。这一治疗可减少急性加重频率，改善生活质量。联合吸入糖皮质激素和β_2受体激动剂比各自单用效果好，目前已有布地奈德/福莫特罗、氟地卡松/沙

美特罗两种联合制剂。对 COPD 患者不推荐长期口服糖皮质激素治疗。

(3)其他药物。①祛痰药(黏液溶解剂)：COPD 气道内可产生大量黏液分泌物，可促使继发感染，并影响气道通畅，应用祛痰药似有利于气道引流通畅，改善通气，但除少数有黏痰患者获效外，总的来说效果并不十分确切。常用药物有盐酸氨溴索、乙酰半胱氨酸等。②抗氧化剂：COPD 气道炎症使氧化负荷加重，促使 COPD 的病理、生理变化。应用抗氧化剂如 N 乙酰半胱氨酸可降低疾病反复加重的频率。但目前尚缺乏长期、多中心临床研究结果，有待今后进行严格的临床研究考证。③免疫调节剂：对降低 COPD 急性加重严重程度可能具有一定作用。但尚未得到确证，不推荐作常规使用。④疫苗：流感疫苗可减少 COPD 患者的严重程度和死亡，可每年给予 1 次(秋季)或 2 次(秋、冬季)。它含有杀死的或活的无活性病毒，应每年根据预测的病毒种类制备。肺炎球菌疫苗含有 23 价肺炎球菌荚膜多糖，已在 COPD 患者中应用，但尚缺乏有力的临床观察资料。

5.氧疗

COPD 稳定期进行长期家庭氧疗对具有慢性呼吸衰竭的患者可提高生存率。对血流动力学、血液学特征、运动能力、肺生理和精神状态都会产生有益的影响。长期家庭氧疗应在Ⅳ级即极重度 COPD 患者中应用，具体指征是：①$PaO_2<55mmHg$ 或 $SaO_2\leq88\%$，有或没有高碳酸血症。②PaO_2 55～70mmHg 或 $SaO_2<89\%$，并有肺动脉高压、心力衰竭水肿或红细胞增多症(血细胞比容>55%)。长期低流量氧疗一般是经鼻导管吸入氧气，流量 1.0～2.0L/min，吸氧持续时间>15h/d。长期氧疗的目的是使患者在海平面水平、静息状态下达到 $PaO_2>60mmHg$ 和(或)使 SaO_2 升至 90%，这样才可维持重要器官的功能，保证周围组织的氧供。

6.康复治疗

康复治疗可以使进行性气流受限、严重呼吸困难而很少活动的患者改善活动能力、提高生活质量，是 COPD 患者一项重要的治疗措施。它包括呼吸生理治疗、肌肉训练、营养支持、精神治疗与教育等多方面措施。在呼吸生理治疗方面包括帮助患者咳嗽，用力呼气以促进分泌物清除；使患者放松，进行缩唇呼吸以及避免快速浅表的呼吸以帮助克服急性呼吸困难等措施。在肌肉训练方面有全身性运动与呼吸肌锻炼，前者包括步行、登楼梯、踏车等，后者有腹式呼吸锻炼等。在营养支持方面，应要求达到理想的体重；同时避免过高碳水化合物饮食和过高热量摄入，以免产生过多 CO_2。

7.外科治疗

(1)肺大疱切除术：在有指征的患者，术后可减轻患者呼吸困难的程度并使肺功能得到改善。术前胸部 CT 检查、动脉血气分析及全面评价呼吸功能对于决定是否手术是非常重要的。

(2)肺减容术：主要适用于上叶明显非均质肺气肿，康复训练后运动能力仍低的一部分患者，但费用高，属于实验性姑息性；外科的一种手术，不建议推广应用。

(3)肺移植术：对于选择合适的 COPD 晚期患者，肺移植术可改善生活质量、改善肺功能，但技术要求高、花费大，很难推广应用。

(二)COPD 急性加重期的治疗

1.确定原因

引起 COPD 加重的最常见原因是气管-支气管感染。部分患者加重的原因尚难确定。肺炎、充血性心力衰竭、气胸、胸腔积液、肺血栓栓塞症、心律失常等可引起与 COPD 加重类似的症状。

2.诊断和严重性评价

COPD 加重的主要症状是气促加重，常伴有喘息、胸闷、咳嗽加剧、痰液颜色和(或)黏度改变以及发热等。此外，亦可出现全身不适、失眠、嗜睡、疲乏、抑郁和精神紊乱等症状。当患者出现运动耐力下降、发热和(或)胸部 X 线影像异常时可能为 COPD 加重的征兆。痰量增加及出现脓性痰常提示细菌感染。

与加重前的病史、症状、体格检查、肺功能测定、动脉血气检测和其他实验室检查指标进行比较，对判断 COPD 加重的严重性甚为重要。应注意了解本次病情加重或新症状出现的时间，气促、咳嗽的严重度和频度，痰量和颜色，日常活动的受限程度，是否曾出现水肿及水肿持续时间，既往加重情况、有无住院治疗及目前的治疗方案等，本次加重期肺功能和动脉血气结果与既往对比可提供非常重要的信息，这些指标的急性改变较其绝对值更为重要。对于严重 COPD 患者，神志变化是病情恶化的最重要指标，一旦出现需及时送医院诊治。是否出现辅助呼吸肌参与呼吸运动、胸腹矛盾呼吸、发绀、外周水肿、右心力衰竭、血流动力学不稳定等征象亦可有助于判定 COPD 加重的严重程度。

(1)肺功能测定：加重期患者，常难以满意地进行肺功能检查。$FEV_1 < 1L$ 可提示严重发作。

(2)动脉血气分析：在海平面呼吸空气条件下，$PaO_2 < 60mmHg$ 和(或)$SaO_2 < 90\%$，提示呼吸衰竭。如果 $PaO_2 < 50mmHg$，$PaCO_2 > 70mmHg$，$pH < 7.30$，提示病情危重，需加严密监护或住 ICU 治疗。

(3)其他检查：胸片有助于 COPD 加重与其他具有类似症状的疾病鉴别。心电图对右心室肥厚、心律失常及心肌缺血诊断有帮助。螺旋 CT 扫描和血管造影，或辅以血浆 D-二聚体检测是诊断 COPD 合并肺栓塞的主要手段，但核素通气/灌注扫描在此诊断价值不大。低血压和(或)高流量吸氧后 PaO_2 不能升至 60mmHg 以上也提示肺栓塞可能。如果高度怀疑合并肺栓塞，需同时处理 COPD 加重和肺栓塞。

血红细胞计数及血细胞比容有助于了解红细胞增多症或出血。部分患者血白细胞计数可增高和(或)出现中性粒细胞核左移可为气道感染提供佐证，但通常白细胞并无明显改变。肺炎链球菌、流感嗜血杆菌及卡他莫拉菌是 COPD 加重最普通的病原菌。若患者对初始抗生素反应不佳，应进行痰培养及细菌药敏试验指导临床治疗。血液生化检查有助于确定引起 COPD 加重的其他因素，如电解质紊乱(低钠血症、低钾血症和低氯血症)、糖尿病危象或营养不良(低白蛋白)等，并可发现合并存在的代谢性酸碱失衡。

3.治疗

(1)COPD 急性加重早期、病情较轻的患者：可在院外治疗，但需特别注意病情变化，及时决定送医院治疗的时机。

COPD 加重期的院外治疗包括适当增加以往所用支气管舒张剂的量及频度。若未曾使用抗胆碱药物，可以加用，直至病情缓解。对更严重的患者，可给予数日较大剂量的雾化治疗。如沙丁胺醇 2500μg、异丙托溴铵 500μg 或沙丁胺醇 1000μg 加异丙托溴铵 250～500μg 雾化吸入，每日 2～4 次。

全身使用糖皮质激素对加重期治疗有益，可能加快病情缓解和肺功能恢复。如果患者的基础 $FEV_1 < 50\%$ 预计值，除支气管舒张剂外可考虑加用糖皮质激素，如口服泼尼松龙每日 30～40mg，连用 7～10d。也可糖皮质激素联合长效 β_2 受体激动剂吸入治疗。

COPD 症状加重，特别是痰量增加并呈脓性，应给予抗生素治疗。需依据患者的肺功能及常见病原菌，结合患者所在地区致病菌和耐药流行情况选择敏感抗生素。

(2)COPD 急性加重且病情严重者。①COPD 急性加重到医院就诊或住院进行治疗的指征：a.症状显著加剧，如突然出现的静息状态下呼吸困难。b.出现新的体征(如发绀、外周水肿)。c.原有治疗方案失败。d.有严重的伴随疾病。e.新近发生的心律失常。f.诊断不明确。g.高龄患者的 COPD 急性加重。h.院外治疗不力或条件欠佳。②COPD 急性加重收入 ICU 的指征：a.严重呼吸困难且对初始治疗反应不佳。b.精神障碍、嗜睡、昏迷。c.经氧疗和无创正压通气(NIPPV)后，低氧血症($PaO_2 < 50mmHg$)仍持续或呈进行性恶化，和(或)高碳酸血症($PaCO_2 > 70mmHg$)严重或恶化，和(或)呼吸性酸中毒($pH < 7.30$)无缓解甚至恶化。③COPD 急性加重期住院患者的处理方案：a.根据症状、血气、胸片等：评估病情的严重程度。b.控制性氧疗：氧疗是 COPD 加重期患者住院的基础治疗。无严重并发症的 COPD 加重期患者氧疗后较容易达到满意的氧合水平($PaO_2 > 60mmHg$ 或 $SaO_2 > 90\%$)，但有可能发生潜在的 CO_2 潴留。给氧途径包括鼻导管或 Venturi 面罩，其中 Venturi 面罩更能精确地调节吸入氧浓度，氧疗 30min 后应复查动脉血气以确认氧合满意而未引起 CO_2 潴留或酸中毒。控制性氧疗并于 30min 后复查血气。c.应用支气管舒张剂：增加剂量或频度；联合应用 β_2 受体激动剂和抗胆碱能药物；使用贮雾器或气动雾化器；考虑静脉加用茶碱类药物。d.口服或静脉加用糖皮质激素：COPD 加重期住院的患者宜在应用支气管舒张剂的基础上口服或静脉滴注糖皮质激素，激素的剂量要权衡疗效和安全性。建议口服泼尼松 30～40mg/d，连续 7～10d 后逐渐减量。也可以静脉给予甲泼尼龙 40mg，每日 1 次，3～5d 后改口服。延长给药时间不能增加疗效，反而会使不良反应增加。e.细菌感染：是 COPD 急性加重的重要原因，应密切观察细菌感染征象，积极、合理地使用抗生素。要注意的是，抗菌药物应尽可能将细菌负荷降低到最低水平，以延长 COPD 急性加重的时间间隔。长期应用广谱抗生素和糖皮质激素易并发深部真菌感染，应密切观察真菌感染的临床征象并采用防治真菌感染措施。f.应用机械通气：COPD 急性加重期患者应用 NIPPV 可以降低 $PaCO_2$，减轻呼吸困难，从而降低气管插管和有创机械通气的使用，缩短住院天数，降低患者的病死率。使用 NIPPV 要注意掌握合理的操作方法，避免漏气，从低压力开始逐渐增加辅助吸气压和采用有利于降低 $PaCO_2$ 的方法，从而提高 NIPPV 的效果。如在积极药物治疗的条件下，患者呼吸衰竭仍进行性恶化，出现危及生命的酸碱异常和(或)神志改变时宜用有创性机械通气治疗。有创性机械通气在 COPD 加重期应用指征：a.严重呼吸困难，辅助呼吸肌参与呼吸，并出现胸腹矛盾呼吸。b.呼吸频率 > 35 次/分钟。c.危及生命的低氧血症($PaO_2 < 40mmHg$ 或 $PaO_2/FiO_2 < 200mmHg$)。

d.严重的呼吸性酸中毒(pH＜7.25)及高碳酸血症。e.呼吸抑制或停止。f.嗜睡，神志障碍。g.严重心血管系统并发症(低血压、休克、心力衰竭)。h.其他并发症(代谢紊乱、脓毒血症、肺炎、肺血栓栓塞症、气压伤、大量胸腔积液)。i. NIPPV 失败或存在 NIPPV 的排除指征。在决定终末期 COPD 患者是否使用机械通气时还需充分考虑到病情好转的可能性、患者自身意愿及强化治疗的条件。使用最广泛的 3 种通气模式包括辅助-控制通气(A-CMV)、压力支持通气(PSV)或同步间歇强制通气(SIMV)与 PSV 联合模式(SIMV+PSV)。因 COPD 患者广泛存在内源性呼气末正压通气(PEEPi)，为减少因 PEEPi 所致吸气功耗增加和人机不协调，可常规加用一适度水平(为 PEEPi 的 70%～80%)的外源性呼气末正压通气(PEEP)。COPD 患者的撤机可能会遇到困难，需设计和实施一周密的方案。NIPPV 已被用于帮助早期脱机，初步取得了良好效果。

其他住院治疗措施：在出入液量和血电解质监测下适当补充液体和电解质；注意补充营养，对不能进食者需经胃肠补充要素饮食或予静脉高营养；对卧床、红细胞增多症或脱水的患者，无论是否有血栓栓塞性疾病史，均需考虑使用肝素或低分子量肝素；积极排痰治疗(如用刺激咳嗽、叩击胸部、体位引流等方法)；识别并治疗伴随疾病(冠心病、糖尿病等)及并发症(休克、弥散性血管内凝血、上消化道出血、肾功能不全等)。

第四节　肺炎

一、定义

肺炎指肺实质和间质的急性感染性炎症，可按解剖学、病因学和发病地点分类。

(一)解剖学分类

根据胸部 X 线表现推断病灶的解剖定位分为：①大叶性肺炎，肺叶或肺段实变。②小叶性肺炎，细支气管、终末细支气管和肺泡炎症。③间质性肺炎，主要累及肺间质，包括支气管壁、支气管周围间质组织和肺泡壁。属非病因学诊断，已较少采用。

(二)病因学分类

细菌、病毒、非典型病原体(支原体、衣原体、嗜肺军团菌)、真菌、立克次体和原虫等感染病因和过敏性、化学性、放射性、药物性、结缔组织病肺部表现等非感染性病因。按病因学诊断命名，如肺炎链球菌肺炎、金黄色葡萄球菌(简称金葡菌)肺炎等，对指导诊断和治疗有很大价值，但病原菌检出阳性率不高(＜50%)，因此在实际应用中受到影响。

(三)按发病地点分类

包括社区获得性肺炎(community acquired pneumonia，CAP)和医院获得性肺炎(hospital acquired pneumonia，HAP)亦称医院内肺炎(nosocomical pneumonia，NP)两大类。CAP 指在院外(社区)罹患的感染性肺炎，包括具有明确潜伏期的病原体感染及在入院后平均潜伏期内发病的肺炎。HAP 指在入院时不存在，也不处于潜伏期，而于入院 48h 后在医院发生的肺炎。应用呼吸机进行机械通气治疗，48～72h 后发生的肺炎为呼吸机相关肺炎(VAP)，亦属于 HAP。任何肺炎患者发病前 90d 内曾在急诊、病房住院＞2d，长期居住于护理院或长期使用医疗设施,发病前30d内应用过静脉给药(抗生素、抗肿瘤化疗药等)、创伤处理或血液透析,称为健康护理相关肺炎(health care acquired pneumonia,HCAP),亦属于HAP。CAP、HAP(VAP、HCAP)病原菌流行病学分布的不同,临床医生可根据发病地点初步判断病原菌。作为选择初始经验抗生素治疗的选择依据。该分类方法已为各国有关肺炎的诊断和治疗指南普遍采用。

二、病因

包括多种致病原,病原谱因不同地区、时间和临床具体情况而异。

(一)CAP

1.CAP的病原体以细菌性为最多见

Batlett等(1995年)报道肺炎链球菌占20%～60%,流感嗜血杆菌占3%～10%,金黄色葡萄球菌占3%～5%,革兰阴性杆菌占3%～10%,其他细菌占3%～5%,军团菌属占2%～8%,肺炎支原体占1%～5%,肺炎衣原体占4%～6%,呼吸道病毒占2%～15%。近年中国曾进行CAP的病因学调查,如"中国城市成人社区获得性肺炎病原谱及预后流行病学调查",肺炎链球菌占27.5%,流感嗜血杆菌占22.9%,副流感嗜血杆菌占14.1%,肺炎克雷伯杆菌占10.4%,金黄色葡萄球菌占5.2%,铜绿假单胞菌占4.6%,卡他莫拉菌占3.4%,血清学检查肺炎支原体阳性率为38.9%,肺炎衣原体占11.3%,嗜肺军团菌占4%,细菌性和非典型病原体(肺炎支原体、肺炎衣原体)混合感染发生率高,分别达30.7%和32.2%。

2.CAP病原体受病情严重度及机体因素影响

如青壮年病情较轻、无基础疾病者常见肺炎链球菌、流感嗜血杆菌、肺炎支原体、肺炎衣原体和呼吸道病毒等。60岁以上、病情较重、有基础疾病及住院治疗者,除上述病原体外,尚有革兰阴性杆菌、军团菌属、金黄色葡萄球菌和厌氧菌感染,且混合感染发生率亦较高。慢性阻塞性肺疾病(COPD)和吸烟者常见致病菌为肺炎链球菌、流感嗜血杆菌、嗜肺军团菌。老年护理院居民肺炎的常见致病菌为肺炎链球菌、革兰阴性杆菌、流感嗜血杆菌、金黄色葡萄球菌、肺炎衣原体、厌氧菌和结核杆菌。支气管扩张症患者肺炎的常见致病菌为铜绿假单胞菌、金黄色葡萄球菌、曲霉菌、鸟复合分枝杆菌。近期应用抗菌药物者肺炎的常见病原体为耐药肺炎链球菌和耐药铜绿假单胞菌。

3.肺炎病原菌耐药性逐渐增高

据一项肺炎链球菌对青霉素耐药的连续监测,耐药率自5%(1979～1987年)升高至35%(1997～1998年),对阿奇霉素的耐药率亦自21.2%(1998年)升高至23.4%(2000年)。又据"中国城市成人社区获得性肺炎病原谱及预后流行病学调查",肺炎链球菌对青霉素的耐药率为30.7%,对红霉素耐药率则高达64.8%。

(二)HAP

病原体以革兰阴性杆菌为多见,某医院(2004年)院内感染革兰阴性杆菌占60.7%(如大肠埃希菌、铜绿假单胞菌、肺炎克雷伯杆菌、鲍曼不动杆菌、嗜麦芽窄食单胞菌、阴沟肠杆菌和奇异变形杆菌等)。而革兰阳性球菌占39.3%(如金黄色葡萄球菌、表皮葡萄球菌、粪肠球菌、溶血性葡萄球菌、屎肠球菌等)。有学者报道HAP感染大肠埃希菌占23.6%,肺炎克雷伯杆菌占 18.3%，铜绿假单胞菌占 16.5%，肠杆菌属占 9.3%，不动杆菌属占 13.3%，枸橼酸杆菌属占 1.6%，其他占 17.4%。

病原体分布受发病时间影响，早期 HAP 主要病原体为肺炎链球菌和流感嗜血杆菌等抗生素敏感菌；中期 HAP 主要病原体为耐甲氧西林金黄色葡萄球菌(MRSA)、肠杆菌属肺炎克雷伯杆菌、大肠埃希菌、铜绿假单胞菌和不动杆菌属等抗生素耐药菌；晚期 HAP 主要病原体为铜绿假单胞菌、不动杆菌属和嗜麦芽窄食假单胞菌等多重耐药菌(MDR)，且混合性感染发生率亦高。

病原菌和耐药菌分布亦受不同地区、机体状况及前期应用抗生素、免疫抑制剂等情况影响，应定期监测。

三、流行状况

肺炎是常见病，以冬季发病为高峰，美国每年肺炎患者＞400 万人，其中需住院者 80 万～100 万人。CAP 的住院率为 258/10 万人口，而年龄≥65 岁者则高达 962/10 万人口。英国每年 CAP 住院者占人群的 0.1%。CAP 死亡率为 2%，但重症肺炎病死率可高达 80%，高龄及合并慢性基础疾病者病死率高。

HAP 是美国第二常见医院获得性感染，发生率为 0.5%～1.0%，住 ICU 者发病率为 15%～20%，接受机械通气治疗者发生率增加 6～10 倍，机械通气时间延长者 VAP 发生率明显增高，病死率高达 30%～70%，患者亦可死于基础疾病的加重和恶化。

四、发病机制

肺炎的发生、发展与机体防御功能、致病菌的毒力相关。

(一)病原体到达肺部途径

1. 吸入

为最常见途径：①吸入口咽部寄殖的病原菌，如肺炎链球菌和流感嗜血杆菌。②吸入悬浮空气中的含菌气溶胶微粒(0.5～1μm)，如嗜肺军团菌、结核分枝杆菌和病毒。③误吸大量咽喉分泌物、胃食管反流液等，如革兰阴性杆菌和厌氧菌。

2. 血源播散

病原菌自体内各处感染病灶，经血液循环播散至肺部，各种导管感染亦常引起血源性肺部感染。

3. 其他

邻近脏器感染灶如纵隔脓肿、肝脓肿，可直接蔓延至肺部。此外，胸壁创伤等可直接导致肺部感染。

(二)防御机制

呼吸道机械清除功能如咳嗽反射、黏液纤毛机械和免疫清除功能，具有重要防御作用。吸烟和呼吸道疾病(如 COPD、支气管扩张症等)引起局部清除和免疫功能减弱，导致反复呼吸道感染。各种病原体如呼吸道病毒、肺炎支原体和衣原体等使纤毛上皮破坏、脱落，以及抑制纤毛活动，直接破坏呼吸道黏液纤毛的清除功能。

全身和呼吸道免疫防御功能减弱是引起肺炎和导致病情严重的重要原因，如高龄、基础疾病、低γ球蛋白血症、HIV 感染及长期应用糖皮质激素、其他免疫抑制剂者，肺泡巨噬细胞吞噬功能减弱，分泌细胞因子和趋化因子(如 TNF-α、IL-8)等功能亦减弱。各种病原体如肺炎链球菌和嗜肺菌团军亦抑制吞噬细胞功能。呼吸道分泌性免疫球蛋白 A(sIgA)和纤维连接蛋白，以及表面活性蛋白 A、表面活性蛋白 D 分泌功能减弱，均有利于病原体繁殖。TNF-α 基因多态性与肺炎预后相关，如 TNF-α238GA 基因型是肺炎死亡的独立危险因素，而淋巴毒素α（LTa）+250AA 基因型是感染性休克的危险因素。

(三)环境因素

HAP 和 VAP 的发生与内外环境的污染有关，如医疗护理器械和操作，尤其是侵袭性呼吸器械(气道导管、呼吸机等)和医务人员手消毒不严格，病室内空气或用水污染。HAP 和 VAP 的主要发病机制为口咽部和胃肠道定植菌侵入肺部，患者因咳嗽和吞咽反射减弱，插管(气管、鼻胃插管)促使口咽部分泌物吸入。尤其经气管插管行机械通气治疗者，呼吸道黏液纤毛清除功能减弱和分泌物潴留、堵塞，以及插管气囊周围污染分泌物的吸入。应用 H_2 受体拮抗剂预防应激性溃疡或肠道营养，使胃液 pH 增高，有利于胃内定植菌大量繁殖，通过胃食管反流至咽部，继而吸入肺部。此外，炎症、休克、化疗使肠壁发生缺血损伤，黏膜完整性受损，肠道内细菌易位，达到区域淋巴结，进入门静脉系统而到肺部引起肺炎。长期留置静脉导管、泌尿道插管及其他导管亦可将局部感染的病菌通过血行播散而达到肺部。

五、临床表现

典型表现为起病急，畏寒、发热、头痛、乏力等全身症状，以及咳嗽、咳痰、胸闷、胸痛等呼吸道症状，严重者有气促、心动过速、低血压和低氧血症。胸部体检，病变部位触觉语颤减弱或增强，叩诊为浊音或实音，听诊闻肺泡呼吸音减弱或管样呼吸音，并有干、湿啰音，累及胸膜时可闻胸膜摩擦音。但病变早期或轻度时可无异常体征。起病前亦可能有受凉、劳累或有前驱症状如鼻塞、流涕、咽痛和干咳等。

高龄、体弱或有慢性基础病者临床表现不典型，可无高热等急性症状，仅表现为精神萎靡、嗜睡、不思饮食等神经精神系统和消化系统症状。COPD 和慢性心脏功能障碍者表现为 COPD 病情加重(咳嗽、咳痰和气促加剧)或心力衰竭(喘促、水肿和尿少)。

六、辅助检查

(一)胸部 X 线和 CT 检查

疑肺炎者应行胸部 X 线正、侧位检查，了解病变部位、范围、性质。若首次胸部 X 线检查未发现异常，但临床表现仍高度怀疑肺炎，则 24~48h 后重复胸部 X 线检查，或即进行胸部 CT 检查，能更清晰地显示病变，并更好地观察纵隔、肺门、膈肌及肺组织受覆盖的其他部位。

胸部 X 线表现为局限性或弥漫性浸润或实变影，呈小片状、结节状或大片融合，密度不均、边缘模糊。

X 线表现不能直接提供病原学诊断依据，但是某些 X 线影像可能为病原学诊断提供参考线索，如节段性或大叶性实变影，以肺炎链球菌肺炎可能较大；而炎症病灶内有空洞和液平面，则以金黄色葡萄球菌、肺炎克雷伯杆菌和厌氧菌肺炎可能最大；金黄色葡萄球菌肺炎

除表现单个或多个 脓肿空洞外，亦常有肺大疱表现；此外，肺部病变呈弥漫性间质性浸润则以支原体、衣原体、嗜肺军团菌肺炎可能较大，各种呼吸道病毒性肺炎亦表现为迅速发展的弥漫性间质性阴影。但确切的诊断需根据进一步病原学检查。

(二)血常规检查

外周血白细胞总数通常增高($>10×10^9$/L)，尤以中性粒细胞增高为主($\geq80\%$)，可出现中毒颗粒或核左移，但支原体等非典型病原菌感染时白细胞计数可无变化或仅轻度升高。此外，高龄、体弱及免疫抑制者白细胞计数亦可不升高，外周血白细胞总数过高($>30×10^9$/L)或过低($3×10^9$/L)表示病情严重。

(三)生化检查

C 反应蛋白增加可作为感染的辅助诊断和疗效判断。重症肺炎患者可能累及多脏器，应进行血电解质、肝功能、肾功能检查和动脉血气分析。

(四)病原学检查

1.细菌学检查

痰涂片染色、培养及药敏试验对确诊肺炎和指导治疗有重要作用。但是痰检阳性率不高，且不能及时得到检验结果，因此并不强调对所有门诊 CAP 患者均进行痰培养和药敏试验。但若怀疑某些特定菌感染如结核杆菌、真菌、肺孢子菌或嗜肺军团菌等，或怀疑耐药菌感染时，则应及时进行细菌学检查及药敏检测。

为提高痰检阳性率，除首次应在应用抗生素前采取标本外，送验痰标本的质量亦至关重要，应指导患者事前漱口，用力咳出下呼吸道分泌物，置于无菌容器内并立即送检。痰液涂片染色检查可作为筛选合格痰液标本，并初步判断病原菌，要求在镜检时每低倍视野鳞状上皮细胞<10 个、白细胞≥25 个；若在涂片染色条件良好时显示单个占优势菌，尤其在细胞内如革兰染色阳性荚膜球菌(肺炎链球菌)，可考虑为致病菌。但涂片染色检查价值仍多争议。

由于痰检标本易受上呼吸道寄殖菌污染，以及部分患者不能有效咳出痰液，应根据病情需要采用侵袭性收集呼吸道分泌物标本的措施，如经纤维支气管镜结合防污染毛刷或支气管肺泡灌 洗收集标本，甚至经纤维支气管镜肺活检、经胸壁穿刺肺活检或开胸肺活检采集标本。侵袭性检查可能发生多种并发症，因此应权衡利弊。痰培养和药敏试验结果应由医生结合临床资料判断和解释。半定量培养结果对区分污染菌和致病菌有一定参考价值，如细菌数量$>10^7$CFU/mL 多为感染致病菌；$10^5\sim10^6$CFU/mL 为可疑污染或致病因，须重复培养；$\leq10^4$CFU/mL 则属污染菌。无污染标本(如胸液和血液)的培养结果亦需结合临床判断。

2.免疫学检查

血清学检查包括补体结合试验、IFA、ELISA，对诊断肺炎支原体、肺炎衣原体、嗜肺军团菌、流感病毒、副流感病毒、腺病毒等有一定帮助。IgM 抗体滴度升高或恢复期 IgA 抗体滴度较急性期有 4 倍或以上升高有诊断价值，多用于回顾性诊断或流行病学调查。抗原的多克隆抗体反应影响其诊断的特异性。ELISA 法检测尿液嗜肺军团菌血清型 I 抗原已作为常用诊断方法。

3. PCR 检查

DNA 或 RNA 扩增技术用于如嗜肺军团菌、肺炎支原体、肺炎衣原体等分离培养困难或结核分枝杆菌等培养生长时间长的病原体的诊断，具快速和敏感的优点，但须注意操作过程避免污染而影响结果。

七、诊断

包括临床诊断、病因学诊断、鉴别诊断和病情严重度判断等内容。

1. 根据临床表现及胸部 X 线表现

结合外周血白细胞计数升高，可初步诊断为肺炎，但需与肺结核、肺癌及非感染性间质性肺疾病等做鉴别，CAP 的临床诊断依据为：①新近出现的咳嗽、咳痰，或原有呼吸道疾病症状加重，并出现脓性痰；伴或不伴胸痛。②发热。③肺实变体征和(或)湿啰音。④白细胞数 $>10×10^9/L$ 或 $<4×10^9/L$，伴或不伴核左移。⑤胸部 X 线检查显示片状、斑片状浸润性阴影或间质性改变，伴或不伴胸腔积液。以上①～④项中任何一项加⑤，并除外肺结核、肺部肿瘤、非感染性肺间质性疾病、肺水肿、肺不张、肺栓塞、肺嗜酸性粒细胞浸润症、肺血管炎等，可建立临床诊断。

2. 重视病原学诊断

包括痰涂片、培养和血清学检查、PCR 检查等。HAP 的临床表现可能受多种因素影响而更为复杂多变，如患者往往存在多种并发症，使肺炎的症状被掩盖或不典型，或仅表现为并发症加重，如慢性心脏病患者出现心力衰竭或糖尿病患者近期血糖难控制等。此外，呼吸机相关肺炎亦常难与 ARDS 相鉴别，诊断更应强调病原学检查。医院获得性支气管-肺感染诊断标准(JRS guidelines，2004)，即入院 48h 后胸部 X 线检查出现新的浸润影或原有浸润影扩展，并符合下述标准之一：①相关症状(发热、胸痛等)或实验室资料(C 反应蛋白、白细胞数、红细胞沉降率升高)。②痰液、血液、BALF、PSB、肺活检分离出致病菌。③气道分泌物分离或发现病毒或病毒抗原(可能混合感染)。④血清抗体滴度 4 倍升高或 IgM 抗体升高(可能混合感染)。⑤组织病理学发现肺炎。

3. 病情严重度判断

重症肺炎病情进展快、病死率高，须积极救治，因此应同时判断病情严重情况。重症肺炎的表现(中华医学会呼吸病学分会，1999)为：①意识障碍。②$PaO_2<60mmHg$ (1mmHg=133Pa)，$PaO_2/FiO_2<300mmHg$。③需行机械通气治疗。④血压 $<90/160mmHg$。⑤胸片示双侧或多肺叶受累，或入院 48h 内病变扩大 $≥50\%$。⑥少尿，尿量 $<20mL/h$ 或 $<80mL/4h$，或急性肾衰竭需透析治疗。

重症肺炎诊断标准。①主要标准：a.需行机械通气治疗。b.需使用升压药 $>4h$。②次要标准：a.血压(收缩压)$<90mmHg$。b.$PaO_2/FiO_2<250mmHg$。c.多肺叶病变。符合一项主要标准或 2 项次要标准可诊断为重症肺炎。

CAP 和 HAP 症肺炎的诊断标准相同，但 HAP 和 VAP 重症肺炎的诊断尚需结合发病时间，即入院后 $>5d$ 发生的 HAP 和机械通气治疗后 $>4d$ 发生的 VAP，存在高危因素，即使不符合上述标准，亦应视作重症肺炎。

八、治疗

治疗原则为以抗感染为主的综合治疗，包括抗菌药物和对症、支持治疗等方面。

(一)根据病情严重程度安排治疗

根据 POKT 分级评定标准，属第 1 组(评 0 分)和第 II 组(<70 分)时安排门诊治疗；第 III 组(71～90 分)，门诊或短暂住院；第 IV 组(91～130 分)，需住院治疗；第 V 组(>130 分)，ICU 治疗。安排尚需考虑患者、家庭、社会等多方面因素。部分门诊治疗患者可能因肺炎病情进展、基础疾病恶化(糖尿病、冠心病、哮喘等)或发生并发症(心、肺功能衰竭和脓胸等)而需进一步住院治疗。

(二)对症支持治疗

(1)适当休息，补充液体以及营养支持。

(2)止咳、祛痰、平喘等对症治疗。

(3)维持水、电解质和酸碱平衡。

(4)有缺氧表现者给予氧疗，必要时机械通气治疗。

(5)有休克表现者抗休克治疗。

(6)处理并发症如脓胸引流。

(三)抗感染治疗

应及时、正确地使用抗菌药物治疗。初始经验治疗可采取广谱抗菌药物，具体方案应结合发病地点(社区或医院)、病情严重程度、有无并发症或某些病原菌的易感因素及耐药菌流行情况等加以综合考虑。中华医学会等发布的《抗菌药物临床应用指导原则》(2004 年)和中华医学会呼吸病学分会《社区获得性肺炎诊断和治疗指南》(2006 年修订版)的经验治疗方案可供参考，可在治疗 2～3d 后根据病情演变或根据病原菌检查结果调整治疗方案，采用更具针对性的抗菌药物。CAP 或 HAP 诊断治疗指南根据循证医学资料提出治疗方案，具有普遍指导意义，但尚应结合地区具体情况和患者个人因素加以应用。

1. CAP 抗菌药物治疗

选择能覆盖肺炎链球菌、流感嗜血杆菌、肺炎支原体、肺炎衣原体和嗜肺军团菌属等常见病原体的药物，而对于老年、肺部有基础疾病的肺炎患者需考虑覆盖包括革兰阴性杆菌或金黄色葡萄球菌的药物。

2. HAP 抗菌药物治疗

尽早开始针对常见病原菌的经验性治疗，如肠肝菌科细菌、金黄色葡萄球菌，亦可为肺炎链球菌、流感嗜血杆菌、厌氧菌等，重症患者及机械通气、昏迷、激素应用等危险因素的病原菌为铜绿色单胞菌、不动杆菌属及 MRSA，尽量在给予抗生素治疗前取痰标本做病原菌检查。

美国胸科学会(ATS)和美国感染学会(IDSA)根据发病时间早晚、感染多重耐药菌(MDR)危险因素：①抗生素治疗>90d。近期住院≥5d。②社区或医院抗生素耐药率高。③免疫抑制性疾病和(或)治疗。④HCAP 危险因素：前 90d 内住院>2d；居住护理院；家庭输液(包括抗生素)；慢性透析(<30d)。家庭创面处理；家庭成员多耐药菌的有无，提出 HAP、

VAP 和 HCAP 经验性抗生素治疗方案，应用时应根据具体病情及各地条件加以考虑。HAP、VAP 早期发病无多耐药危险因素初始经验性抗生素治疗，如可能病原菌为肺炎链球菌、流感嗜血杆菌、甲氧西林敏感金黄色葡萄球菌、抗生素敏感肠道革兰阴性杆菌、大肠埃希菌、肺炎克雷伯杆菌、肠杆菌属、变形杆菌属、黏质沙雷菌，建议应用头孢曲松，或左氧氟沙星、莫昔沙星、环丙沙星，或氨苄西林/舒巴坦，或左他培南。HAV、VAP、HCAP 晚期发病有多耐药危险因素初始经验性抗生素治疗，如可能致病菌为铜绿假单胞菌、肺炎克雷伯菌（ESBL）、不动杆菌属，建议应用抗铜绿假单胞菌头孢菌素（头孢吡肟、头孢他啶）或抗铜绿假单胞菌碳青霉烯类（亚胺培南、美洛培南）或β内酰胺/β内酰胺酶抑制剂（哌拉西林/他唑巴坦），联合抗铜绿假单胞菌氟喹诺酮（环丙沙星或左氧氟沙星）或氨基糖苷类（阿米卡星、庆大霉素或妥布霉素）；如为多耐药金黄色葡萄球菌（MRSA）、嗜肺军团菌，联合万古霉素或利诺唑胺。治疗过程中应根据疗效或随后病原学检查结果调整用药，如使用针对特定病原菌的窄谱抗生素。

（四）观察病情演变

根据临床表现、X 线检查和病原菌进行判断。通常开始治疗 1~3d 可见症状改善。无基础疾病的非重症肺炎，通过有效经验性抗生素治疗后，发热、咳嗽、咳痰等症状会在 3~7d 内迅速缓解，约经 2 周可完全恢复，但胸部 X 线异常表现往往需 6~8 周才完全消散，且可能在治疗开始早期有进展。若 CAP 患者治疗有效，体温恢复正常 3d，白细胞计数恢复正常，咳嗽、咳痰症状缓解。如果胃肠道功能良好、血流动力学稳定，可按抗生素序贯治疗原则，将静脉滴注抗生素改为生物利用度好的口服同类药物。老年、吸烟及有慢性基础疾病者需延长随访时间。

若经初始经验性治疗 48~72h 后病情未得到有效控制，发热等未见改善，甚至加重；胸片示肺炎病灶扩大（＞50%）；出现血流动力学不稳定或心、肺、背功能障碍等病情恶化或一度好转而再次恶化，应全面分析、查找治疗无效的原因。①诊断错误，误将其他疾病诊断为肺炎。②抗生素初始经验治疗不当，未覆盖特定致病菌或细菌对所用药物产生耐药性，此外亦可能所用药物剂量和给药方法不当。③机体因素影响，如严重营养不良或免疫功能抑制，合并基础疾病（糖尿病、恶性肿瘤等）以及原有肺部疾病（COPD、支气管扩张症等）。

九、预防

应注意环境和个人卫生，如注意保暖、避免疲劳、适当锻炼、戒绝烟酒、注意营养及保持良好室内外环境。65 岁以上人群或 65 岁以下有慢性心肺疾病、糖尿病、慢性肝病或居住于养老院等易感人群，可接种多价肺炎链球菌疫苗。流感疫苗亦有助于预防原发流感肺炎及继发细菌性肺炎。亦有一些非特异性免疫增强剂用于体弱易感人群。

HAP 的预防应严格消毒隔离制度和执行无菌操作技术，注意病室空气流通，医疗器械严格消毒，工作人员接触患者和各项操作前要进行规范洗手、戴手套、戴口罩和穿隔离衣等。其他综合措施包括良好口腔护理、营养支持、纠正机体内环境失调等。呼吸机相关肺炎的预防应从减少或避免发病危险因素着手，推荐无创正压通气，争取早日撤机。创伤性机械通气治疗宜采用经口腔插管，注意呼吸道无菌操作护理，良好护理减少口咽部分泌物和胃内容物误吸；插管球囊压力应＞20mmHg，并持续吸引声门下分泌物，避免吸入到肺部；经常变动体位；推荐肠内营养；进食时取头高位；对于可能出现应激性溃疡的重危患者，可以考虑使用 H_2 受体拮抗剂或硫糖铝。

第五节　肺部真菌感染

近 20 年来深部真菌感染的发生率持续上升，肺脏是深部真菌感染最常见的靶器官之一，并为患者死亡重要原因。因此深部真菌感染的早期病原诊断和治疗策略是临床迫切需要解决的难题。侵袭性肺真菌病(invasion pulmonary mycosis，IPFI)指真菌直接侵犯(非寄生、过敏或毒素中毒)肺或支气管引起的急、慢性组织病理损害所导致的临床疾病。原发性肺真菌感染是指免疫功能正常、有或无临床症状的肺部真菌感染，而继发性肺真菌感染是伴有宿主因素和(或)免疫功能受损的肺部真菌感染，临床上多见。

一、病因和发病机制

真菌与人体之间起着重要的生态平衡作用。侵袭性肺部真菌感染的病原真菌大多为条件致病性真菌，人体自身免疫力下降和一些外源性因素如外伤、药物、手术操作等均为真菌入侵和发病提供便利。吸入飞扬在空气中的孢子如曲霉菌、毛霉菌等为外源性感染；当人体原发或继发防御功能减退、失调，或气管、支气管、肺原有病变的基础上，寄生于人体的真菌可侵入呼吸系统的感染，为内源性感染；而人体免疫功能低下时，体内其他部位真菌感染经淋巴、血液循环播散到肺部或体内留置导管时间过长，则为继发侵袭性感染。

侵袭性真菌的致病作用可能与真菌在宿主体内繁殖引起的机械性损伤及其自身代谢所产生的酶、酸性代谢产物有关。临床上最常见的侵袭性肺部真菌感染为白念珠菌，其对机体上皮细胞的黏附和随后出现的菌丝形成以及胞外蛋白酶(天冬氨酸蛋白酶)是最重要的毒力因素；新型隐球菌的毒力因素包括多糖荚膜、产黑色素、甘露醇和胞外蛋白酶(如磷脂酶)。真菌及其代谢物具有弱抗原性，在人体内可引起变态反应，导致组织损伤。其本身一般不产生外毒素，致病力较弱。与致病力相关的是真菌感染的数量和毒力、感染途径、机体免疫状态。只有机体抵抗力明显低下或存在有相关的诱发因素时，致病菌侵入机体组织，大量繁殖，引起临床发病。人体对真菌感染的非特异性免疫主要有为皮肤黏膜屏障、细胞吞噬功能；特异性的细胞免疫主要是 Th1 细胞免疫应答在抗白念珠菌、隐球菌感染中起重要作用。而深部真菌感染所产生的相应抗体在抗真菌的作用中尚有争论。长期使用广谱抗生素、正常菌群寄居部位改变、免疫抑制剂、激素、射线照射等易使人体微生态平衡失调，易致真菌感染。

二、临床表现

侵袭性肺部真菌感染常急性、亚急性或慢性起病，临床表现多无特征性，具有肺部感染性疾病共同症状和体征。

1.全身症状

持续发热、乏力等，抗生素规范治疗无效。

2.呼吸系统症状

咳嗽、咳痰、痰液黏稠、咯血、胸痛、呼吸困难等。

3.体征

病变部位可闻及干、湿啰音，累及胸膜者有胸膜摩擦音。

三、相关检查

胸部 X 线、CT 检查：侵袭性肺部真菌感染胸部 X 线、CT 表现多样化，除曲菌球外缺少特异性。主要有以下几种类型。①支气管肺炎型：肺纹理增多或沿支气管分布的小片状阴影，以两下肺多见。多见于念珠菌。②肺炎型：片状浸润或实变，可累及多个肺段、肺叶。血源性感染表现为多发性粟粒状结节影。多见于白念珠菌和曲菌感染等。③结节肿块型：密度均匀的结节、肿块，边界清楚，呈慢性经过。多见于组织胞浆菌、隐球菌感染等。④肺脓肿型：片状浸润或结节影中出现空洞。多见于曲菌、毛霉菌感染等。⑤弥漫性纤维化：慢性患者表现为弥漫性纤维化和肺气肿，见于过敏性曲菌病等。⑥曲菌球：近胸膜处单发或多发病灶伴有晕轮征，10～15d 后病灶处出现空腔阴影或新月征。⑦胸膜炎型：胸腔积液或胸膜增厚。

四、诊断

IPFI 的诊断由宿主因素、临床特征、微生物学检查和组织病理学四部分组成，并除外其他病原体所致的肺部感染或非感染性疾病。

(一)真菌感染常见宿主因素

包括：①外周血中性粒细胞减少，中性粒细胞计数 $<0.5×10^9/L$，且持续 $>10d$。②体温 $>38℃$ 或 $<36℃$，并伴有以下情况之一：a.前 60d 内出现过持续的中性粒细胞减少（$>10d$）。b.前 30d 内曾接受或正在接受免疫抑制剂治疗。c.有侵袭性真菌感染病史。d.患艾滋病。e.存在移植物抗宿主病的症状和体征。f.持续应用类固醇激素 3 周以上。g.有慢性基础疾病，或外伤、手术后长期住 ICU，长期使用机械通气，体内留置导管，全胃肠外营养和长期使用广谱抗生素治疗等。

(二)侵袭性肺部真菌感染的临床特征

1.主要特征

包括：①侵袭性肺曲霉感染的胸部 X 线和 CT 影像学特征为早期出现胸膜下密度增高的结节实变影，数日后病灶周围可出现晕轮征，10～15d 后肺实变区液化、坏死，出现空腔阴影或新月征。②肺孢子菌肺炎的胸部 CT 影像学特征为两肺出现磨玻璃样肺间质病变征象。伴有低氧血症。

2.次要特征

包括：①肺部感染的症状和体征。②影像学出现新的肺部浸润影。③持续发热 96h，经积极的抗菌治疗无效。

(三)微生物学检查特点

包括：①合格痰液经直接镜检发现菌丝，真菌培养 2 次阳性（包括曲霉属、镰刀霉属、接合菌）。②支气管肺泡灌洗液（BALF）经直接镜检发现菌丝，真菌培养阳性。③合格痰液或

BALF 直接镜检或培养，新生隐球菌阳性。④BALF 或痰液中发现肺孢子菌包囊、滋养体或囊内小体。⑤血液标本曲霉菌 GM(ELISA)检测连续 2 次阳性。⑥血液标本真菌细胞壁成分 G 试验连续 2 次阳性。⑦血液、胸腔积液标本隐球菌抗原阳性。血液标本真菌抗体测定作为疾病动态监测指标有临床意义，但不能用于早期诊断。血液标本各种真菌 PCR 测定方法，包括二步法、巢式和实时 PCR 技术，虽然灵敏度高，但容易污染，其临床诊断价值有待进一步研究。

(四)组织病理学特点

真菌在组织内的特征性结构表现为孢子、菌丝、颗粒、球囊或内孢囊等。组织病理片中根据各种病原菌基本形态、染色能基本确定真菌种名，但最后确定必须依靠真菌培养。

诊断 IPFI 分确诊、临床诊断及拟诊 3 个级别。

五、治疗

治疗原则：侵袭性肺部真菌感染的治疗以抗真菌药物为主，选择性患者给予手术治疗，而治疗基础疾病、调整免疫功能、综合治疗同样十分重要。

依据 IPFI 的 3 个诊断级别分别进行对应治疗。拟诊治疗：即通常所谓的经验性治疗，应综合考虑广谱、有效、安全和效价比等因素选择抗真菌药物。临床诊断治疗：亦称先发治疗，在有宿主因素的患者开展系统性连续监测，包括每周 2 次胸部摄片或 CT 扫描或真菌培养，或真菌抗原检测，如发现阳性结果，按临床诊断 IPFI 立即开始抗真菌治疗，药物选择参考所检测到的真菌种类而定。确诊治疗：即靶向治疗，针对真菌种类进行特异性抗真菌治疗，药物选择要参考药物抗菌谱、药理学特点、真菌种类、临床病情和患者耐受性等因素后选定。

(一)常用药物

1. 两性霉素 B

为广谱抗真菌药，对多种真菌具抗菌活性，如曲霉、念珠菌属、隐球菌、毛霉菌和组织胞浆菌等。首剂以 1～5mg 或每次 0.02～0.1mg/kg，静脉滴注，以后视耐受情况每日或隔日增加 5mg，成人每日最高剂量不超过 1mg/kg，每日 1 次给药，累计总量 1.5～3.0g，疗程 1～3 个月。呼吸道局部给药气溶吸入，成人每次 5～10mg，以灭菌注射用水溶成 0.2%～0.3% 溶液吸入；超声雾化吸入以 0.01%～0.02%溶液 5～10mL 吸入，每日 2～3 次。两性霉素 B 有较明显毒性反应，可以出现不同程度肾功能损害、低钾血症，以及血液系统、循环系统、消化系统不良反应。因此主要应用于诊断明确且病情进行性发展的重危患者。两性霉素 B 亦常见于输注相关不良反应，如寒战、高热、眩晕、血压下降等，可在输液中加用小剂的糖皮质激素。

2. 两性霉素 B 含脂复合制剂

包括两性霉素 B 脂质复合体(ABLC)、两性霉素 B 胶质分散体(ABCD)和两性霉素 B 脂质体(L-AmB)。临床应用范围与两性霉素 B 相仿，如曲霉、隐球菌、念珠菌等侵袭性肺部真菌感染，对毛霉菌病亦有一定疗效，但可能需要较大剂量。两性霉素 B 含脂质制剂因其分布更集中于单核巨噬细胞系统如肝、脾和肺组织，而在肾组织浓度较低，故肾毒性较两性霉素 B 去氧胆酸盐低，推荐用于侵袭性肺真菌感染的经验性及确诊治疗和无法耐受两性霉素 B 去氧胆酸盐引起肾毒性者。该类制剂的不良反应较两性霉素 B 去氧胆酸盐的发生率及严重程度均较低，但仍需注意检测肝功能、肾功能和血钾等。推荐量 ABLC 为 5mg/kg，ABCD 为 3～4mg/kg，L-Amb 为 3～5mg/kg。亦主张从小剂量开始，逐渐增加剂量，缓慢滴注。

3. 氟康唑

对隐球菌和敏感念珠菌具抗菌活性，其中对念珠菌、热带念珠菌和平滑念珠菌敏感，对吉列苏念珠菌作用较弱，而对克柔念珠菌无作用，对曲霉属则多耐药，亦不适用于毛霉菌感染。对肺孢子菌感染亦无效。用法：根据病情，200～400mg/d 口服或静脉滴注，疗程约 4 周。念珠菌病的预防性治疗可 50～400mg/d 口服，疗程不超过 3 周。常见不良反应为胃肠道不适。长期治疗应监测肝功能。

4. 伊曲康唑

对曲霉、白念珠菌属、隐球菌属和组织胞浆菌等具抗菌作用，对其他念珠菌的作用差异较大，对毛霉菌和肺孢子菌无作用。第 1～2 日，每次 200mg 静脉滴注，每日 2 次；第 3～14 日，每次 200g 静脉滴注，每日 1 次。以后可根据病情序贯使用口服液 200mg(20mL)/d，总疗程 3 个月，或至临床表现及实验室检查恢复正常。预防性治疗可用口服液 200mg(20mL/d)，用 2～4 周。不良反应常见为胃肠道不适，长期应用应注意低钾血症和对肝功能进行监护。

5. 伏立康唑

对曲霉、念珠菌属(包括对白念珠菌，以及部分非白念珠菌属、耐氟康唑的克柔念珠菌、光沿念珠菌和由色念珠菌耐药的菌株)、荚膜组织胞浆菌属及隐球菌具抗菌作用。用法：负荷剂量(第 1 日)每次 6mg/kg 静脉滴注，每 12h 1 次，或每次 400mg(体重＞40kg)口服，每 12h 1 次；维持剂量 3mg/kg 静脉滴注，每 12h 1 次，或每次 200mg 口服，每 12h 1 次。不良反应包括视力障碍、发热、皮疹、恶心、呕吐、腹泻、头痛和周围性水肿等，应注意监测肝、肾功能。

6. 卡泊芬净

包括曲霉菌和念珠菌属在内的真菌和酵母菌感染均有良好抗菌活性，对组织胞浆菌和肺孢子菌也有一定作用，但对新型隐球菌和毛霉菌则耐药。用法：负荷剂量(第 1 日)70mg 静脉滴注，以后维持剂量每日 50mg 静脉滴注。不良反应包括发热、恶心、呕吐及静脉滴注相关反应，注意监测肝、肾功能，严重肝功能受损者应避免用药。

(二)IPFI 的抗真菌药物选择

1. 支气管肺念珠菌病

白念珠菌感染可首先考虑应用氟康唑治疗，亦可选用两性霉素 B(包括含脂制剂)。

2. 侵袭性肺曲菌病

侵袭性肺曲菌病可首先考虑两性霉素 B(包括含脂制剂)或伏立康唑，尤其病情危重者，亦可选用伊曲康唑或卡泊芬净，必要时可联合 2 种不同类的抗真菌药物。

3.肺隐球菌病

肺隐球菌病伴免疫损害者，可首先考虑两性霉素 B 及联合氟胞嘧啶或氟康唑治疗。病情较轻者可考虑单用两性霉素 B、氟康唑或伊曲康唑治疗。

4.肺毛霉菌

肺毛霉菌病的唯一有效治疗为两性霉素 B，或联合氟胞嘧啶治疗。

5.肺孢子菌肺炎

(1)急性重症患者(呼吸空气时 $PaO_2 <70mmHg$)：SMZ-TMP［按 SMZ 75mg/(kg·d)+TMP15mg/(kg·d)］静脉滴注，分 2 次给药，每次滴注 6~8h，疗程 21d。SMZ-TMP 给药前15~30min 开始使用糖皮质激素，可口服泼尼松 40mg，每日 2 次，连用 5d，随后 40mg/d，连用 5d，然后 20mg/d，连用 5d，或等效剂量静脉激素制剂。另选方案为：泼尼松+克林霉素(600mg 静脉滴注，每 8h 1 次)+伯氨喹(含基质 30mg/d)口服，用 21d，注意伯氨喹溶血不良反应；或喷他脒 4mg/(kg·d)静脉滴注，用 21d。

(2)非急性轻中症患者(呼吸空气时 $PaO_2 >70mmHg$)：SMZ-TMP 2 片口服，每 8h 1 次，连用 21d；或氨苯砜(100mg，每日 1 次顿服)+TMP(15mg/kg，分 3 次口服)，连用 21d。另选方案为：克林霉素(300~450mg 口服，每 6h 1 次)+伯氨喹(含基质，15mg/d 口服)，连用21d。

六、预防

IPFI 日见增多，且病情演变迅速。早期诊断和及时治疗是主要关键，更应重视预防发病。应该考虑综合性防治措施，并提倡化学(抗真菌药)预防的观念。如对于有宿主因素和临床表现，尚缺乏微生物学依据的拟诊患者，给予经验性抗真菌预防性治疗。但应严格掌握，切忌滥用，以免对身体不良影响和诱导选择性耐药，更造成医疗资源浪费。此外，对具有高危宿主因素的患者，采取辅助性免疫治疗和免疫重建，亦可减少发病或提高治疗效果。如粒细胞集落刺激因子(G-CSF)和粒细胞-巨噬细胞刺激因子(GM-CSF)能缩短中性粒细胞降低的时间，防止真菌繁殖。而细胞因子如干扰素γ能提高 Th1 细胞的免疫功能。

一般预防措施：注意室内外环境清洁，如处理漏水、溢水，不用地毯，室内空气流通，避免污染等；个人健康保健；医院环境加强消毒隔离措施，如环境清洁、医疗器械、工作人员消毒隔离措施(洗手、戴口罩)等。并加强流行病学监测，对具有高危发病因素的患者更应该重视防护，及时采取针对高危因素防治的措施，如提供层流病室、改进患者的保护性环境等。

第六节 肺结核

肺结核是结核分枝杆菌引起的慢性肺部感染性疾病，占各器官结核病总数的 80%~90%，其中痰中排菌者称为传染性肺结核病。我国结核病疫情虽然显著下降，但目前也仍然是世界结核病大国。结核患者数仅次于印度而居世界第 2 位，结核病死亡人数占全球结核病死总数的 12.5%。据估算我国每年因结核病经济损失 35 亿元，严重影响国计民生。

一、概述

(一)流行状况

1.传染源

肺结核患者的排菌是结核传播主要来源。在巴氏消毒法发明和推广前带菌牛乳亦是重要传染源，现已很少见。对我国牧区仍需警惕牛型结核杆菌人体感染。

2.传播途径

主要为患者与健康人之间的经空气传播。患者咳嗽排出的结核杆菌悬浮在飞沫核中，被人吸入后即可引起感染。排菌量愈多，接触时间愈长，危害愈大；而飞沫直径亦是重要影响因素；大颗粒多在气道沉积随黏液纤毛运动排出体外，直径大小最易在肺泡沉积。情绪激昂的讲话、用力咳嗽，特别是打喷嚏所产生的飞沫直径小，影响大。患者随地吐痰，痰液干燥后结核杆菌随尘埃飞扬，亦可造成吸入感染，但非主要传播方式。患者污染物传播机会甚少。其他途径如经消化道感染、经胎盘传染给胎儿、经伤口感染和上呼吸道直接接种均极罕见。

3.易感人群

生活贫困、居住拥挤、营养不良等是社会经济落后社会中人群结核病高发的原因。婴幼儿、青春期后和成人早期尤其是该年龄期的女性以及老年人结核病发病率较高，可能与宿主免疫功能不全或改变有关。某些疾病如糖尿病、硅沉着病、胃大部切除后、麻疹、百日咳等常易诱发结核病；免疫抑制状态包括免疫抑制性疾病和接受免疫抑制剂治疗者，尤其好发结核病。

(二)分类

1.结核病分类

(1)原发型肺结核（Ⅰ型）：原发型肺结核为原发结核感染所致的临床病症。包括原发复合征及胸内淋巴结结核。

(2)血行播散型肺结核（Ⅱ型）：此型包括急性血行播散型肺结核(急性粟粒性肺结核)及亚急性、慢性血行播散型肺结核。

(3)继发性肺结核（Ⅲ型）：继发性肺结核是肺结核中的一个主要类型，可出现以增殖病变为主、浸润病变为主、干酪病变为主或以空洞为主等多种病理。

(4)结核性胸膜炎（Ⅳ型）：为临床上已排除其他原因引起的胸膜炎。在结核性胸膜炎发展的不同阶段，有结核性干性胸膜炎、结核性渗出性胸膜炎、结核性脓胸。

(5)其他肺外结核（Ⅴ型）：其他肺外结核按部位及脏器命名，如骨结核、结核性脑膜炎、肾结核、肠结核等。

二、临床表现

(一)病史及临床表现

尽管轻症肺结核患者可无症状而仅在 X 线检查时发现，即使出现症状亦大多缺少特异性，但病史和临床表现仍是诊断的基础。只要仔细询问和认真检查，常能提供重要的诊断线索。凡遇下列情况者应高度警惕结核病的可能性：①反复发作或迁延不愈的咳嗽、咳痰，或呼吸道感染经抗感染治疗 3～4 周仍无改善。②痰中带血或咯血。③长期低热或所谓"午后低热"。④体检肩胛间区有湿啰音或局限性哮鸣音。⑤有结核病诱因或好发因素，尤其是糖尿病、免疫抑制性疾病或接受激素、免疫抑制剂治疗者。⑥关节疼痛和皮肤结节性红斑等变态反应性表现。⑦有渗出性胸膜炎、肛瘘、长期淋巴结肿大既往史，以及婴幼儿和儿童有家庭开放性肺结核密切接触史者。

(二)各类肺结核表现

1.原发型肺结核

多见于儿童，发生于首次接触结核杆菌的患者。

(1)症状：病初期多无明显症状，或有低发热、轻咳或食欲减退；伴有精神不振、盗汗、疲乏无力、饮食减退、体重减轻等现象。也有的起病较急，尤其是婴幼儿，体温可高达 $39\sim40℃$。儿童可伴有易怒、急躁、睡眠不好，甚至腹泻、消化不良等表现。亦可同时出现泡性结膜角膜炎、结节性红斑等对结核杆菌过敏现象。

(2)体征：肺部检查多无明显的阳性体征，病变范围广泛者可叩出浊音，听到呼吸音减低或局限性干、湿啰音。

2.血行播散型肺结核

(1)急性血行播散型肺结核：又称粟粒性肺结核，发生于抵抗力减弱的患者，如儿童在麻疹、百日咳后，妇女在妊娠期内。①症状：起病多急，有高热(稽留热或弛张热)或不规则发热，常持续数周或数月。多伴有寒战、周身不适、精神不振、疲乏无力及全身衰弱；常有咳嗽、咳少量痰、气短，甚至呼吸困难；部分患者有胃肠道症状，如胃纳不佳、腹胀、腹泻、便秘等。并存脑膜炎者可占 67.7%，常有头痛、头晕、恶心、呕吐、畏光等症状。②体征：衰弱、面色苍白(发热时除外)、呼吸急促，可伴有轻度发绀、心率增快，肺部可无明显体征。晚期可闻及啰音。不少患者有肝脾大。合并脑膜炎则出现相应的颈强直、Kernig 征及 Babinski 征阳性等体征。某些患者可发现有全身淋巴结肿大。有 $20\%\sim47\%$ 患者在脉络膜上发现粟粒结节或结节性脉络膜炎，多与肺粟粒阴影同时出现。

(2)亚急性、慢性血行播散型肺结核：因小量结核杆菌多次侵入血液，因而在肺脏反复发生血行播散型结核结节。①症状：症状不如急性显著，有反复阶段性发热、畏寒，或者有慢性结核中毒症状，如微汗、失眠、食欲减退、消瘦等。有些患者有咳嗽、胸痛及血痰，但均不严重。②体征：随病变范围大小和病程阶段而定。肺上部可叩浊，呼吸音粗糙，或有湿啰音。病程较久者可有两肺下部肺气肿征。累及胸膜时视被侵犯程度而出现相应的体征。

3.继发性肺结核

本型包括原疾病分类中的浸润型肺结核和慢性纤维空洞型肺结核，是临床上最常见的一种类型，多见于成人。由于肺内病变的多少不一、大小不等、新旧各异，病情进展的程度可有很大差别，因而症状和体征也可相差悬殊。

(1)症状：发病初期一般可无明显症状。病变逐渐进展时可出现疲乏、倦怠、精力减退、食欲不振、消瘦、失眠、微热、盗汗、心悸等结核中毒症状。但大多数患者因这些症状不显著而往往察觉不到。如病变不断恶化，活动性增大，会出现常见的全身和局部症状，如发热、胸痛、咳嗽、咳痰、咯血等。

大叶性干酪性肺炎发病很急，类似急性细菌性肺炎，有高热、恶寒、咳嗽、咳痰、胸痛、呼吸困难、痰中带血等现象，可呈 39～40℃的稽留热，一般情况迅速恶化，并可出现发绀。慢性患者一般有反复出现的结核中毒症状及咳嗽、气短等，慢性经过，病变恶化、好转与静止交替出现。

(2)体征：胸部阳性体征可有胸肌紧张、浊音、呼吸音粗糙或减弱或呈支气管肺泡音，背部尤其肩胛间部有大小不等的湿啰音等。

慢性患者多数表现为慢性病容，营养低下或伴有气短或发绀；胸廓不对称，气管因广泛纤维性变而移向患侧；患侧胸廓凹陷，肋间隙狭窄，呼吸运动受限，胸肌萎缩，病变部位叩浊，而其他部位则有肺气肿所致；局部呼吸音降低，可听到支气管呼吸音或空洞性呼吸音，并有干、湿啰音，肺下界可降低，心浊音界缩小；肺动脉瓣区第二心音可因肺循环压力增高而亢进。有的患者可出现杵状指。

4.结核性胸膜炎

(1)干性胸膜炎。①症状：急性起病时可能有寒战、发热。主要症状是胸痛，早期最为剧烈，性质为刺痛，随着呼吸运动而加剧。疼痛部位多在双腋下部。肺尖部胸膜炎时，因此处胸壁扩张度受限，故疼痛不明显，但有时可有肩部酸痛，如果刺激臂丛则可有上肢痛。干性胸膜炎患者往往因为害怕引发胸痛而不敢深呼吸或咳嗽。为了减少胸痛，多数患者卧于患侧。慢性起病者症状不明显，或仅感胸痛。②体征：患侧胸壁扩张运动受限，并有压痛。胸部听诊往往有胸膜摩擦音，一般在胸下部前侧面及深吸气时最为明显。

(2)渗出性胸膜炎。①症状：发病多急促。开始时有发热、盗汗、胸痛、咳嗽、疲乏、食欲减退、消瘦。出现胸腔积液后胸痛减轻或消失，逐渐出现胸闷、呼吸困难。发热较高，多呈现不规则型，有时为弛张热或稽留热。胸痛在发病初期常较剧烈，似针刺样，深吸气或咳嗽时加剧，多局限于患处，有时可放射至肩部、上腹部或心窝部；在渗液逐渐增多时则胸痛减轻或消失；在病程后期积液吸收时，胸痛可反复出现，但往往不甚剧烈，多为隐痛，常持续较长时间。咳嗽是由于胸膜受刺激所引起，呈反射性，常为干咳。②体征：中等量以上积液时有呼吸运动受限，局部膨隆，肋间饱满，疼痛性胸肌紧张，震颤减退，心尖搏动向对侧移位。患侧叩诊呈浊音，浊音区沿腋后线上升至肩胛下角，在胸骨及脊柱附近走向下行呈一弧形曲线；如积液在右侧，则与肝浊音的界限不清；如位于左侧，则胃泡鼓音区下降。患侧呼吸音及语颤低或消失，有时可听到局部胸膜摩擦音。

三、相关检查

1.影像学检查

X 线检查是诊断肺结核的必备检查，并对确定病变部位、范围、性质，了解其演变及选择治疗具有重要价值。原发型肺结核的典型表现为肺内原发灶、淋巴管炎和肺门或纵隔淋巴结肿大组成哑铃状病灶。肺内原发灶可发生于肺野任何部位，但以上叶下部或下叶上部近胸膜处居多。早期呈渗出性絮状模糊阴影。干酪性病变时则密度增高，但常伴明显的病灶周围炎使边缘极为模糊，严重者可出现急性空洞。淋巴管炎为一条或数条自病灶伸向肺门的条索状阴影，边缘常较模糊。肿大淋巴结多见于同侧肺门或纵隔，偶尔可波及对侧，其边缘或光整("结节型")或模糊("炎症型")，多数淋巴结肿大时可呈分叶状或波浪状边缘。急性血行播散型肺结核在胸片上表现为散布于两肺野、分布较均匀、密度和大小相近的粟粒状阴影。这种微小结节透视检查通常不能发现，病程早期（3～4周前）摄片有时也难以分辨，常因此而延误诊断。亚急性和慢性血行播散型肺结核粟粒大小和密度不一，多趋于增生型，范围较局限，一般位于两上肺。继发性肺结核的X线表现复杂多变，或云絮片状或斑点（片）结节状，干酪性病变密度偏高而不均匀，常有透亮区或空洞形成。慢性继发性肺结核的特征性X线征象是多形态病灶的混合存在，好发于上叶尖后段和下叶尖段。但是X线诊断肺结核并非特异性，而且受读片者水平和经验因素的影响，特别是当病变位于非好发部位或表现不典型，诊断十分困难。

2. 痰结核杆菌检查

是确诊肺结核最特异性的方法。涂片抗酸染色镜检快速简便，在我国非结核性杆菌尚属少见，抗酸杆菌阳性肺结核诊断即基本成立。直接厚涂片阳性率优于薄涂片，目前已普遍采用。镜下检出细菌数与每毫升标本含菌数的对应关系大致是：每1000，100，10，1个视野检出1条菌时，痰标本含菌数分为10^2，10^3，10^4，10^5；每视野检出10，100条菌时，则高达10^6和10^7。集菌法涂片和应用金胺染色荧光镜检可以提高阳性率，但假阳性有所增加。培养虽较费时，但精确可靠、特异性高。除非已经化疗的患者偶可出现涂片阳性培养阴性，在未治疗的肺结核培养的敏感性和特异性均高于涂片检查，涂片阴性或诊断有疑问时培养尤其重要。培养菌株进一步做药敏试验，可为治疗特别是复治提供重要参考。无痰患者和不会咳痰的低龄儿童可清晨抽取胃液检查，亦推荐导痰法取标本，必要时可采用经纤维支气管镜灌洗和吸取分泌物进行检查。

3. 结核菌素试验（简称结素试验）

结核菌素是结核杆菌的代谢产物，从液体培养基长出的结核杆菌提炼而成，主要成分为结核蛋白。目前多采用国产结核菌素纯蛋白衍生物（purified protein derivative，PPD）进行检查。其制剂有50U/mL（每毫升含PPD1µg）和20U/mL（每毫升含PPD 0.4µg），两种制剂每1U的效价是一致的。前者供卡介苗接种筛选、质量监测及临床辅助诊断用；后者供流行病学调查皮内注射法（montoux法），将PPD 5TU（0.1mL）注入左前臂内侧上中1/3交界处皮内，使局部形成皮丘，48～96h（一般为72h）后观察反应。结果判断以局部硬结直径为依据：＜5mm为阴性反应，5～9mm为一般阳性反应，10～19mm为中度阳性反应，＞20mm或不足20mm但有水疱或坏死为强阳性反应。根据流行病学的新情况，凡符合下列条件而反应直径＞5mm者为阳性反应：①HIV感染或有感染危险而尚未证实感染者。②近期与传染性肺结核有密切接触史者。③胸片有陈旧性肺结核病灶者。凡不符合上述条件而具有其他感染结核杆菌危险，其反应直径＞10mm为阳性反应，其中包括：①在亚非拉等结核病高流行区出生者。②静脉注射麻醉药成瘾者。③医疗条件较差的低收入者。④长期疗养者（包括矫治院、私人疗养院、精神病院等）。⑤易感结核病的慢性病患者，如硅沉着病、胃切除、空-回肠分流、消瘦、慢性肾衰竭、糖尿病、肿瘤等。⑥高危人群，如卫生保健人员、长期住院患者、监狱犯人和贫民区居民。除上述对象以外，所有人员则以硬结＞15mm为阳性反应。

结核菌素试验的主要用途有：①社区结核杆菌感染的流行病学调查或接触者的随访。②监测阳转者，适用于儿童和易感高危对象。③协助诊断。目前所用结核菌素（抗原）并非高度特异，与其他分枝杆菌、诺卡菌和棒状杆菌等有共同的细胞壁抗原。许多因素以非特异性方式影响反应结果而出现阴性，如急性病毒感染或疫苗注射、免疫抑制性疾病或药物、营养不良、结节病、肿瘤、其他难治性感染、老年人迟发性变态反应衰退者。尚有少数患者已证明活动性结核病，并无前述因素影响，但结核菌素反应阴性，即"无反应性"。短期(1～12个月)内重复结核菌素试验可引起复强效应，即第一次注射抗原后使已经减弱的免疫反应重新唤起(回忆反应)，再次注射则引起阳性或强阳性反应。若未感染过，则重复试验不会引起阳性。阳性反应表示感染，在 3 岁以下婴幼儿按活动性结核病论；成人强阳性反应提示活动性结核病可能，应进一步检查；菌阴肺结核诊断除典型临床症状和 X 线征象外，必须辅以结核菌素阳性以佐证。

4.血清学检查

结核杆菌的抗原十分复杂，体液免疫的意义尚不清楚，抗体不仅量微，而且种属特异性不易确定。目前大量报道的 ELISA 敏感性颇高，但特异性尚不够满意。目前已纯化出多种结核杆菌抗原，如抗原 5(分子量为 38kDa)、抗原 6(分子量为 30kDa)、脂质阿拉伯聚糖(LAM)、抗原 A60，用于检测抗体特异性和敏感性均优于粗制抗原 PPD，但它们亦非单一特异性抗原决定簇，临床推广应用价值尚待进一步评价。

四、诊断

1.初治涂（菌）阳肺结核

(1)初诊肺结核患者，从未接受过抗结核治疗。

(2)初诊肺结核患者，接受过抗结核治疗，治疗时间<1 个月；或>1 个月，但后续抗结核化疗方案不变且未曾中断。

(3)直接痰涂片镜检 2 次阳性(涂阳)；或 1 次涂片阳性+1 次培养阳性(菌阳)；或虽 1 次涂片阳性，但经病案讨论会或主管专业医生确认，胸片显示活动性肺结核病变阴影，分类上仍列为涂阳。

符合上述条款(1)+(3)或(2)+(3)者为初治涂(菌)阳肺结核。WHO 将涂片阴性但培养阳性者列入涂阴肺结核内。

2.初治涂（菌）阴肺结核

(1)初诊肺结核患者，直接痰涂片镜检 3 次痰菌阴性为涂阴；2 次培养阴性为培阴；1 次涂片阴性+1 次培养阴性为菌阴。

(2)胸片显示活动性肺结核病变阴影。

(3)具有咳嗽、咳痰、咳血痰或咯血、胸痛、胸闷气短、低热等症状。

(4)5TU 结核菌素(PPD)皮内注射 72h，注射局部硬结反应平均直径>5mm。

(5)肺部病理标本(手术、纤维支气管镜检查、肺穿刺等)经病理学诊断为结核性病变。

(1)～(2)为主要诊断指标，(3)～(5)为诊断参考指标。

3.复治涂（菌）阳肺结核

(1)复诊肺结核患者，接受过抗结核治疗，治疗时间个月，完成初治化疗疗程或未完成疗程但痰菌复阳或持续阳性而需要重新调整方案者。

（2）直接痰涂片镜检 2 次痰菌阳性；或 1 次涂片阳性+1 次培养阳性；或虽 1 次涂片阳性，但经病案讨论会或主管专业医生确认，胸片显示活动性肺结核病变阴影。

同时具备上述 2 项条款者方可诊断为复治涂（菌）阳肺结核。

4. 耐多药肺结核（慢性传染源）

耐多药肺结核是各种肺结核类型中最为严重的一种类型，其定义如下。

（1）致病菌同时耐异烟肼和利福平。

（2）致病菌同时耐异烟肼、利福平、吡嗪酰胺、链霉素和乙胺丁醇等 5 种主要抗结核药物中的 3 种或 3 种以上者。

五、鉴别诊断

肺结核临床和 X 线表现可以与许多疾病相似，必须详细搜集临床及辅助检查资料，综合分析，并根据需要不排除侵袭性诊断措施和允许必要的、有限期的动态观察，得出正确诊断。不同类型和 X 线表现的肺结核需要鉴别的疾病不同。

六、治疗

强有力化疗药物可迅速控制结核病的临床症状。盗汗、发热等症状一般无须特殊治疗。在急性粟粒性肺结核和浆膜渗出性结核伴有高热等严重毒性症状时，激素可能有助于改善症状，亦可促进渗液吸收，减少粘连。但必须在有充分有效抗结核药物保护下早期应用，疗程 1 个月左右即应逐步撤停。其他类型结核伴高热而抗结核药物短期难以控制者，可应用小剂量非类固醇类退热剂。大咯血是肺结核患者的重要威胁，作用于血管、促进和增加凝血因子，以及抗纤溶、抗肝素等各类止血药（包括血制品），都被用于治疗咯血，但疗效难以评价。目前仍以垂体后叶素应用较多。药物难以控制而肺结核病变本身具备手术指征、心肺功能胜任者，手术治疗可以显著降低大咯血病死率。对于不能耐受手术和病变不适宜手术的大咯血，非手术干预治疗亦有良效。

七、预防

1. 建立防治系统

根据我国结核病疫情，为搞好防治工作，仍须强调建立、健全和稳定各级防痨机构，负责组织和实施治、管、防、查的系统和全程管理，按本地区疫情和流行病学特点，制订防治规划，并开展防结核宣传，教育群众养成良好文明卫生习惯，培训防结核业务技术人员，推动社会力量参与和支持防痨事业。

2. 早期发现和彻底治疗患者

从当地疫情实际出发，对服务性行业、学校、托幼机构及儿童玩具工作人员等定期健康检查，每 1～2 年 1 次。在疫情已经控制的地区可开展重点线索调查，而主要应该是门诊因症就诊病例的及时发现和诊断，避免漏诊和误诊。查出必治，治必彻底，只有彻底治疗患者，大幅度降低传染源密度，才能有效降低感染率和减少发病。"寓预防于治疗"代表了防治工作的发展方向和重点。及时正确治疗，防止耐药慢性患者的形成和积累，不仅是临床治疗的目标，亦是预防工作的中心环节。

3.卡介苗接种

机体获得性特异性免疫只产生在活菌感染之后。卡介苗（bacillus calmette guerin，BCG）是一种无毒牛型结核杆菌活菌疫苗，接种后机体产生变态反应同时获得免疫力，对结核病有一定特异性抵抗力。BCG 自 1921 年用于预防结核病以来，迄今对它的作用和价值仍有争论。目前比较普遍的看法是 BCG 尚不足以预防感染，但可以显著降低儿童发病及其严重性，特别是结核性脑膜炎等严重结核病减少，并可减少此后内源性恶化的可能性。WHO 已将 BCG 列入儿童扩大免疫计划。我国结核病感染率和发病率仍高，推行 BCG 接种仍有现实意义，规定新生儿出生时即接种 BCG。对边远低发病地区进入高发区的新生和新兵等，结核菌素阴性者亦必须接种 BCG。接种方法普遍采用皮上划痕法，以每毫升含 75mg 菌苗 1 滴滴在左上臂外侧三角肌中部皮肤上，以针划破表皮，呈"井"字形，长宽各 1～1.5cm，略有血浆渗出。BCG 接种后 2～3 周，局部出现红肿、破溃，数周内自行结痂痊愈。少数（约 1%）有腋或锁骨上淋巴结肿大，可予热敷；偶有破溃，可用 5% INH 或 20% PAS 软膏敷贴。BCG 接种是安全的，但对已患肺结核、急性传染病愈后未满 1 个月或患有慢性疾病的患儿禁忌接种。

4.化学预防

任何年龄结核菌素新近阳转者第 1 年发病危险性是 3.3%，5 年内为 5%～15%。现已证明 INH 可以有效预防感染者的发病。在低感染率的发达国家主张推行 INH（异烟肼）化学性预防，对象主要为 35 岁以下结核菌素阳性特别是新近阳转者。方法为 INH 300mg/d，持续 9 个月，疗程中应注意肝功能监测。HIV 感染者则应用 INH+RFP（利福平）或 PZA（吡嗪酰胺）等联合用药方案。

第七节　肺栓塞

一、概述

肺栓塞（pulmonary embolism，PE）是以各种栓子阻塞肺动脉系统为其发病原因的一组疾病或临床综合征的总称，包括肺血栓栓塞症、脂肪栓塞综合征、羊水栓塞、空气栓塞等。而肺血栓栓塞症（pulmonary thrombo embolism，PTE）为来自静脉系统或右心的血栓阻塞肺动脉或其分支所致疾病，以肺循环和呼吸功能障碍为其主要临床和病理生理特征。PIE 为肺栓塞的常见类型，占 PE 中的绝大多数，通常所称 PE 即指 PTE。肺动脉发生栓塞后，若其支配区的肺组织因血流受阻或中断而发生坏死，称为肺梗死（pulmonary infarction，PI）。

二、病因和发病机制

1.年龄

肺栓塞的发病率随年龄的增加而上升，儿童患病率约为 3%，60 岁以上可达 20%，肺栓塞以 50～60 岁年龄段龄多见，90%致死性肺栓塞发生在 50 岁以上。

2. 血栓形成

血栓 70%～95%来源于深静脉血栓，血栓脱落后随血液循环进入肺动脉及其分支。原发部位以下肢深静脉为主，如股、深股及髂外静脉，文献报告达 90%～95%，尤行胸部、腹部手术，患脑血管意外及急性心肌梗死的患者中深静脉血栓的发生率很高。手术中或手术后 24～48h 内，小腿深静脉内可形成，但活动后大部可消失，其中 5%～20%该处的血栓可向高位的深静脉延伸，3%～10%于术后 4～20d 内引起肺栓塞。腋下、锁骨下静脉也有血栓形成，但来自该处的血栓仅 1%。盆腔静脉血栓是妇女肺栓塞的重要来源。静脉血栓形成的基本原因是血流停滞、血液高凝状态及血管壁损伤。常见的诱因是卧床少动、创伤、术后，肥胖超过标准体重的 20%、糖尿病、红细胞增多症、吸烟及某些凝血、纤溶机制的先天性缺陷等。

3. 心脏病

慢性心、肺疾病是肺栓塞的主要危险因素，25%～50%肺栓塞患者同时有心、肺疾病，特别是心力衰竭伴心房纤颤患者。以右腔血栓最多见，少数亦源于静脉系统。细菌性栓子除见于亚急性细菌性心内膜炎外，亦可由于起搏器感染引起。前者感染性栓子主要来自三尖瓣，偶尔先心病患者二尖瓣赘生物可自左心经缺损分流入右心而到达肺动脉。

4. 肿瘤

在我国为第二位死亡原因，占 35%，以胰腺癌、肺癌、泌尿系癌、结肠癌、胃癌、乳腺癌等较常见。恶性肿瘤并发肺栓塞仅约 1/3 为瘤栓，其余均为血栓。恶性肿瘤患者易并发肺栓塞的原因可能与凝血机制异常有关。故肿瘤患者肺栓塞发生率高，甚至是首发症状。

5. 妊娠和避孕药

孕妇肺栓塞的发生率比同龄未孕妇女高 7 倍，易发生于妊娠的头 3 个月和围产期。服避孕药的妇女静脉血栓形成的发生率比不服药者高 4～7 倍。避孕药能引起凝血因子、血小板、纤维蛋白酶系统的活化。羊水栓塞是分娩期的严重并发症。

6. 其他

长骨、髋骨骨折致脂肪栓塞、空气栓塞、寄生虫和异物栓塞等也有报道。没有明显的促发因素时，还应考虑到抗凝因素减少或纤维蛋白溶酶原激活抑制剂的增加。

三、病理和病理生理变化

(一)病理变化

肺栓塞可单发也可多发。多部位或双侧性的栓塞更常见。一般认为栓塞更易出现在右侧和下叶，这可能是由于右肺和下叶血流更充沛的关系。栓子可从几毫米至数十厘米，按栓子大小可以分为以下几种。

1.急性巨大肺栓塞

均为急性发作，肺动脉被栓子阻塞达 50%，相当于两个或两个以上的肺叶动脉被阻塞。

2.急性次巨大肺栓塞

不到两个肺叶动脉受阻。

3.中等肺栓塞

即主肺段和亚肺段动脉栓塞。

4.肺小动脉栓塞

即亚段肺动脉及其分支栓塞。

当肺动脉主要分支受阻时，肺动脉即扩张，右心室急剧扩大，静脉回流受阻，产生右心衰竭的病理表现。若能及时去除肺动脉的阻塞，仍可恢复正常，如没有得到正确治疗，并反复发生肺栓塞，肺血管进行性闭塞至肺动脉高压，继而出现慢性肺源性心脏病。血栓溶解几乎伴随着栓塞同时出现，在纤溶系统的作用下，急性肺动脉血栓栓子可在 7d 至数月内完全或部分溶解。肺梗死与肺栓塞不同，通常无心肺疾患的患者发生肺栓塞后，很少产生肺梗死。这主要是因为肺组织的供氧来自肺动脉、支气管动脉、周围气道。只有当支气管动脉和/或气道受累时才发生肺梗死。如患者存在慢性心、肺疾病时，即使小的栓子也易发生肺梗死。

(二)病理生理变化

肺栓塞的病理生理改变，不仅取决于栓子的大小、栓塞的部位和程度，同时还取决于患者的神经体液反应状态和基础心肺功能。主要表现在呼吸功能和血流动力学的影响两方面。

1.呼吸生理改变

(1)肺泡无效腔增加：肺栓塞时被栓塞区域有通气无血流，造成 V/Q 失调，无灌注的肺泡不能进行有效的气体交换，故肺泡无效腔增大。

(2)通气功能障碍：较大的肺栓塞可引起反射性支气管痉挛，同时 5-羟色胺、缓激肽、血小板活化因子等也促进气道收缩，气道阻力明显增加，使肺泡通气量减少，可引起呼吸困难。

(3)肺表面活性物质减少：在栓塞后 24h 最明显，因不能维持肺泡张力，发生萎陷，肺顺应性下降；肺表面活性物质下降又促进肺泡上皮通透性增加，引起局部或弥漫性肺水肿和肺不张，使通气和弥散功能进一步下降。

(4)低氧血症：由于上述原因，低氧血症常见，并还有 V/Q 比例失调、动静脉交通支开放和非梗死区血流增加等原因。

(5)对 PaO_2 的影响：在肺栓塞患者中由于过度通气 PaO_2 下降，表现为呼吸性碱中毒。

2.血流动力学改变

血流动力学改变主要决定于下列因素。

(1)血管阻塞的程度。

(2)栓塞前心肺疾病状态。

(3)神经体液因素。

栓子堵塞肺动脉后，受机械、神经反射和体液因素的综合影响，肺血管阻力和肺动脉压增高，约 70%的肺栓塞患者肺功脉平均压(MPAP)大于 2.67kPa，常为 3.33～4.00kPa。当达到 5.33kPa 时，可发生急性右心力衰竭(即急性肺源性心脏病)。当肺血管被阻塞 20%～30%时，开始出现一定程度的肺动脉高压；肺血管床被阻塞 30%～40%时，MPAP 可达 4.00kPa

以上，右心室平均压可增高；肺血管床被阻塞 40%～50%时，MPAP 可达 5.33kPa，右心室充盈压增加，心排血指数下降；肺血管床被阻塞 50%～70%时，出现持续严重的肺动脉高压；阻塞达 85%时，出现所谓"断流"现象，可猝死。

四、临床表现

肺栓塞的临床症状和体征常常是非特异性的，且变化大，症状轻重与栓子大小、栓塞范围有关，但不一定成正比，往往与原有心肺疾病的代偿能力有密切关系，可从轻症患者的 2～3 个到严重患者 15～16 个肺段不等，但基本包括以下几种类型。

(一)肺栓塞的临床表现类型

1.急性肺源性心脏病

突发呼吸困难、发绀、濒死感、低血压、休克、右心力衰竭等，见于栓塞 2 个肺叶以上的患者。

2.肺梗死

突然气短、胸痛、咯血及胸膜摩擦音或胸腔积液，常为外周血管阻塞所致。

3.不能解释的呼吸困难

梗死面积相对较小，是提示无效腔增加的唯一症状，此型较为常见。

4.慢性反复性肺栓塞

发病隐匿、缓慢，发现较晚，主要表现为重症肺动脉高压和右心功能不全，是临床进行性的一个类型。

(二)症状

最常见的症状有以下几种。

1.呼吸困难

尤以活动后明显。栓塞较大时，呼吸困难严重且持续时间较长，为不好之预兆。呼吸频率 40～50 次/分钟。

2.胸痛

小的周围性肺栓塞常有类似胸膜炎性的胸痛，随呼吸运动而加重，占 75%左右。较大的栓子可呈剧烈的挤压痛，位于胸骨后，难以忍受，向肩和胸部放射，酷似心绞痛发作，约占 4%，可能为冠状动脉痉挛所致。

3.咯血

多在肺栓塞后 24h 内发生，量不多，血色鲜红，几日后变为暗红色，占 30%。

4.惊恐

发生率约为 55%，原因不清，可能与胸痛或低氧血症有关。

5.咳嗽

重的或慢性肺栓塞都会出现咳嗽，干咳，无痰。

6.晕厥

约占 13%，小的肺栓塞常有阵发性头晕，这是肺循环功能暂时性失调的反映。急性大块肺栓塞可引起晕厥，这是脑血流降低所致。

(三)体征

1. 一般体征

发热、呼吸加快、心率加快、发绀、黄疸等。

2. 肺部体征

可出现呼吸音减低，哮鸣音，干、湿性啰音，也可有肺血管杂音，其特点是吸气过程杂音增强，部分患者有胸膜摩擦音和胸腔积液的体征。

3. 心脏体征

心动过速往往是肺栓塞患者唯一及持续的体征，肺动脉瓣区第二心音亢进，胸骨左缘第2肋间闻及收缩期喷射性杂音，颈静脉充盈、搏动、肝颈反流征阳性。

4. 下肢深静脉血栓的检出是诊断肺栓塞的主要体征

可有下肢肿胀、压痛、色素沉着和浅静脉曲张等。

(四)实验室检查

1. 动脉血气分析

肺血管床堵塞15%～20%时可出现低氧血症，发生率76%，而且PaO_2可完全正常；93%有低碳酸血症；86%～95%有$P(A-\alpha)O_2$增大，后二者正常是诊断肺栓塞的反指征。

2. 胸部X线检查

无特异性，仅凭X线片不能确诊或排除肺血栓栓塞症，但是对提供疑诊肺血栓栓塞症线索和除外其他疾病具有重要价值。

(1)局部性肺血管纹理变细、稀疏或消失，肺叶透亮度增加。

(2)肺野局部浸润阴影，尖端指向肺门楔形阴影。

(3)肺膨胀不全或肺不张，胸腔积液(少量至中量)。

(4)右下肺动脉干增宽(也可正常或变细)或肺动脉段突出，右心室扩大。

(5)患侧横膈抬高。

3. 心电图

多为一过性，动态观察有助于对本病的诊断。常见的心电图改变是QRS电轴右偏，$S_I Q_{III} T_{III}$型，肺型P波，右心前区导联及II、III、aVF导联T波倒置，顺钟向转位至V_5，完全性或不完全性右束支传导阻滞。大多数患者心电图正常，或仅有非特异性改变，因此，ECG正常不能排除本病。

4. 核素肺通气及灌注（V/Q）显像

为无创伤性、简便、安全、敏感性较高的方法，主要用于筛查临床疑诊为肺栓塞的患者。灌注显像是用标记药物$^{99m}Tc-MAA$(人血浆白蛋白聚合颗粒)，通过血流到达肺循环，通过扫描可以发现被阻塞的肺动脉供应区放射性分布稀少或缺损，但肺灌注显像的假阳性率较高。如与肺通气显像或X线胸片结合，可明显降低假阳性率，使诊断的准确率达87%～95%。肺血流灌注结合肺通气显像或结合X线胸片对PTE诊断标准如下。

(1)高度可能性：①大于或等于2个肺段的血流灌注稀疏、缺损区，同一部位的肺通气显像与X线胸片均未见异常；或肺血流灌注缺损面积大于肺通气或X线胸片异常的面积。②1个较大面积(1个肺节段的75%以上)和2个以上中等面积(1个肺节段的25%～75%)的肺血流灌注稀疏、缺损区，同一部位的肺通气显像与 X 片检查正常。4 个以上中等面积肺血流灌注稀疏、缺损区，同一部位的肺通气显像和 X 线胸片检查正常。

(2)中度可能性：①1 个中等面积，2 个以下较大面积的肺血流灌注稀疏、缺损区，同一部位的肺通气显像和 X 线胸片正常。②出现在肺下野的血流灌注、通气显像均为放射性分布减低、缺损区，与同一部位 X 线胸片病变范围相等。③1 个中等面积的肺血流灌注，通气缺损区，同一部位的 X 线胸片检查正常。④肺血流灌注，通气显像均为放射性分布减低、缺损区，伴少量胸腔积液。

(3)低度可能性：①多发的"匹配性"稀疏、缺损区，同一部位 X 线胸片检查正常。②出现在肺上、中叶的肺气流灌注，通气缺损区，同一部位 X 线胸片正常。③双肺血流灌注、通气显像均为放射性分布减低、缺损，伴大量胸腔积液。④肺血流灌注稀疏、缺损面积小于 X 线胸片显示阴影的面积，肺通气显像正常或异常。⑤肺内出现条索状血流灌注稀疏、缺损，通气显像正常或异常。⑥4 个以上面积较小(1 个肺节段的 25%以下)的肺血流灌注稀疏、缺损区，通气显像正常或异常，同一部位 X 线胸片检查正常。⑦非节段性肺血流灌注缺损。

5.超声心动图

经胸与经食管二维超声心动图能直接显示肺栓塞的征象。前者适用于肺动脉主干及其左右分支栓塞；后者为右室扩大，室间隔左移，左室变小，呈"D"字形，右室运动减弱，肺动脉增宽，三尖瓣反流及肺动脉压增高等。

6.CT 肺动脉造影（CTPA）

由外周浅静脉快速注入碘造影剂，造影剂经腔静脉回流，以首次通过的方式使肺动脉显影，通过 CT 扫描而成像的方法。CTPA 通常应用螺旋 CT(SCT)或电子束 CT(EBCT)进行扫描。由于 CTPA 检出肺栓塞敏感性与特异型可达 95%，多数学者认为 CTPA 可作为急性 PTE 临床一线筛查方法。

CTPA 还可以做栓塞的定量分析。分析的结果与临床严重程度有很好的相关性，对准确进行临床分型、指导治疗有潜在价值。

CTPA 诊断肺栓塞的依据有直接征象和间接征象。

(1)直接征象：指血栓的直接征象，在纵隔窗观察。①管腔部分性充盈缺损：表现为肺动脉及其分支内充盈缺损影，呈圆形，半圆形等。②管腔梗阻：肺动脉及其分支的部分或完全性梗阻。肺动脉及其分支完全闭塞且管腔缩小者为慢性 PTE 征象。③飘浮症：血栓游离于肺动脉腔内，又称"轨道征"，多为新鲜血栓征象。④马鞍征：条状血栓骑跨于左右肺动脉分支部，呈"马鞍"形充盈缺损，为新鲜血栓征象。⑤管壁不规则：主肺动脉及左右肺动脉管壁不规则，为慢性 PTE 征象。⑥血栓钙化：为慢性 PTE 征象，较少见。

(2)间接征象：指造成肺组织心脏，特别是右心房、室和体肺循环的继发改变，在肺窗或纵隔窗观察。①肺血管分布不均匀。②肺实质灌注不均匀形成"马赛克"征。③肺梗死征象。早期为三角形实质变影，反映肺出血，肺不张；中期可以坏死溶解形成空洞；晚期可形成陈旧纤维条索，可并存胸腔积液，膈肌升高。④主动脉增粗，右心室扩大等肺动脉高压征象。⑤右心功能不全的表现：右心房、右心室增大，腔(奇)静脉扩张，胸腔积液或并存心包积液。⑥胸膜改变，可见胸腔积液等。

7. 磁共振血管造影（MRPA）

二维增强 MR 血管造影(MRA)是另一种无创性检查方法，用它进行 MR 肺动脉造影(MRPA)可准确地检出 PTE 主肺动脉、肺叶及肺段动脉内的栓子，对亚段肺动脉水平的栓子检出能力还有待于进一步研究。MRPA 无放射性损害，很少引起过敏反应，使用对比剂[钆-二乙烯三胺五乙酸(Gd-DTPA)]无肾脏不良反应，检查简便，易行、经济，患者无需住院。MR 影像显示的形态学改变：①肺动脉增粗或右心室增大。②黑血序列中肺动脉内流空信号消失或出现软组织信号。③亮血序列中肺动脉内有充盈缺损。

MRPA 显示的形态学改变：①肺动脉内充盈缺损。②肺动脉分支中断。③血管缺支。④未受累血管扭曲、增粗。

8. 血浆 D-二聚体

D-二聚体是交联纤维蛋白在纤溶系统作用下产生的可溶性降解产物，血栓时因血栓纤维蛋白溶解使其增高，D-二聚体对急性肺血栓栓塞症诊断敏感性 92%，特异性 40%。因手术、肿瘤、炎症感染、组织坏死等情况均升高，若其含量低于 $500\mu g/L$，可基本除外肺血栓栓塞症。

9. 肺动脉造影（PA）

PA 始终被认为是诊断肺栓塞最可靠的方法和"金标准"，其敏感性 98%，特异型性 95%～98%。征象为肺动脉内有充盈缺损或血管中断；局限性肺叶、肺段血管纹理减少或呈剪枝征象；造影过程中动脉期延长，肺静脉的充盈和排空延迟。作为一种有创性的检查技术，肺动脉造影有一定危险性，因此造影前要权衡利弊，慎重考虑，应严格掌握其适应证。

10. 下肢深静脉检查

肺栓塞的栓子 70%～90% 来自下肢深静脉，故下肢深静脉的检查对诊断和防治肺栓塞十分重要。①深静脉造影可清楚显示静脉堵塞的部位、性质、程度、范围和侧支循环以及静脉功能状态，但可致局部疼痛、过敏反应及静脉炎加重，因此传统静脉造影目前已较少应用。②放射性核素静脉造影，与传统静脉造影符合率达 90%。③血管超声多普勒检查，准确性为 88%～93%。④肢体阻抗容积图，与静脉造影的符合率为 77%～95%。

五、诊断与鉴别诊断

（一）诊断

凡有可以引起肺栓塞的原因，如外科手术、分娩、骨折、心脏病(尤其是合并心房纤颤)的患者，突然发生呼吸困难、胸痛、咯血、发绀、心悸、休克、晕厥等的症状，而没有其他原因者应考虑有肺栓塞，但有典型肺栓塞征象的患者不多。患者通常仅有一两个提示可能有肺栓塞的症状，如突发"原因不明"的气短，特别是劳力性呼吸困难，当伴有一侧或双侧不对称性下肢肿胀、疼痛者更需考虑有肺栓塞的可能。需进一步做心电图、胸片、核素肺扫描、CT 或 MR 血管造影，必要时行肺动脉造影以明确诊断。

血栓栓塞性疾病的诊断问题一直是近年来的研究热点。在新近完成的 PTE 诊断前瞻性研究(PIOPED)Ⅱ中，多排螺旋 CT 肺动脉造影(CTPA)联合 CT 静脉造影(CTV)诊断 PTE 的敏感性高于单纯 CTA(90%vs83%)。当临床与 CTA 结果不符时需做进一步检查。PIOPED Ⅱ 的研究者们建议对所有疑诊 PTE 患者根据临床评估进行分层。D-二聚体检查阴性结合低或中度临床概率可排除 PTE。如果通过上述检查 PTE 不能除外，建议继续行 CTPA 或 CTPA/CTV 检查，以 CTPA/CTV 检查为宜。当临床评估与 CTPA 检查结果不一致时，建议根据临床评估的结果做进一步检查。对妊娠妇女多数研究者建议首选 V/Q 扫描。PIOPED-Ⅰ研究阐明了肺通气灌注扫描在肺栓塞诊断中的价值；PIOPED Ⅲ 的研究目的则在于着重阐明 CTPA/CTV 的作用；PIOPED Ⅲ 研究亦正在进行当中，主要是评价钆增强 MRA 造影在 PE 诊断中的特异性和灵敏度。来自 PIOPED 研究者的推荐意见将对肺栓塞的诊断和治疗带来了巨大的影响。

(二)鉴别诊断

肺栓塞主要与下列疾病鉴别。

(1)肺炎：发热、咳嗽、白细胞增多、X 线胸片示肺浸润性阴影与肺栓塞相混淆。如能注意较明显呼吸困难，下肢静脉炎，X 线胸片显示反复的浸润阴影的呼吸困难，下肺纹理减少以及血气异常等，应疑有肺栓塞，再进一步做肺通气/灌注显像等检查，多可予鉴别。

(2)结核性胸膜炎：约 1/3 肺栓塞患者可发生胸腔积液，易被诊断为结核性胸膜炎。但是并发胸腔积液的患者缺少结核病的全身中毒症，胸腔积液常为血性、量少、消失也快，X 线胸片可同时发现吸收较快的肺浸润或梗死等阴影。

(3)术后肺不张：可能与术后并发的肺栓塞相混淆，周围静脉检查正常有助于区别，需要时可做放射性核素肺灌注扫描或可动脉造影以资鉴别。

(4)冠状动脉供血不足：典型者有劳力性心绞痛，而无劳力性呼吸困难。约 19% 的肺梗死可发生心绞痛，原因有：①巨大栓塞时，心排血量明显下降，造成冠状动脉供血不足，心肌缺血。②右心室压力升高，冠状动脉中可形成反常栓塞(或矛盾栓塞)。故诊断冠状动脉供血不足时，如发现患者有肺栓塞的易发因素，则需考虑肺栓塞的可能性。

(5)夹层动脉瘤：多有高血压病史，疼痛部位广泛，与呼吸无关，发绀不明显，超声心电图检查有助于鉴别。

(6)慢性阻塞性肺疾病合并肺源性心脏病：有时会与慢性栓塞性肺动脉高压混淆，但仔细询问病史，进行肺功能和 $PaCO_2$ 测定两者不难鉴别。如肺动脉高压伴有严重低氧血症，而 $PaCO_2$ 不随之上升甚至降低，肺通气功能、肺容量也大致正常时，应警惕慢性血栓栓塞性肺动脉高压。

(7)原发性肺动脉高压(PPH)：与慢性血栓栓塞性肺动脉高压难以鉴别，但肺灌注显像正常或普遍稀疏有助于 PPH 诊断，最后鉴别有赖于开胸肺活检。

(8)急性心肌梗死、心肌炎、降主动脉瘤破裂、心包填塞、急性左心力衰竭、食管破裂、气胸、纵隔气肿、支气管哮喘、骨折、肋软骨炎和高通气综合征等也可表现呼吸困难、胸痛，也应与肺栓塞鉴别。

六、治疗

治疗原则是对高度疑诊肺血栓栓塞症但不具备确诊条件或病情暂不能进行相关确诊时，

在比较充分排除其他疾病的可能，并无显著出血风险的前提下，可考虑溶栓和抗凝治疗，以免延误病情。

1. 一般治疗

(1)严密的生命体征和心电图监测。

(2)大面积肺血栓栓塞症要人住监护病房，绝对卧床，防栓子再次脱落，保持大便通畅。

(3)对症处理疼痛、发热。

2. 呼吸循环支持治疗

(1)吸氧治疗：严重呼吸衰竭时用无创面罩机械通气或气管插管通气，避免气管切开，以免影响溶栓抗凝治疗。

(2)循环治疗：①对右心功能不全，心排血量下降但血压正常者给予一定的肺血管扩张药物和正性肌力药物，如多巴酚丁胺和多巴胺。②出现血压下降者可增大多巴酚丁胺和多巴胺的剂量或用间羟胺、肾上腺素治疗。

3. 溶栓治疗

适用于大面积肺栓塞[即因栓塞所致休克和(或)低血压]的病例，对于次大面积肺栓塞，即血压正常但超声心动图显示右室运动功能减退的病例，若无禁忌证可以进行溶栓，对于血压和右室运动均正常的病例不推荐进行溶栓，溶栓的时间窗一般定为14d。

绝对禁忌证有活动性内出血。相对禁忌证有2周内的大手术、分娩、器官活检或不能以压迫止血部位的血管穿刺，2个月内的缺血性脑卒中；10d内的胃肠道出血；15d内的严重创伤；1个月内的神经外科或眼科手术；难于控制的重度高血压(收缩压>180mmHg，舒张压>110mmHg)；近期曾行心肺复苏；血小板计数低于10000/mm³；妊娠；细菌性，心内膜炎；严重肝肾功能不全；糖尿病出血性视网膜病变等。对于大面积PTE，属上述绝对禁忌证。

主要并发症为出血，溶栓前配血，宜置外周静脉套管针，避免反复穿刺血管。

以下方案与剂量供参考使用。

(1)尿激酶：负荷量4400U/kg，静脉推注10min，随后以2200U/(kg·h)，持续静脉滴注12h，另可考虑2h溶栓方案；以20000U/kg量持续滴注2h。

(2)链激酶：负荷量250000RJ，静脉注射30min，随后以100000U/h，持续静脉滴注24h。链激酶具有抗原性，故用药前需肌内注射苯海拉明或地塞米松，以防止过敏反应。

(3)rt-PA：50~100mg持续静脉滴注2h。

使用尿激酶、链激酶溶栓期间勿用肝素。对以rt-PA溶栓时是否需停用肝素无特殊要求。溶栓治疗结束后，应每2~4h测定一次凝血酶原时间或活化部分凝血酶时间(APTT)。

4. 抗凝治疗

当AFIT水平低于正常值的2倍，即应重新开始规范的肝素治疗。为PTE的基本治疗方法，抗凝药物主要有肝素、低分子肝素和华法林。抗血小板药物的抗凝作用尚不能满足PTE或DVT的抗凝要求。

(1)肝素：临床疑诊PTE时，即可使用肝素或低分子肝素进行有效的抗凝治疗。应用肝素/低分子肝素前应测定基础APTT、凝血酶原时间(PT)及血常规(含血小板计数,血红蛋白)；注意是否存在抗凝的禁忌证，如活动性出血、凝血功能障碍、未控制的严重高血压等。对于确诊的 PTE 病侧，大部分为相对禁忌证。普通肝素的推荐用法：予 3000～5000U 或按 80U/kg 静脉推注，继之以 18U/(kg·h)持续静脉滴注。在开始治疗后的最初 24h 内每 4～6h(常为 6h)测定 APTT，根据 APTE 调整剂量，尽快使 APTT 达到并维持于正常值的 1.5～2.5 倍。达稳定治疗水平，改为每天测定 APTT 一次。使用肝素抗凝务求有效水平。若抗凝不充分将严重影响疗效并可导致血栓复发率的显著增高。

肝素亦可用皮下注射方式给药，一般先予静脉注射负荷量 3000～5000U，然后按 250U/kg 剂量每 12h 皮下注射一次。调节注射剂量使在下一次注射前 1h 内的 APTT 达到治疗水平。

APTT 并不是总能可靠地反映血浆肝素水平或抗栓效果。若有条件测定血浆肝素水平，使之维持 0.2～0.4U/mL(鱼精蛋白硫酸盐测定法)或 0.3～0.6U/mL，作为调整肝素剂量的依据。

肝素可能会引起血小板减少症，若血小板持续降低达 30% 以上，或血小板计数＜$100×10^9$/L，应停用肝素。

(2)低分子肝素(LMWH)：不需监测 APTT 和调整剂量，但对过度肥胖者或孕妇监测血浆抗 Xa 因子活性，需调整用量。

法安明：200anti-XaIU/(kg·d)皮下注射。单次剂量不超过 18000U。

克赛：1mg/kg 皮下注射 12h 1 次：或 1.5mg(kg·d)皮下注射，单次总量不超过 180mg。

速避凝：86anti-XaIU/(kg·d)皮下注射。

肝素或低分子肝素须至少应用 5d，对大面积 PTE 或髂股静脉血栓，肝素约需至 10d。

华法林：可以在肝素开始应用后的第 1～3 日加用。初始剂量为 3.0～5.0mg。由于肝素需至少重叠 4～5d，当连续 2d 测定的国际标准化比率(INR)达到 2.5(2.0～3.0)时或 PT 延长至 1.5～2.5 倍时，即可停止使用肝素，单独口服华法林治疗。疗程至少 3 个月。对于栓子来源不明的首发病例，需至少给予 6 个月的抗凝；对癌症、抗凝血酶 DI 缺乏、复发性静脉血栓栓塞症、易栓症等，抗凝治疗 12 个月或以上，甚至终生抗凝。妊娠期间禁用华法林，可用肝素或低分子量肝素治疗。

5.其他

肺动脉血栓摘除术，经静脉导管碎解和抽吸血栓，静脉滤器。

第八节 肺动脉高压

肺动脉高压(pulmonary artery hypertension，PAH)是临床常见的一种病症，由多种心、肺或肺血管本身疾病所引起，表现为肺循环压力和阻力增加，可导致右心负荷增大，右心功能不全，肺血流减少，而引起一系列临床表现。由于肺静脉压力主要取决于左心房压力的变化，因此多以肺动脉压力表示肺静脉压力。目前广泛采用的 PAH 血流动力学定义为：静息状态下肺动脉平均压＞25mmHg，或运动状态下＞30mnHg。

随着对病理生理和诊断技术研究的深入，PAH 新的治疗药物也不断出现。2003 年威尼斯第三届世界 PAH 会议上，修订了 PAH 的临床分类标准；美国胸科医师协会(ACCP)和欧洲心脏病协会(ESC)分别于 2004 年 7 月和 12 月制订了 PAH 的诊断和治疗指南，提出了很多指导性意见。与 1998 年 Evian 分类比较，新的分类方法和推荐意见更全面、操作更方便，更有利于临床医生评估病情及制订规范化治疗、预防措施，也更便于推广。

以特发性肺动脉高压(idiopathic pulmonary arterial hypertension，IPAH)和家族性肺动脉高压（familial pulmonary arterial hypertension，FPAH）替代原发性肺动脉高压（primary pulmonary hypertension，PPAH）。近 50 年来 PPAH 用于病因不清的 PAH，而食欲抑制剂、结缔组织病、门静脉高压等已知病因引起的 PAH 都归为 IPAH。IPAH 在第二届世界 PAH 会议 Evian 分类中已被停止使用，而 PPAH 的诊断名称已为医学界广泛熟悉和接受，当时仍被保留。近年来在部分 PAH 患者中骨形成蛋白 Ⅱ 型受体(bone morptlogerletic protein receptor E，BMPR Ⅱ)基因突变的发现，促使新的分类标准中用"IPAH"的诊断名称取代"PPAH"。

新分类明确了某些危险因素或疾病相关性 PAH，包括结缔组织病、先天性体-肺分流、门静脉高压、HIV 感染、药物和毒素，以及糖原贮积症、代谢病、遗传性出血性毛细血管扩张症、血红蛋白病、骨髓增生异常综合征、脾切除等；由于近年来毒品和药物滥用的问题，强化了药物和中毒相关的 PAH。目前发现肺静脉闭塞病(PVOD)和肺多发性毛细血管瘤(PCH)在病理学上有相似表现，在新分类中被共同列在同一个亚类中。

新的指南分类中对其他几个分类的概念的内涵进行了延展，体现了 PAH 研究的深入与扩展。对先天性体-肺分流性疾病进行重新归类；肺静脉高压主要指左心房(室)病变或左心瓣膜病引起肺静脉淤血和压力增高者，如左心力衰竭、二尖瓣狭窄、关闭不全等，此时肺动脉内的血液只有克服肺静脉高压才能通过毛细血管流向肺静脉，肺动脉压力常增高。低氧血症相关的 PAH 简称为肺疾病和低氧性 PAH，缺氧或伴有肺毛细血管床破坏为其主要原因。慢性血栓和(或)栓塞性 PAH，除了包括近端或远端的肺血栓栓塞外，还包括肿瘤、寄生虫、异物等的引起的栓塞。

一、病因和流行状况

PAH 流行病学迄今无确切资料。美国国立卫生院(NIH)报道"原发性 PAH"发生率为(1～2)/100 万。欧洲一项病例注册研究中发现特发性、家族性、减肥药相关、结缔组织病相关、先心病相关、门静脉高压、HIV 感染相关的 PAH 患者的比例分别为 39.2%、3.9%、9.5%、15.3%、11.3%、10.4%和 6.2%，占总人群的 15%。1998 年全美住院患者的统计资料中发现，PAH 发病率为(30～50)/100 万，死亡率为 3.1/10 万人。

PAH 是结缔组织病重要的并发症，其中进行性系统性硬化最多见，发病率为 9%，其次为系统性红斑狼疮(SLE)和混合性结缔组织病。资料显示硬皮病患者 PAH 的发病率为 6%～60%，系统性硬皮病 AU 者中大约 33%继发 PAH，同时合并或不合并肺间质纤维化。而 CREST 综合征的患者大约有 60%继发 PAH。类风湿关节炎(RA)在 65 岁以上人群中发病率高达 5%，没有其他心肺基础疾病的 RA 患者中有 21%合并轻度 PAH。

慢性肝病和门静脉高压容易发生 PAH，美国 NIH 门静脉高压患者中有 8%存在 PAH；肝移植患者 PAH 发生率分别为 4%～5%；其发生机制尚不清楚，可能与肝脏清除的血管收缩物质和血管增殖物质由门-体分流直接进入肺循环有关。HIV 感染者 PAH 发生率为 0.5%；

而瑞士和法国的 HIV 感染者中，5 年 PAH 发生率分别为 0.57%和 0.1%～0.2%。可能是 HIV 通过反转录病毒有关介质的释放，激活巨噬细胞和淋巴细胞引起 PAH。减肥药物如阿米雷司、芬氟拉明、右苯丙胺等可能导致 PAH。抑制食欲药物和 PAH 存在明显相关关系，相对危险为 6.3，且与服药时间明显相关，服药时间＞3 个月相对危险估计为 23.1。欧美国家报道新型食欲抑制剂芬氟拉明与 PAH 有关。

镰状细胞贫血并发 PAH 的发病率为 20%～40%，其他类型的溶血性贫血如遗传性球形细胞增多症、珠蛋白生成障碍性贫血、阵发性睡眠性血红蛋白尿症等并发 PAH 的发病率与之相似。10%～20%睡眠呼吸障碍患者合并有 PAH。艾森门格综合征中 PAH 发生率仅为 3%，而当缺损＞1.5cm、分流量较大时，发生率则高达 50%，对其进行早期纠正可防止 PAH 发生。

遗传学研究发现 BMPRⅡ基因突变是许多家族性和特发性 PAH 的发病基础。目前已发现 46 种 BMPRⅡ基因突变类型，其中 60%的 BMPRⅡ基因突变可提前中止转录过程，携带 BMPRⅡ基因的突变人群中仅有 15%～20%可发生 PAH，因此，BMPRⅡ在 PAH 发病中的作用有待进一步研究。由于 IPAH 女性的发病率较高，许多患者体内可发现独特的白细胞抗原表型和自身免疫性抗体，用免疫抑制剂治疗后 IPAH 病情好转等，提示免疫因素也可能在 IPAH 的发病机制中起重要作用。

二、病理

各种 PAH 病理学改变相似，病变在肺血管床中的分布和所占比例不同。

(一)肺动脉病变

主要见于 IPAH、FPAH 和 APAH。主要组织病理学改变包括中膜增生肥厚、内膜增生、外膜增厚以及丛样病变。由于肌性动脉中膜内的平沿肌纤维肥厚、增生以及结缔组织基质和弹力纤维增多，肺泡前和泡内肺动脉中膜截面积增加，表现为中膜增厚；内膜增生细胞可呈现成纤维细胞、肌成纤维细胞、平滑肌细胞特征，并表现为向心层状、非向心或向心性非层状增厚；外膜增厚较难判断，见于多数 PAH 患者；丛样病变是指局灶性内皮过度分化增生，并伴有肌成纤维细胞、平滑肌细胞、细胞外基质的增生；动脉炎以动脉壁炎症细胞浸润和纤维素样坏死为特征，可能与丛样病变有关。

(二)肺静脉病变

主要见于肺静脉闭塞症。特征表现为不同直径的肺静脉和肺小静脉出现弥漫性、不同程度的闭塞，可为完全性闭塞或偏心性层状阻塞；肺泡巨噬细胞、Ⅱ型肺泡细胞的胞质及细胞间质中含铁血黄素沉积；毛细血管扩张、突出变形，肺小动脉出现中膜肥厚和内膜纤维化；肺小叶间隔常出现渗出，进一步发展可出现肺间质纤维化。丛样病变和纤维素样动脉炎的改变不见于闭塞性肺静脉病。

(三)肺微血管病变

也称肺毛细血管瘤，是一种罕见的病理情况。主要表现为以肺内毛细血管局限性增殖为特征，呈全小叶和部分小叶分布；异常增生的毛细血管可穿过动静脉壁，侵犯肌层，引起管腔狭窄；病变区域可见巨噬细胞和Ⅱ型肺泡细胞含铁血黄素沉积；肺动脉也可出现明显的肌层肥厚和内膜增生。

三、病理生理和发病机制

PAH 的病理生理和发病机制一直是该领域研究热点。目前认为 PAH 的发生是一个多种因素参与的过程，涉及多种细胞和生物化学路径。肺血管阻力升高的机制包括血管收缩、肺血管壁闭塞性重塑、炎症反应和血栓形成。PAH 不同发病机制之间的相互作用并不清楚，还有待进一步研究，以便确定引发 PAH 的最先触发点和最好的治疗靶点。

(一)肺血管收缩

在 PAH 发生早期起主要作用，主要与以下因素有关：肺血管平滑肌细胞 K^+ 通道表达或功能异常；血管扩张剂和抗增殖物如血管活性肠肽的血浆水平降低；血管内皮功能异常时缩血管物质血栓烷 A_2（TXA_2）和内皮素-1（endothelin-1，ET-1）生成增多，而舒血管物质一氧化氮（NO）和前列环素生成减少。

(二)肺血管重塑

PAH 随病情进展，出现内皮细胞、平滑肌细胞、成纤维细胞等过度分化增生，并累及血管壁各层，导致闭塞性病变；血管壁外膜细胞外基质产物如胶原、弹力蛋白、纤维连接蛋白及黏胶素增多；血管生成素-1（angiopoietin-1）是肺血管发育的关键细胞因子，PAH 患者血管生成素-1 浓度增高，且与病情呈正相关。

(三)炎症反应

炎症细胞和血小板在 PAH 的发生中具有重要作用。炎症细胞在 PAH 的病变部位广泛存在，并且伴有促炎症介质明显升高。另外观察到血小板中的缩血管物质 5-轻色胺（5-HT）的代谢途径在 PAH 时也发生了改变。

(四)原位血栓形成

研究证实 PAH 存在凝血状态异常，在弹性动脉和微循环血管中常可见血栓。在 IPAH 患者反映凝血酶活性的纤维蛋白肽 A 水平及 TXA_2 浓度均升高。

(五)遗传机制

家族研究发现 FPAH 存在 BMPR II 基因突变，但此突变和 PAH 发生之间的确切关系仍不明确。BMPR II 突变者中仅有 20%发病，显然还有其他因素参与发病。与 PAH 相关的其他基因多态性包括 5-HT 转运体基因、一氧化氮合酶（NOS）基因、氨甲酰合成酶基因等，或任何能够破坏肺血管细胞生长调控的刺激。此外，在家族性或非家族性遗传性出血性毛细血管扩张症的 PAH 患者中发现有 TGF-βv 受体、激活素受体样激酶-1（activin receptor-like kinase-1，ALK-1）和内皮因子（endoglin，与内皮细胞增殖相关的抗原），调节组织修复和血管生成，被认为是一种 TGF-β 受体突变。血管收缩、血管重塑、原位血栓形成导致肺血管阻力增加，K^+ 通道表达和功能异常以及内皮功能不全与过度的肺血管收缩有关，并且导致了血管舒张因子的缺乏，从而导致肺血管收缩和重塑、PAH 形成。PAH 患者体内可能存在血管舒张因子和收缩因子的失衡、生长抑制因子和促有丝分裂因子的失衡，以及抗栓和促凝因素的失衡。

四、诊断

PAH 病因复杂，临床表现也缺乏特异性。病理、病因识别技术的提高促进了 PAH 的临床诊断。PAH 的诊断应包括 4 个方面：结合临床表现和危险因素识别可疑的 PAH 患者；对高危或疑诊患者行血流动力学检查，明确是否存在 PAH；对证实 PAH 患者进行病因学分析和临床归类；对 PAH 进行临床评估和功能评价。

(一)结合临床表现和危险因素，进行初步检查识别可疑的 PAH 患者

1.临床表现

最常见症状为进行性活动后气短，以及乏力、晕厥、胸痛、咯血、雷诺现象等。临床上无基础心肺疾病的人出现呼吸困难，或出现不能单纯用心肺疾病来解释的呼吸困难，都应考虑到 PAH 的可能。严重患者会于静息状态下出现症状。出现右心力衰竭时可表现为下肢水肿、腹胀、厌食等；相关疾病的某些症状如结缔组织病的皮疹、红斑、关节肿痛等。体征包括左侧胸骨旁抬举感、肺动脉瓣区第二心音(P_2)亢进、分裂，剑突下心音增强；胸骨左缘第 2 肋间收缩期喷射性杂音，肺动脉明显扩张时可出现肺动脉瓣关闭不全的舒张早期反流性杂音(graham-steel 杂音)；右心室扩张时，胸骨左缘第 4 肋间及三尖瓣全收缩期反流性杂音，吸气时增强。右心力衰竭患者可见颈静脉充盈、肝大、外周水肿、腹水及肢端发冷。可出现中心型发绀。肺部听诊往往正常。

2.常规检查

(1)心电图：右心室肥厚或负荷过重、右心房扩大改变可作为支持 PAH 的诊断依据，但心电图对诊断 PAH 的敏感性和特异性均不高，不能仅凭心电图正常就排除 PAH。

(2)胸部 X 线：多可发现异常，包括肺门动脉扩张伴远端外围分支纤细（"截断"征）、右心房室扩大。还可排除中、重度肺部疾病及左心疾病所致肺静脉高压。胸片正常不能排除轻度的左心疾病所致或肺静脉闭塞性 PAH。

(3)动脉血气分析：PaO_2 通常正常或稍低于正常值，$PaCO_2$ 常因过度通气而降低。

(二)对高危或疑诊患者行血流动力学检查，明确是否存在 PAH

1.超声心动图

经胸多普勒超声心动图(TTE)是一项无创筛查方法，可以较清晰地显示心脏各腔室结构变化、各瓣膜运动变化及大血管内血流频谱变化，间接推断肺循环压力的变化。超声心动图能够间接定量测定肺动脉压。常用方法包括：三尖瓣反流压差法，通过伯努力方程($4V^2$，V 表示三尖瓣反流峰速)计算收缩期右心房室压差，加上右心房压即等于肺动脉收缩压；右心室射血间期法，运用右心室射血前期、右心室射血时间、血流加速时间、血流减速时间等参数，通过建立的回归方程式估测肺动脉压。肺动脉压力增高引起的某些间接征象包括右心室肥大、肺动脉内径增宽和膨胀性下降、三尖瓣和肺动脉瓣反流等有助于诊断。超声心动图有助于鉴别诊断和病情评估，可发现左、右心室结构和功能，三尖瓣、肺动脉瓣和二尖瓣的异常，右心室射血分数和左心室充盈情况，下腔静脉直径以及心包积液等，还能够直接判断心脏瓣膜和左心室舒缩功能，明确是否存在肺静脉高压的因素；TTE 有助于左心瓣膜性心脏病、心肌病所致肺静脉高压以及先天性体-肺分流性心脏病的确诊；明确分流性先天性心脏病，

有助于先天性心脏病的诊断。声学造影有助于卵圆孔开放或小的静脉窦型房间隔缺损的诊断。而经食管超声可用于小的房间隔缺损的诊断和缺损大小的确定。

2.右心漂浮导管检查

右心漂浮导管测压是目前临床测定肺动脉压力最为准确的方法，也是评价各种无创性测压方法准确性的"金标准"。除准确测定肺动脉压力外，其在 PAH 诊断中的作用还包括：①测定肺动脉楔嵌压，提示诊断肺静脉性 PAH。②测定心腔内血氧含量，有助于诊断先天性分流性心脏病。严格讲，如无右心导管资料，不能诊断 PAH。AC-CP 诊治指南建议，所有拟诊 PAH 者均需行右心导管检查以明确诊断、明确病情严重程度及指导治疗。

右心导管可用于证实 PAH 的存在、评价血流动力学受损的程度、测试肺血管反应性。右心导管检查时应测定的项目包括心率、右心房压、肺动脉压(收缩压、舒张压、平均压)、肺毛细血管嵌楔压(PCWP)、心排血量(用温度稀释法，但有先天性体-肺循环分流时应采用 Fick 法)、血压、肺血管阻力(PVR)和体循环阻力、动脉及混合静脉血氧饱和度(如存在体-肺循环分流，静脉血标本应取上腔静脉血)。PAH 的判定标准：静息平均肺动脉压(mPAP)＞25mmHg，或运动时 mPAP＞30mmHg，并且 PCWP≤15mmHg，PVR＞3mmHg/(L·min)(Wood 单位)。

(三)对证实 PAH 患者进行病因学分析和临床归类

不同类型 PAH 的治疗原则不同，因此当明确 PAH 后还应作出分类诊断。一方面，应仔细询问病史，如有无减肥药物服用史，有无肝脏或心脏基础疾病、结缔组织病、血栓危险因素等相应病史；另一方面，各型 PAH 具有相应不同的临床特点，需要仔细鉴别。如不能明确，应进行相应辅助检查以助于进一步分类诊断。

1.血液学检查

血常规、血生化应作为常规检查；血清学检查某些自身抗体如抗 Scl-70 抗体、抗 RNP 抗体、抗核抗体(包括抗 dsDNA 抗体、抗 Sm 抗体等)以及类风湿因子，对于诊断结缔组织病相关性 PAH 意义较大，抗核抗体滴度有意义升高和(或)有可疑结缔组织病临床征象的患者都应进一步行血清学检查；肝功能与肝炎病毒标记物、甲状腺功能、HIV 抗体的检查也可提示门静脉高压、甲状腺疾病及 HIV 感染相关性 PAH 的可能；抗磷脂抗体检查，即狼疮抗凝物和抗心磷脂抗体等有助于筛查有无易栓症。右心室负荷过重的 PAH 患者脑钠肽(BNP)升高，且与右心功能不全严重程度及病死率相关，PAH 患者治疗前和治疗后肌钙蛋白升高提示预后不佳。神经内分泌激素如去甲肾上腺素、ET-1 血浆水平与生存率相关。

2.肺功能测定

PAH 患者一般呈轻度限制性通气障碍和弥散功能障碍，无气道阻塞，CO 弥散功能(DLCO)通常降低，占预期值的 40%～80%；如表现为阻塞性通气障碍或严重限制性通气障碍，为提示存在 COPD、ILD 等诊断提供帮助，多为低氧性 PAH。

3.多导睡眠监测

对伴有打鼾的 PAH 患者应行多导睡眠监测，以诊断睡眠呼吸障碍引起的低氧性 PAH。

4.肺通气/灌注扫描

如果肺通气/灌注扫描表现为不同程度的肺段或肺叶灌注缺损，提示存在诊断慢性栓塞性肺动脉高压(CTEPH)，而其他类型的 PAH 无此表现。PAH 患者肺气/灌注显像结果可完全正常。鉴别 CTEPH 与 IPAH 的敏感性和特异性分别高达 90%～100%和 94%～100%。需注意，肺静脉闭塞症同样可见通气/灌注不匹配现象，因此需要进一步检查。

5. CT 检查

包括普通 CT、HRCT 及 CT、肺动脉造影(CTPA)，根据不同的临床情况选用。HRCT能发现 ELD、肺气肿，以及淋巴结疾病、胸膜阴影、胸腔积液。当出现双侧小叶间隔线增厚、小叶中心边界不清的小结节状模糊影，常提示肺毛细血管瘤。对肺实质性疾病(如 COPD、弥漫性 ILD)的诊断意义重大，此外对肿瘤、纤维纵隔炎等引起的 PAH 也有较高的诊断价值。如肺灌注显像提示段或亚段肺灌注缺损，而通气正常，即通气/灌注不匹配，应选择行 CTPA，为判定 CTEPH 的存在及病变程度提供依据。

6. 肺动脉造影和 MRI

经 CTPA 仍不能明确诊断的患者，应行肺动脉造影检查。肺动脉造影应作为 CTEPH 的常规检查，用于判定 CTEPH 患者能否进行肺动脉血栓内膜剥脱术。MRI 在 PAH 患者的应用呈增加趋势，可用来评价心肺循环病理改变和功能状态，但目前尚不成熟。

(四)对 PAH 患者进行病情严重程度的评估和动能评价

PAH 尤其是 PAH 严重度的评估对治疗方案的选择以及预后判断具有重要意义。

1. 肺动脉压力

PAH 的血流动力学分级根据静息状态下肺动脉平均压将 PAH 分为三级：轻度，26～35mmHg；中度，36～45mmHg；重度，>45mmHg。

2. 靶器官损害

主要指右心结构和功能的改变。肺动脉压力的增加，右心后负荷加大，出现代偿性右心室肥厚；随病情进展，肺动脉压进一步增加，右心失代偿出现形态学改变即右心房和右心室扩大；最终出现右心力衰竭。超声心动图及右心导管检查有助于右心功能的判断。

3. 功能分级

参照纽约心脏学会(NYHA)心功能分级标准，即Ⅰ级，体力活动不受限，日常活动不引起过度的呼吸困难、乏力、胸痛或晕厥；Ⅱ级，体力活动轻度受限，休息时无症状，日常活动即可引起呼吸困难、乏力、胸痛或晕厥；Ⅲ级，体力活动明显受限，休息时无症状，轻于日常活动即可引起上述症状；Ⅳ级，不能从事任何体力活动，休息时亦有呼吸困难、乏力等症状以及右心力衰竭体征，任何体力活动后加重。

4. 运动耐量

运动试验能够客观评估患者的运动耐量，对于判定病情严重程度和治疗效果有重要意义。常用检查包括 6min 步行试验(6-min walk test，6-MWT)和心肺运动试验。

6-MWT 是评价 PAH 患者活动能力的客观指标，简单易行且经济，结果与 NYHA 分级呈负相关，并能预测 IPAH 患者的预后。6-MWT 通常与 Borg 评分共同评估劳力性呼吸困难的程度。针对 IPAH 的研究表明，6-MWT 结果与肺血管阻力显著相关，对 IPAH 预后的判断具有重要意义。

心肺运动试验通过测量运动时肺通气和气体交换，能够提供更多的病理生理信息。PAH患者峰值氧耗、最大做功、无氧阈及峰值氧脉搏降低；而代表无效通气的 VE/VCO_2 斜率增加。峰值氧耗与患者的预后相关。

五、治疗

不同类型 PAH 的治疗原则不尽相同。对于低氯、肺静脉淤血及栓塞相关性 PAH，基础疾病改善后 PAH 多可缓解，因此应以治疗基础疾病、去除引起肺血管改变的原因为主；对于直接影响肺血管功能或结构的 PAH，治疗上以纠正或逆转肺血管改变为主；对于严重的 PAH，可以考虑介入或手术治疗。

（一）一般治疗

1. 活动和旅行

适当调整日常活动，体力活动强度不应过强。避免在餐后、气温过高及过低情况下进行活动。低氧能够加重 PAH 患者肺血管收缩，尽量避免到海拔 1500～2000m 的低压低氧区。尽量避免乘飞机旅行，如必须乘坐时应吸氧。

2. 预防感染

PAH 易发生肺部感染，肺炎占总死亡原因的 7%，推荐使用流感和肺炎球菌疫苗。采用静脉导管持续给予前列环素的患者，若出现持续发热，应警惕导管相关感染。

3. 避孕、绝经期后激素替代治疗

妊娠和分娩会使患者病情恶化。育龄期妇女应采取适宜方法避孕。若妊娠应及时终止妊娠。若采用激素药物避孕，应考虑到对凝血功能的影响。绝经期妇女能否采用激素替代治疗尚不明确。

4. 降低血液黏度

PAH 患者长期处于低氧血症（如存在右向左分流），往往出现红细胞增多症，血细胞比容升高。当患者出现头痛、注意力不集中等症状，伴有血细胞比容＞65%时，可考虑放血疗法以降低血液黏度，增加血液向组织释放氧的能力。

5. 抗凝治疗

PAH 患者容易发生肺动脉原位血栓形成，加重 PAH，需要抗凝治疗。常用口服抗凝剂华法林，一般认为 INR 目标值为 1.5～2.5。但对于门静脉高压相关性 PAH 患者，由于消化道出血概率增加，应慎用抗凝药物。影响抗凝剂药效或增加胃肠道出血风险的药物应避免使用。

6. 氧疗

对于各型 PAH 患者，低氧均是加重肺循环压力的一个重要因素，一般认为应给予氧疗以使 SaO_2 达到 90%以上。

7. 抗心力衰竭治疗

利尿剂可消除水肿，减少血容量，减轻右心负荷，改善患者症状，对于存在右心功能不全的患者尤为适用，但应避免使用过快，以免引起低血压、电解质紊乱及肾功能不全；存在右心功能不全的患者可以小剂量应用洋地黄类药物，但应注意密切监测血药浓度；多巴胺、多巴酚丁胺能够增强心肌收缩、增加肾血流量，增大剂尚能够维持血压，在晚期 PAH 患者适当应用有利于改善症状；血管紧张素转换酶抑制剂和 β 受体阻滞剂对于 PAH 的疗效还没有得到证实。

8. 心理治疗

IPAH 患者发病年龄较早（年龄中位数为 40 岁），因体力活动受限、生活方式打乱，且常受到一些不良预后信息的影响，所以许多患者存在不同程度的焦虑和（或）抑郁。应为让患者提供足够信息，与家属配合治疗。必要时建议患者接受心理医生的治疗。

9. 病因治疗

低氧性 PAH 应治疗基础肺部疾病，纠正缺氧是最主要的治疗方法。如继发于 COPD 的 PAH 患者，直接治疗措施应是积极控制呼吸道感染、改善通气、减轻组织缺氧等。

左心系统疾病引起的肺静脉淤血和压力增高是形成 PAH 的主要原因。积极治疗左心病变为主，包括增强心肌收缩力、及时治疗左心瓣膜病等。

对于急性肺血栓栓塞所致的 PAH，溶栓和抗凝治疗疗效显著；对肺动脉近端的慢性机化血栓可以行肺动脉血栓内膜剥脱术，有效的抗凝治疗可以防止疾病进一步发展。

有明确相关疾病或危险因素者，应治疗相关疾病如结缔组织病、肝病等，去除相关危险因素如减肥药、毒素等。

（二）药物治疗

近年来针对 PAH 肺血管功能和结构改变的药物治疗取得了较大进展。

1. 钙通道阻滞剂（CCB）

CCB 通过抑制 Ca^{2+} 进入肺血管平滑肌细胞，扩张肺动脉，降低肺血管阻力，可明显降低静息及运动状态肺动脉压力和阻力。常用的 CCB 有硝苯地平和地尔硫卓。心率较慢时通常选择硝苯地平，心率较快时选用地尔硫草。IPAH 患者的有效剂量通常较大，如硝苯地平为 120~240mg/d，地尔硫草 240~720mg/d。急性血管反应试验阳性患者治疗宜从较小剂量开始（硝苯地平 30mg，每日 2 次；地尔硫草 60mg，每日 3 次），数周内增加至最大耐受剂量。对新一代 CCB 如氨氯地平和非洛地平的有效性、耐受性及有效剂量尚需进一步评价。仅有少数患者，即急性血管反应试验阳性，对长期 CCB 治疗能持续保持反应，长期服用 CCB 使生存率得到改善。

2. 前列环素类药物

前列环素可能通过以下机制起作用，松弛血管平滑肌、抑制血小板聚集、修复内皮细胞、抑制细胞迁移和增殖而逆转肺血管的重塑、改善肺部对 ET-1 的清除能力、增加肌肉收缩力、增强外周骨骼肌的氧利用、改善运动时血流动力学情况。前列环素类似物包括静脉用依前列醇、口服贝前列索、吸入依洛前列素等。

（1）依前列醇：半衰期短（在循环中仅 3~5min），需持续中心静脉泵入，治疗可以从 2~4ng/(kg·min) 开始，根据不良反应的情况逐渐加量至目标剂量，最初 2~4 周剂量为 10~15ng/(kg·min)，为达到最佳疗效应继续加量，理想剂量为 20~40ng/(kg·min)。部分患者可能因突然停药而出现 PAH 反弹，使病情恶化甚至死亡，因此应避免突然停药。适用于各种类型的 PAH，包括 IPAH、结缔组织病所致 PAH、体—肺分流的先天性心脏病所致 PAH，以及门静脉高压、代谢病、HIV 感染等所致 PAH。

（2）曲前列环素：是一种三苯环的前列环素类似物，室温下仍保持稳定，可以采用皮下注射。不良反应与依前列醇类似，皮下注射部位的疼痛常限制剂量增加。

（3）贝前列环素钠：是第一个化学性质稳定、口服具有活性的前列环素类似物。空腹吸收迅速，口服后 30min 血药浓度达峰值，单剂口服的半衰期为 35～40min。

（4）伊洛前列环素：是一种化学性质稳定的前列环素类似物，可通过静脉注射、口服和雾化吸入给药。雾化吸入伊洛前列环素（万他维）可以选择性地作用于肺循环，具有一定优势。吸入沉积在肺泡的伊洛前列环素可以直接作用于肺泡壁上的小动脉而产生舒张作用。为确保药物能沉积在肺泡，应使雾化颗粒直径足够小（3～5μm）。单次吸入伊洛前列环素可以使 mPAP 降低 10%～20%，作用持续 45～60min，需多次吸入才能维持疗效（每日 6～12 次）。该药耐受性较好。不良反应常有咳嗽、面部潮红和头痛。静脉用伊洛前列环素疗效与依前列醇相当。

3. ET-1 受体拮抗剂

ET-1 是强血管收缩剂，并能刺激肺血管平滑肌细胞增殖。ET-1 有 α 和 β 两种受体，激活 ETα 受体使血管收缩，血管平滑肌细胞增殖；激活 ETβ 受体则能促进血管扩张和 NO 释放。安博森坦是最早合成的具有口服活性的 ET-1 受体拮抗剂，同时阻滞 ETα 受体和 ETβ 受体。常用初始剂量为 62.5mg，每日 2 次。4 周后增量至 125～250mg，每日 2 次，至少服药 16 周。安博森坦的量-效关系不明显，但其肝功能损害却与剂量成正比。除肝功损害外，其不良反应还包括贫血、致畸、睾丸萎缩、男性不育、液体滞留和下肢水肿等。

塞塔生坦是一种具有口服活性的选择性 ETα 受体拮抗剂。剂量为 100～300mg，每日 1 次，共 12 周，肝功能损害发生率与剂量明显相关。塞塔生坦能够抑制华法林代谢过程中的肝酶 CYP2C9 P450 酶，与华法林同用时应减少华法林量。安博森坦是另一种选择性的、具有口服活性的 ETα 受体拮抗剂，初步研究显示其能改善患者的运动耐量、血流动力学状态。

4. 磷酸二酯酶抑制剂-5（PDE-5）

西地那非是具有口服活性的选择性环磷鸟苷（cGMP）-PDE-5 抑制剂，通过增加细胞内 cGMP 浓度使平滑肌细胞松弛、增殖受抑而发挥药理作用。25～75mg 每日 3 次，均能改善心肺血流动力学状态和运动耐量，且不良反应发生率很低（如头痛、鼻腔充血和视力异常）。对于不适合应用已批准的治疗 PAH 的药物或治疗失败的患者，可考虑使用西地那非。2005 年 6 月美国 FDA 已批准西地那非（20mg 每日 3 次）用于 PAH 的治疗。

5. NO 与 L-精氨酸

NO 是一种血管内皮舒张因子，吸入 NO 可激活肺血管平滑肌细胞内鸟苷酸环化酶，使细胞内 cGMP 水平增高，游离钙浓度降低，从而选择性扩张肺血管。L-精氨酸为 NO 的前体物质，口服或注射 L-精氨酸可促进 NO 合成。吸入 NO 或应用 L-精氨酸均能不同程度地降低肺动脉压。NO 的长期应用价值尚无充分证据。

6. 急性血管扩张试验与药物策略选择

PAH 病变早期血管平滑肌收缩经常存在，对药物治疗反应较好；晚期血管内膜和中层纤维化、血栓形成等限制了血管扩张，对治疗反应不佳，甚至出现矛盾反应。因此，ACCP 建议对所有 PAH 患者包括 IPAH 及结缔组织病、先天性体-肺分流、门静脉高压、HIV 感染、药物、毒素等危险因素相关性 PAH 均应进行急性血管扩张试验。急性血管扩张试验的首要目标就是筛选出可能对口服 CCB 治疗有效的患者，并通过试验选择进一步治疗方案。不应根据经验应用 CCB，以免加重患者病情。如 IPAH 患者病情不稳定或合并严重右心功能衰竭而无法接受 CCB 治疗时，则不必进行血管扩张试验。肺静脉高压、低氧性 PAH、栓塞性 PAH 以及其他类型 PAH，由于治疗原则不同，无需进行试验；对于合并严重右心力衰竭或病情不稳定而无法接受 CCB 治疗者，也不必进行试验。

(1)试验药物和方法。①一氧化氮吸入：$10×10^{-6}$～$20×10^{-6}$。②静脉应用依前列醇：初始 $2ng/(kg·min)$ 持续静脉滴注，以后每 10～$15min$ 增加 $2ng/(kg·min)$，一般不超过 $12ng/(kg·min)$。③静脉应用腺苷：初始 $50μg/(kg·min)$，以后每 $2min$ 增加 $50μg/(kg·min)$，最大不超过 $500μg/(kg·min)$。用药过程中应用右心导管每 10～$15min$ 监测一次血流动力学指标，当发生下列任何一种情况时中止试验：a.肺动脉压下降达到目标值。b.体循环收缩压下降 30%或<85mmHg。c.心率增加>40%。d.心率<65 次/分钟并出现低血压症状。e.发生不可耐受的头痛、头晕、恶心等不良反应。f.血管扩张剂已用至最大剂量。

(2)判断标准。通过常规右心导管检查测量肺动脉压及肺血管阻力。其敏感性的评价标准尚未完全统一，ACCP 及 ESC 的评价标准为：应用血管扩张剂后肺动脉压力下降 10～35mmHg，心排血量增加或不变，表示肺血管对药物治疗反应良好，即急性血管反应性试验阳性。有研究表明，急性反应越敏感的患者，预示 CCB 长期有效的可能性越大。

急性血扩张试验阳性患者选择长期应用 CCB，其生存率能明显提高。目前主张小剂量开始，逐渐加大剂量，心功能不全患者慎用。对于 CCB 疗效判定，目前尚无统一的标准，多数资料建议 CCB 治疗过程中监测血流动力学变化，如治疗 12～16 周后 PAH 功能分级达到或维持Ⅰ或Ⅱ级、血流动力学接近正常者为有效，否则应改用其他药物治疗。

急性血管反应性试验阴性及 CCB 疗效不佳者，治疗上根据 PAH 功能分级的不同而不同。急性血管反应性试验阴性而 PAH 功能分级为Ⅰ级或Ⅱ级者，可口服非选择性 ET-1 受体拮抗剂波生坦治疗，能阻止甚至逆转肺血管重塑及右心室肥厚。选择性 ETα 受体拮抗剂塞塔生坦能明显改善心功能Ⅱ级 PAH 患者的血流动力学，提高其 6min 步行距离。

PAH 功能Ⅲ级或Ⅳ级患者的治疗药物包括前列环素类药物及 ET 受体拮抗剂。急性血管反应性试验阴性患者长期应用前列环素类药物仍然有效。ET 受体拮抗剂也适用于 PAH 功能分级Ⅲ级或Ⅳ级的患者，能明显改善血流动力学，改善其功能分级。

以上治疗效果不佳者可考虑选择 PDE-5，西地那非能降低 PAH 患者平均肺动脉压和肺血管阻力，但它对体循环血流动力学也产生一定影响，ACCP 建议对其他药物治疗无效的 PAH 患者可考虑应用西地那非。

7. 联合用药

恰当的联合用药可增加疗效，减少药物剂量，减轻不良反应。西地那非能增强 NO 吸入的降压疗效，并能防止 NO 突然停用时的肺血管收缩；西地那非联合吸入依洛前列素较两者单用时肺血管阻力降低更为显著。长期静脉应用依前列醇效果不佳者，加用西地那非后血流动力学明显改善。其他药物的联合应用尚在进一步研究中。

(三)介入及手术治疗

介入及手术治疗均建议在有经验的医疗中心实施，以降低操作风险。

1. 房间隔球囊造口术

尽管右向左分流使体动脉血氧饱和度下降，但心房之间的分流可增加体循环血流量，结果氧运输增加。因此，房间隔缺损存在对严重 PAH 者可能有益。此外，心房水平分流能缓解右心房、室压力，减轻右心力衰竭的症状和体征。适应证为晚期 NYHA 功能Ⅲ、Ⅳ级，反复出现晕厥和(或)右心力衰竭者，肺移植术前过渡或其他治疗无效者。

2. 肺移植或心肺联合移植

肺和心肺移植术后 3 年和 5 年存活率分别为 55% 和 45%。目前更多实施双肺移植，对于艾森门格综合征以及终末期心力衰竭患者，应考虑施行心肺联合移植；对某些复杂缺损及某些室间隔缺损的患者，心肺联合移植存活率更高。肺移植或心肺联合移植适应证为晚期 NYHA 功能Ⅲ、Ⅳ级，经现有治疗病情无改善的患者。

3. 肺血栓动脉内膜剥脱术

对于明确的 CTEPH，且病变部位在近端，可考虑进行肺血栓动脉内膜切除术，手术必须在经验丰富的医学中心开展。

第九节　支气管肺癌

一、概述

肺部肿瘤包括肺部原发性恶性肿瘤(原发性支气管肺癌、转移性肺癌、肺淋巴瘤等)和支气管-肺良性肿瘤。后者较少见，占原发性肺内肿瘤的 5%~10%。原发性支气管肺癌起源于各级支气管黏膜及其腺体的上皮细胞，简称为肺癌，是最常见的肺部原发性恶性肿瘤。

二、流行状况

20 世纪初肺癌在全世界都是罕见病。20 世纪中叶以后先在发达国家，而后在发展中国家肺癌的发病率和死亡率迅速增高。目前肺癌在多数发达国家中占男性常见恶性肿瘤的首位，女性占第 2 或第 3 位。美国从 20 世纪 40~80 年代，肺癌发生率在男性提高 22.5 倍，但其后由于戒烟运动的开展，发病率不再上升，同期女性肺癌提高了 5 倍，而且仍在不间断升高。2002 年美国归因于肺癌的死亡占所有癌症死亡的 28%。我国资料显示全国绝对发病人数 1980 年为 7 万~8 万，1993 年为 17 万，2000 年为 38 万，2005 年为 49.8 万，25 年间增加了近 6 倍。2005 年肺癌累积危险度无论男性和女性皆为恶性肿瘤第 1 位，分别为 5.7 和 2.6。肺癌发病率在城市和农村有明显差别。从我国分布来看，上海、北京、东北和沿海几个较大城市的死亡率最高，而云南则有宣威和个旧两个高发区。确诊后 5 年生存率只有 15%。

(一)年龄与性别

肺癌的发病年龄自 40 岁后迅速上升，发病率和死亡率随年龄增加而增加，在 70 岁达高峰，40 岁以下患者占 10%。但在高发区如上海、北京和云南个旧发病年龄约低 10 岁，男女差别也不那么显著。在全世界，男性的肺癌发病率超过了女性 2 倍或更高。与女性相比，男性通常吸烟更早、吸烟量更多、烟龄更长、吸入更深且消费焦油含量更高的香烟。多项研究显示校正年龄和吸烟强度后，女性吸烟者对肺癌的相对危险度比男性更高。2005 年我国肺癌发病率男性为 49/10 万，女性为 22.9/10 万，分别比 2000 年增加 14% 和 19.9%，列居我国恶性肿瘤男性发病率之首，女性仅次于乳腺癌。

(二)组织病理特点

近 20 年来腺癌发病率明显上升，目前已超过鳞癌，成为最常见的组织学类型。这一变化不仅是由于男性患者中腺癌发生率的增加，也是由于鳞癌发生率的下降。腺癌病例的百分比，亚洲高于北美洲或欧洲。腺癌是目前年轻人、女性、非吸烟者及过去吸烟者中最突出的肺癌类型。对于肺癌组织学类型的改变，目前解释不一。有学者认为由于采用针对癌胚抗原(CEA)抗体的黏蛋白染色和免疫组化染色，增加了腺癌识别率。也有学者认为近 20 年来烟草成分的改变和过滤嘴的使用，导致挥发性亚硝酸盐的产物增加，这些产物易于在深吸气时沉积于末端支气管和肺泡，从而导致腺癌发生增加。

三、病因

肺癌的病因迄今未完全明确，认为与生活方式和环境危险因素、遗传易感性等因素有关。

(一)烟草

烟草烟雾中的致癌原包括多核芳香烃、N 亚硝酸、芳香胺、苯并芘、砷和钋 210 等。流行病学研究已经确立吸烟和肺癌之间存在因果关系。肺癌发病率和死亡率的模式与吸烟的时间模式相一致，其间有 10～20 年的潜伏期。吸烟在不同性别人群之间的普及程度、香烟类型、吸烟量、开始吸烟的年龄、接触时间，以及人群中重度吸烟者的比例，均为肺癌发病率在不同地区、国家变化的重要决定因素。目前估计 90% 以上的肺癌是由于主动吸烟或被动吸烟所致。吸烟者肺癌死亡率比不吸烟者高 10～13 倍，且吸烟年龄越早、吸烟量越大、烟龄越长，肺癌死亡率越高。降低香烟中的焦油含量以及用过滤嘴，可以中等度地降低吸烟者的肺癌危险，戒烟可使危险进一步降低。过量吸烟者戒烟 5 年后发生肺癌的相对危险度可明显降低。许多欧美国家发起了广泛的劝阻吸烟运动，甚至制定法律禁止公共场所吸烟，肺癌发生率的上升趋势在这些国家得到了初步遏制。我国是烟草生产大国，也是烟民最多的国家，尤其是青少年和女性吸烟人数呈上升趋势。积极控制劝阻和控制吸烟是我国防治肺癌，提高肺癌 5 年生存率的最关键措施。

环境烟草烟雾(environmental tabacco smoke，ETS)是从燃烧的烟草释放出的侧烟流和吸烟者呼出的烟雾所构成，两者分别占 80% 和 20%，吸烟者吸入的烟雾称为主流烟雾。各种有毒物质，包括亚硝酸、4-氨基联苯、苯并芘等诱变剂和致癌原，在 ETS 中比在主流烟雾中含量还高。被动吸烟者吸入尼古丁的含量是主动吸烟者的 0.5%～1%，或相当于每日半支卷烟。非吸烟妇女肺癌的相对危险随着丈夫吸烟量的增加而增加；在严重暴露于吸烟环境的妇女中相对危险增加 30%～150%。每年确诊的肺癌中 2%～3% 由 ETS 引起。

(二)大气污染

在工业国家，都市空气中的污染物质是肺癌流行发病增多的可能致病因素。流行病学调查发现，肺癌的分布规律是：工业发达、空气污染严重的地区高于工业不发达地区，城市居民高于农民，近郊高于远郊。研究发现，在校正吸烟后接触蒸馏煤气厂释放物的工人肺癌相对危险是未接触工人的 2 倍；暴露柴油机废气的工人肺癌相对危险增加 40%；接触煤焦油烟雾的工人 20 年后肺癌危险增加了 50%，暴露 40 年后增加 150%。在上海肺癌危险性增加推测是由于长期暴露于油烟；云南山区肺癌的危险归因于软烟煤燃烧后的室内污染。

(三)职业性呼吸道致癌物

目前不同国家职业性接触引起的肺癌占肺癌总数的 5%～20%。国际癌症研究机构将某些职业性接触物质划分为 A 类致癌物，如石棉、氡气和α放射性氡的子体、砷、铬、镍、多聚芳香化合物(PAHs)、乙烯氯化物、铀等。石棉吸入与吸烟有协同作用。在石棉矿工作的吸烟工人死亡率为一般吸烟者的 8 倍，为不吸烟又不接触石棉者的 92 倍。

(四)营养

食物品种的不足和过量会影响患肺癌的危险。队列研究和病例对照研究都提示：无论男女，当前或既往吸烟者中增加进食新鲜蔬菜、水果、胡萝卜均可减少各类组织学肺癌的危险性。大量摄入与少量摄入相比，可使各型肺癌经校正性别-年龄-吸烟的相对危险降低 40%～50%。各种抗氧化剂是化学预防性营养素，主要是类胡萝卜素，特别是β胡萝卜素。类胡萝卜素能抑制正常细胞因受辐射、化学致癌物或病毒引起的细胞转化过程，能抑制某些致癌物与 DNA 的结合，拮抗促癌物的作用，可直接干扰癌变过程。食用β胡萝卜素(OR 为 0.70；95%CI 为 0.50～0.99)可以明显降低非吸烟者患肺癌的危险。

在不同国家，肺癌死亡率与人均脂肪利用、消耗呈正相关。在摄取高脂肪和高胆固醇食物人群中肺癌发生较多。尽管与饮食中脂肪呈正相关，但肺癌与身体重量的增加无关。事实上，一些研究表明 BMI 极低的人群肺癌发病率增加。据推测，脂类饮食对肿瘤发生有促进作用，机制是影响细胞增殖及细胞连接间隙的细胞间联系。

(五)肺部疾患

既往有肺结核、肺纤维化(如硅沉着病)、结节病、硬皮病、慢性支气管炎和肺气肿病史的人群中肺癌的危险性增加。肺内瘢痕或非特异性炎症的刺激，为氧化应激和自由基形成提供了动态环境，伴随上皮修复性增殖反应。增殖动力学的增加及自由基与 DNA 的相互反应增加了 DNA 结构和转录错误的可能性。慢性阻塞性气道疾病是肺癌的一个独立预测因子。结核患者中腺癌易发，硬皮病患者易发生肺泡癌，肺间质纤维化易并发小细胞肺癌。

(六)遗传易感性

在肺癌家族聚集性研究中，肺癌患者的非吸烟亲属中肺癌死亡率明显提高。其他研究者报道，肺癌患者的直系亲属中肺癌危险增加 2～4 倍。在女性肺癌患者的家系研究中，有阴性家族史的吸烟者 OR 为 15.1，阳性家族史的 OR 非吸烟者为 5.7，吸烟者为 30.0。

烟草诱发肺癌的个体易感性取决于竞争性基因酶的相互作用，这些酶可激活或解毒原癌基因，影响修复病损 DNA 内源性机制的完整性。药物代谢酶细胞色素 P450 是尼古丁转化为替可宁的限速酶。细胞色素 P4501A1 基因中 DNA 多态性与肺鳞癌有相关性，有易感基因型的人相对危险为 7.31。在非吸烟者中携带细胞色素 P4501B1 基因的 Val/VaL 基因型比携带 Leu/Leu 或 Leu/Val 基因型者肺癌危险性高 5 倍；吸烟者中携带 Val/VaL 基因型者早发肺癌的危险度增加 2 倍。其他易感性生物标记物包括谷胱甘肽 S 转移酶(GST)基因的多态性。几项研究表明，GST-μ同工酶缺失者或无效力的 GSMM1 基因型者，肺癌危险性增加 10%～60%。

四、发病机制

肺癌绝大部分(90%～95%)来源于各级支气管上皮，可来自内胚层、中胚层或神经外皮细胞。肺癌大多为单发，多中心原发灶占 1.3%～12.5%。

鳞癌最多起源于段和亚段支气管，一般认为是由于反复的损伤和慢性感染，柱状上皮失去纤毛，致癌物易在该处沉积并被吸收，随后发生化生-增生-不典型增生-原位癌的演变，最后基底膜被破坏，产生明显浸润。腺癌来自支气管腺体，3/4 以上发生于周边。对于腺癌发病一般认为与慢性炎症、结核、支气管扩张和各种原因引起的肺纤维化以及痊愈的肺梗死有关。对于细支气管-肺泡癌的来源，目前意见不一。有学者认为起源于肺泡上皮的 II 型肺泡细胞，还有学者认为起源于细支气管的基底细胞，特别是具有分泌黏液功能的 Clara 细胞。肺泡癌占腺癌的 2.8%～4%。

小细胞肺癌常伴有异常内分泌综合征和临床上变异较大等特点。内分泌综合征是由于癌细胞质内存在 Kulchisky 颗粒。Kulchitsky 细胞(简称 K 细胞)存在于正常支气管黏液腺底部与基底膜之间。组织化学证明颗粒具有嗜银性，是一种化学感受器。因此认为小细胞肺癌和支气管类癌均起源于支气管上皮和黏液腺内的 K 细胞。

近年来尤其是小细胞癌患者长期生存的越来越多，有的患者在放疗、化疗后又接受了手术，对不同类型之间的转变又引起了重视。有的小细胞癌 5～10 年后复发，病理检查为鳞癌；有的小细胞癌治疗后手术标本残存的细胞为鳞癌。也有少数患者原为非小细胞癌，尸检为小细胞癌。因此对各组织类型癌的起源和类型的转变又重新引起了学术界的重视。

肺癌的潜伏期和癌前期一般经历几年到几十年的时间，估计长达 15～20 年。从原位癌到浸润癌一般要经过几年甚至十几年，此时一般无症状，称为"亚临床阶段"。有的患者可相对稳定一时期，有时病情发展迅速，反映了机体免疫功能与肿瘤的相互作用、抗癌基因和癌基因之间的平衡。

五、病理

肺癌的主要组织学类型是鳞癌、腺癌、小细胞癌、大细胞癌。这四种主要类型可进一步划分为一些亚型，如腺癌中的支气管肺泡癌(BAC)。此外，还有其他一些少见类型，如类癌。不同病理类型的肺癌生物学特点也不同。准确的病理分类对肺癌患者治疗的选择、预后的判断至关重要。目前应用最广的肺癌组织学分类是 WHO 分类。组织病理学分级(G)：GX(分化级别不能评估)、G1(高分化)、G2(中分化)、G3(低分化)、G4(未分化)。

六、临床表现

肺癌的临床表现复杂多样，主要可归纳为四大类：肺部肿块的局部表现，胸内蔓延、远处播散引起的症状和副癌综合征。症状、体征与肿瘤发生的部位、大小、病理类型、病程长短、有无转移和有无并发症有关。中央型和周围型肺癌的首发症状和影像学表现不同，前者间接症状和 X 线征出现较早、较多。

(一)肺癌早期局部症状

1.无症状

在疾病早期可无症状。通常在体检或因其他医疗原因摄片时发现。

2.咳嗽

咳嗽是最常见的主诉症状。约 50%或更多患者有咳嗽。大多数患者都吸烟；在吸烟史患者中若新出现咳嗽或原有咳嗽加重，应行胸片检查，以确定潜在肺癌的可能。

3.咯血

严重程度不一，从少量血丝到大量咯血。典型表现为痰中带血丝或血痰。对有明确吸烟史或治疗后咯血持续存在或反复发作，需警惕肺癌可能；若胸部影像学不能提示明确病因，持续咯血的患者需做纤维支气管镜检查。

4.胸痛

胸痛在早期肺癌是常见症状，通常不伴胸膜、胸壁或纵隔侵犯的确切证据。在控制肿瘤病变后胸痛可明显缓解。但伴胸膜、胸壁转移者，胸痛持续，并逐渐加剧。

5.呼吸困难

肺癌引起较大范围的肺不张，特别是全肺不张，可导致呼吸困难。呼吸困难的其他原因还包括心、心包疾病以及肺动脉的并发症，须注意鉴别。

6.喘息

局限性喘鸣可能出现于大气道尤其是主支气管受累的患者，应与支气管痉挛患者的弥漫性喘鸣鉴别。

7.体重减轻

体重减轻是肺癌的常见症状，但并非晚期疾病的必然体征。

(二)肺癌晚期局部症状

1.声嘶

肺癌相关性声嘶几乎总是由于左喉返神经受累所致。左喉返神经由主动脉弓下经过，易受到晚期原发肿瘤和主动脉肺动脉窗肿大的淋巴结损害。

2.膈神经麻痹

膈神经由两侧沿心包行径，易受原发肿瘤或肿大淋巴结的侵袭。左侧膈神经较右侧易受累，可致左侧膈肌瘫痪，出现左膈上升的特征性影像学改变。

3.吞咽障碍

吞咽困难可能因纵膈淋巴结肿大致使食管梗阻引起，也可因喉返神经损伤所致。

4.喘鸣

喘鸣是气道狭窄的结果，可能由于肿瘤侵袭气管引起或罕见的双侧声带麻痹引起。

5.上腔静脉综合征

因上腔静脉被右侧气管旁肿大淋巴结或右上叶原发肿瘤压迫和阻塞上腔静脉引起，表现为而部水肿、红胀、咳嗽、颈部及胸壁静脉扩张。程度与轻重取决于阻塞进展的快慢及侧支循环建立的速度，快速进展的阻塞可引起中枢神经系统症状，包括昏迷和死亡。

6.胸腔积液

近15%~20%的肺癌患者表现胸腔积液，多为血性。约一半肺癌胸腔积液患者初始细胞检查阴性。应进行诊断性胸腔穿刺术，行细胞学检查。

7.心包积液

有5%~10%的肺癌患者可发生心包积液。发病通常隐匿，初始症状为呼吸短促、端坐呼吸。继续进展则出现严重呼吸困难、焦躁不安、心动过速、胸骨下压榨感或疼痛、颈静脉怒张、奇脉、肝大；最后低血压、死亡。二维超声心动图是评价心包填塞患者最有价值的检查手段。另外，心包积液也是纵隔放疗和联合放化疗的晚期并发症，可出现于肿瘤缓解的患者。

8.Pancoast综合征

由于肺尖肿瘤侵袭和压迫位于胸廓上口的器官或组织引起肩部及上胸壁的疼痛。可伴Horner综合征、臂丛病、反射性交感神经营养不良。疼痛常由肿瘤直接侵袭胸壁及第1、2肋骨或上胸椎体引起。臂丛神经根受累可引起上臂痛并放射至第4、5指。颈上神经节受累可引起Horner综合征，表现为同侧上眼睑下垂、瞳孔缩小、眼球内陷、面部无汗等颈交感神经综合征。反射性交感神经营养不良使血管张力调节丧失，致肢体水肿。

(三)远处转移症状

远处转移的临床表现取决于转移部位、转移灶的多少和大小等，如头痛、意识模糊、局部无力、痴呆、言语困难、共济失调、骨痛、肝区疼痛等。非小细胞肺癌最常见的4个转移部位是脑、骨、肝和肾上腺，而且随着肺癌分期的升高，这些部位转移的发生率也随之增加。少见部位如皮肤、前列腺、肠等。

(四)副癌综合征

10%~20%肺癌患者可见数种不同的副癌综合征。

1.恶病质

癌性恶病质综合征以食欲不振、体重减轻、无力、免疫状况下降、组织消耗、一般情况衰退为特征，常见于进展的肺癌患者。多种细胞因子、肿瘤因子和激素参与恶病质的形成，如TNF、IL、胰岛素、ACTH、生长因子等。另外，疼痛累及胃肠道、厌食及全身治疗均可使食欲不振加重。

2.高钙血症

多见于疾病晚期患者，鳞癌是最常见的病理组织类型，而小细胞癌却极少见。症状包括恶心、呕吐、疲劳、嗜睡、厌食、瘙痒、多尿、烦渴等，严重者可脱水、肾功能不全、意识模糊、抽搐、昏迷等。血清钙浓度>3.25mmol/L(13mg/dL)或有症状者需要治疗。

3.异位ACTH综合征

最常见于小细胞肺癌，表现为异位Cushing综合征。异位ACTH分泌所致的Cushing综合征可有满月脸、高血压、多毛、向心性肥胖、糖耐量异常、低钾血症、色素沉着等。

4.抗利尿激素分泌异常综合征（SIADH）

SIADH最常见于小细胞肺癌。表现为症状轻微或无症状的轻度低钠血症，亦可发生严重低钠血症和可逆性尿崩症。

5. 其他内分泌副癌综合征

小细胞肺癌可产生多种激素样物质如降钙素，但极少出现低钙血症。促性腺激素致男性乳房发育肥大。泌乳素水平增高致乳溢。肢端肥大症归因于支气管类癌释放生长激素释放因子。间皮瘤则是最常见的与低血糖相关的肿瘤。

6. 神经副癌综合征

神经副癌综合征相对少见，可累及神经系统任何部位。小细胞肺癌是最常见的与综合征相关的组织学类型。许多自身抗体具有特征性，如抗 Hu 抗体出现于小细胞肺癌，具有抗神经元细胞核的活性，其存在可提示对化疗的反应性良好和较好的存活率。抗 Hu 抗体与多种临床综合征有关，包括脑脊髓炎、周围性脑炎、小脑退行性变自主神经病、感觉神经元病、斜视眼阵挛/肌阵挛。3%小细胞肺癌可见 Lambert-Eaton 肌无力综合征(LEMS)。

7. 骨骼肌副癌综合征

肥大性肺性骨关节病与肺癌有关，特征为杵状指和管状骨骨膜骨赘形成。最常见于腺癌和大细胞癌。皮肌炎和多发性肌炎是否为肿瘤的高危因素尚有争论，两者病程与肿瘤病程可以不平行。

8. 皮肤黏膜表现

许多皮肤综合征与癌肿有关。

9. 血液综合征

贫血是常见问题，原因可为出血、营养不良、肿瘤累及骨髓。不明原因的贫血称为副瘤性贫血，可能与几种抑制血红蛋白反应的细胞因子有关。Trousseau 综合征显示出血栓形成与恶性肿瘤的关系。下肢深静脉血栓形成及肺栓塞为最常见的表现。

七、诊断

综合应用常规检查方法，包括询问病史、全面体检、X 线检查、痰细胞学检查和组织病理学检查(纤维支气管镜活检、肺活检)，以便确诊。肺癌需要和结核、肺炎、肺部良性肿瘤等进行鉴别诊断。临床诊断肺癌后应进行分期，以明确病变范围，为制订治疗措施提供依据。

八、分期

(一)肺癌分期系统

国际抗癌联盟(UICC)分类系统是以肿瘤扩散的解剖路线为基础，分期有助于治疗的选择、预后的判断，以及有助手对不同治疗中心的治疗结果进行比较。目前，国际通用美国癌症联合委员会(AJCC)肺癌分期标准。

小细胞肺癌因 TNM 分期很难适用，目前多采用美国退伍军人医院制定的局限性和广泛性两期方法。局限性指病变局限于一侧胸腔、纵隔、前斜角肌及锁骨上淋巴结，但无明显上腔静脉压迫、声带麻痹和胸腔积液。广泛性指超过上述范围。这种分期方法简单、实用，已被广泛采用。

根据 T、N、M 判断结果的分期为：隐性期，$T_xN_0M_0$；0 期，$T_{is}N_0M_0$；Ⅰ A 期，$T_1N_0M_0$；Ⅰ B 期，$T_2N_0M_0$；Ⅱ A 期，$T_1N_1M_0$；Ⅱ B 期，$T_2N_0M_0$ 或 $T_3N_0M_0$；Ⅲ A 期，$T_3N_1M_0$ 或 $T_{1\sim3}N_2M_0$ 期，Ⅲ B 期，$T_{1\sim4}N_3M_0$ 或 $T_4N_{0\sim3}M_0$；Ⅳ期，$T_{1\sim4}N_{0\sim3}M_1$。

(二)肺癌分期检查

为了准确地分期，应进行必要的检查。除一般体检、常规检验(白细胞计数和分类，血小板计数，电解质、肝功能、LDH)和胸片，以及支气管镜外，胸部 CT 是肺癌胸内分期最基本的影像学工具。

非小细胞肺癌的影像学分期检查应常规包括胸部 CT、颅脑 CT 或 MRI、上腹部 CT 或 B 超和骨核素扫描。

以纵隔淋巴结大小作为判断淋巴结转移与否仍然是目前 CT 诊断的主要方法。大部分研究中心将影像学上最小径＞1cm 的纵隔淋巴结定为阳性淋巴结。CT 在判断纵隔淋巴结是否转移的假阳性率为 40%。对于 cN_0、cN_1 的患者，纵隔镜并不会对所有患者的完全性切除率、N_2 的检出率和完全性切除率产生影响，但对于 cN_2 患者，因涉及治疗策略的重大改变，因而建议行经颈纵隔镜检查，以明确分期，决定治疗策略。

PET 诊断胸内纵隔淋巴结是否转移的敏感性为 84%，特异性 93%，假阴性 7%，假阳性 16%；对远处转移诊断的敏感性为 93%，特异性 88%，假阴性 8%，假阳性 10%。对远处转移发生率高的局部晚期非小细胞肺癌。特别是临床ⅢA 期患者，PET 检查可能会改变治疗策略的制定。

九、治疗

肺癌的治疗手段主要有 5 种：手术治疗、放射治疗、化学治疗、生物治疗和基因治疗。

(一)肺癌的综合治疗模式

1. 术前新辅助化疗

无论小细胞肺癌(SCLC)和非小细胞肺癌(NSCLC)，近年均有比较肯定的结果，NSCLC ⅢA 期的术前化疗是近年的热门研究课题。

2. 术后放化疗

根据患者手术情况给予适当的辅助治疗，如 NSCLC 手术残端阳性或姑息性手术患者，术后给予放化疗辅助，已有比较肯定的结果。2003 年一项 33 个国家 148 个肿瘤研究中心国际多中心随机对照研究结果显示，早期 NSCLC 手术后辅助化疗有助于提高患者长期生存率(5%)。

3. 支持治疗

进展部分解决了骨髓抑制的问题,使放化疗能够序贯或同时进行,并已在 SCLC、NSCLC 的一些临床试验中取得进展。

4. 联合治疗

放化疗与基因治疗、生物反应调节剂联合应用能加强机体免疫功能,提高疗效,包括扶正中药的应用在肺癌的治疗中有一定地位。基因治疗一直是近年来肺癌基础和应用研究的热点,其中生物靶向治疗药物的进展使人们对基因治疗联合放化疗寄予了很大希望。

(二)SCLC 的治疗

1. SCLC 的综合治疗

SCLC 的综合治疗优于单一治疗。放射治疗和化学治疗近期疗效有效率都达 80%左右,有 20%～80%可达完全缓解(CR)，但远期效果差。因耐药问题单独化疗，缓解期通常不足 1年。因此综合治疗是达到根治的关键。

多组随机临床研究和 Meta 分析结果显示胸腔照射加化疗可改善局部控制和总的生存。对 LD-SCLC 合并化疗和放疗的最佳时间仍有争议。最近的对照研究表明尽早合并治疗，即第 1 或第 2 化疗疗程给予胸腔照射效果较化放疗交替或放疗后化疗优越，但对食管或骨髓的毒性也较大。

预防性脑部照射(PCI)可以减少脑转移的次数或推迟脑转移，总的生存情况也有改善。目前认为 LD-SCLC 患者在诱导缓解的治疗达到 CR 或接近 CR 的患者才值得进行 PCI。推荐剂量是 30Gy/15 次或相当剂量。

外科治疗在 LD 患者的地位尚未确立。Ⅰ期患者手术切除加辅助化疗 4～6 个疗程，但是否优于先化疗或化放疗后手术尚不清楚。对一些选择的Ⅱ、Ⅲ期患者化放疗后手术清楚残存的肿瘤可能从中获益，但需充分衡量利弊。

广泛期 SCLC 的治疗以化疗加局部放疗为主，骨、颅内、脊柱等转移首选放疗，以尽快缓解压迫或症状。复发的 SCLC 应放疗或试用新药解除症状。

2. SCLC 的化疗

目前对 SCLC 有效的化疗方案的有效率一般在 50%以上。化疗标准方案包括顺铂+依托泊苷(PE)、卡铂+依托泊苷(CE)、环磷酰胺+多柔比星+依托泊苷(CAE)和 CE 或 PE 与环磷酰胺+多柔比星+长春新碱(CAV)交替，均为 4～6 个周期。多主张序贯应用互不交叉耐药的 2～3 种方案，以减少发生耐药的机会。

(三)NSCLC 综合治疗

1. NSCLC 各期的综合治疗

参照美国国家癌症中心联盟(NCCN)临床实践指南推荐的原则。

2. NSCLC 各期患者具体处理

(1)Ⅰ期：ⅠA、ⅠB 期首选手术，以肺叶切除为主，区段切除和楔形切除风险相对较小，但复发率较高。电视辅助胸腔镜手术(VATS)是一种微创外科治疗，比标准开胸术有些优势，急、慢性胸痛少，住院时间短，术后并发症和死亡率低，术中出血或局部复发风险小。与常规开胸手术相比，Ⅰ期 NSCLC 患者行 VATS 加淋巴结切除后 5 年生存率、总生存及局部复发情况相似。

术后ⅠA 期目前无肯定指征需辅助化疗，但建议高危患者(低分化癌、侵犯血管、楔形切除术、肿瘤靠近切缘、特定基因异常如 k-ras 致癌基因活化的腺癌)辅助化疗。

(2)Ⅱ期：Ⅱ期 NSCLC(T_1N_1、T_2N_1、T_3N_0)治疗首选手术，术后 5 年生存率为 38%～55%。因常有局部复发和远处转移，术后应进行辅助治疗。

手术切缘阴性无不良因素者仅辅助化疗，有不良因素者(纵隔淋巴结清扫不充分、包膜外侵犯、多个肺门淋巴结阳性、肿瘤靠近切缘)行化疗或放化疗。切缘阳性者可再次手术切除+化疗或放疗+化疗。

对某些ⅡB 期(T_3N_0)和ⅢA 期(T_3N_1)患者，将根据肿瘤位置(如肺上沟瘤、胸壁、接近气道或纵隔)选择治疗方式。对可切除的肺上沟瘤($T_{3\sim4}$、$N_{0\sim1}$)，建议同步化放疗后手术切除。接近可切除的肺上沟瘤需在同步化放疗后进行手术再评估。不可切除的肺上沟瘤或肿瘤侵犯胸壁，推荐根治性的同步化放疗。术前同步化放疗治疗肺上沟瘤的 2 年生存率为 50%～70%。

(3)ⅢA 期：对于纵隔淋巴结阳性的ⅢA 期($T_{1\sim3}$、N_2)患者，应根据纵隔镜、气管镜、脑 MRI、骨扫描和 PET 扫描的检查结果决定治疗方案。

纵隔淋巴结活检阴性的患者适于手术治疗，术中再评估切除肿瘤的可行性。对可切除病变，应做纵隔淋巴结清扫术；对不可切除病变，应按照病理分期治疗。

对纵隔淋巴结活检阳性的患者，推荐行脑 MRI 和 PET 扫描以排除远处转移。如无远处转移，建议行根治性同步化放疗。

(4)ⅢB 期：根据不同临床特征，需不同的治疗方法。

可切除的 $T_4N_{0\sim1}$ 者(伴卫星结节)，先手术后化疗；不伴卫星结节者，治疗选择与ⅢA 期相似，即手术或诱导化疗，或术前同步化放疗。

对于不能手术的无胸腔积液的 $T_4N_{0\sim1}$ 患者，推荐同步化放疗后再巩固化疗。

对侧淋巴结转移患者($T_{1\sim3}N_3$)不建议手术；怀疑 N_3 者，推荐通过纵隔镜或其他检查获得淋巴结病理学证据；证实为 N_3，推荐同步化放疗后再巩固化疗。

$T_4N_{2\sim3}$ 的患者一般不考虑手术切除，应接受同步化放疗。恶性胸腔或心包积液者局部治疗处理，如胸腔置管引流、胸膜固定术和心包开窗术，其他同Ⅳ期的治疗。

(5)Ⅳ期：有远处转移的患者治疗策略取决于转移的部位。单发的脑转移患者可能从手术切除中受益，推荐术后加全脑照射，5 年生存率为 10%～20%。立体定向放射治疗及其联合全脑照射对外科手术无法切除的脑转移和多发性脑转移可能有效。如肾上腺转移而肺部病变可切除，行肾上腺切除后可获得长期生存。另一种治疗选择是全身化疗。

3. NSCLC 全身治疗原则

(1)一线治疗：可选择的药物包括顺铂、卡铂、吉西他滨、异环磷酰胺、依托泊苷、紫杉醇、伊立替康、多西他赛、长春花碱、长春瑞滨、丝裂霉素、培美曲塞、吉非替尼、埃罗替尼、贝伐单抗(不作为单药)。顺铂或卡铂可以与紫杉醇、多西他滨、吉西他滨、长春瑞滨、仍立替康、长春花碱等任何一种药物联合应用。联合应用与最佳支持治疗相比，含顺铂的化疗方案可以延长中位生存期 6～12 周，1 年生存率提高 1 倍(绝对提高约 10%～15%)改善症状控制，提高生活质量。对于 NSCLC 的辅助化疗方案，我国的临床实践指南建议顺铂 $75mg/m^2$(第 1 日或总量分 3 日给药)+长春瑞滨 $25mg/m^2$(第 1、第 8 日)，每 21d 重复 1 次，化疗 4 个周期；顺铂 $75mg/m^2$(第 1 日)+吉西他滨 1000～$1250mg/m^2$(第 1、第 8 日)，每 21d 重复 1 次，化疗 4 个周期；紫杉醇 $175mg/m^2$ 或以上(第 1 日)+卡铂 AUC=6(第 1 日)，每 21d 重复 1 次，化疗 4 个周期。全身情况较好的老年患者可给予适当单药治疗，全身较差的任何年龄的患者都不能从化疗(细胞毒药物治疗)中获益。

(2)二线治疗：在一线治疗期间或之后疾病进展的患者，多西他塞或酪氨酸激酶抑制剂(吉非替尼或埃罗替尼)或培美曲塞可作为二线药物单独使用。多西他塞可延长生存期、改善生活质量，疗效优于最佳支持治疗、长春瑞滨或异环磷酰胺。吉非替尼与最佳支持治疗相比，可延长东方人、女性、不吸烟、腺癌患者的肿瘤进展时间和中位生存时间。

(3)三线治疗：对于未用过酪氨酸激酶抑制剂的患者，吉非替尼或埃罗替尼可作为三线治疗。

(四)生物治疗

通过生物反应调节剂提高患者的免疫功能以达到治疗目的。特异性免疫疗法为用经过处理的由体肿瘤细胞或加用佐剂，皮下接种进行治疗。非特异性免疫疗法包括用卡介苗、短小棒状杆菌、转移因子、干扰素、IL-2、香菇多糖等以激发人体免疫功能。

(五)中医中药疗法

按辨证论治原则进行治疗，常以清热解毒为主，清热化痰为辅。配合化疗或放疗，可以提高化放疗的疗效并减轻不良反应，部分患者的症状得到改善。

(六)基因治疗

基因治疗是用基因物质作为治疗剂对癌症进行治疗的一种方式。最基本的基因治疗方式分为2类，即改变宿主对肿瘤的应答和通过导入基因物质直接影响肿瘤细胞生长。治疗策略包括基因的导入：①在肿瘤细胞中表达时产生毒性分子。②试图修正或阻止突变。③试图让肿瘤细胞对化疗药物更敏感。④增加肿瘤细胞的免疫原性。⑤针对为肿瘤发展提供血供的内皮细胞的抗血管生成基因的肿瘤"饥饿"疗法。⑥抑癌基因疗法。⑦反义cDNA和寒核苷酸疗法等。重组腺病毒介导的野生型p53(Adp53)1994年在美国获得批准进行临床试验，1997年报道了AdP53局部注射治疗18例NSCLC的初步结果，显示基因治疗有效，且无明显不良反应，患者耐受良好。

参考文献

[1]陈东科，孙长贵.实用临床微生物学与图谱[M].北京：人民卫生出版社，2011.

[2]刘运德，楼永良.临床微生物学检验技术[M].北京：人民卫生出版社，2015.

[3]李凡，刘晶星.医学微生物学[M].北京：人民卫生出版社，2012.

[4]甘晓玲.微生物学检验[M].3版.北京：人民卫生出版社，2012.

[5]贺志安.检验仪器分析[M].北京：人民卫生出版社，2012.

[6]温旺荣，周华友.临床分子诊断学[M].广州：广东科技出版社，2015.

[7]丛玉隆，尹一兵，陈瑜.检验医学高级教程[M].北京：人民军医出版社，2012.

[8]许文荣，王建中.临床血液学检验[M].5版.北京：人民卫生出版社，2012.

[9]候振江.血液学检验[M].3版.北京：人民卫生出版社，2012.

[10]段满乐.生物化学检验[M].3版.北京：人民卫生出版社，2012.

[11]向红.医学检验项目指南[M].北京：人民卫生出版社，2011.

[12]王鸿利.实验诊断学[M].2版.北京：人民卫生出版社，2010.

[13]胡丽华.临床输血学检验[M].北京：人民卫生出版社，2012.

[14]何维.医学免疫学[M].北京：人民卫生出版社，2010.

[15]刘景汉，汪德清.临床输血学[M].北京：人民军医出版社，2011.

[16]倪语星，尚红.临床微生物学检验[M].5版.北京：人民卫生出版社，2012.

[17]陈东科，孙长贵.实用临床微生物学与图谱[M].北京：人民卫生出版社，2011.

[18]罗春丽.临床检验基础[M].3版.北京：人民卫生出版社，2012.

[19]尚红，王毓三，申子瑜.全国临床检验操作规程[M].4版.北京：人民卫生出版社，2015.

[20]薛宏伟.临床医学概要[M].北京：人民卫生出版社，2012.

[21]许文荣.临床血液学检验[M].5版.北京：人民卫生出版社，2012.

[22]徐克前.临床生物化学检验[M].北京：人民卫生出版社，2014.